guia Men'sHealth para o melhor sexo do mundo

Caro leitor,

Queremos saber sua opinião sobre nossos livros. Após a leitura, acesse nosso site (www.editoragente.com.br), cadastre-se e contribua com sugestões, críticas e elogios.

Boa leitura!

guia Men'sHealth para o melhor sexo do mundo

tradução

alexandre callari

Gente editora

Gerente Editorial
Alessandra Johanna Gelman Ruiz

Editor de Desenvolvimento de Texto
Juliana Nogueira Luiz

Editor de Produção Editorial
Rosângela de Araujo Pinheiro Barbosa

Controle de produção
Adriane Aoqui de Sousa

Produção Editorial
Sieben Gruppe Serviços Editoriais

Projeto Gráfico e Diagramação
Cissa Tilelli Holzschuh

Tradução
Alexandre Callari

Preparação de Texto
Cissa Tilelli Holzschuh
Juliana Nogueira Luiz
Alessandra Johanna Gelman Ruiz

Revisão
Paulo Holzschuh
Sally Tilelli

Capa
Guilherme Xavier

Imagem da capa
Vasilchenko Nikita/Shutterstock

Impressão
Prol Gráfica

Título original: *Men's Health® guide to the best sex in the world*

Rua Pedro Soares de Almeida, 114
São Paulo, SP - CEP 05029-030
Tel: (11) 3670-2500
Site: http://www.editoragente.com.br
E-mail: gente@editoragente.com.br

Dados Internacionais de Catalogação na Publicação (CIP)
(Câmara Brasileira do Livro, SP, Brasil)

Guia Men´s Health para o melhor sexo do mundo / tradução Alexandre Callari . -- São Paulo : Editora Gente, 2010.

Título original: Men´s Health guide to the best sex in the world.
ISBN 978-85-7312-705-8

1. Atração sexual 2. Homens - Comportamento sexual 3. Homens - Psicologia 4. Homem-mulher - Relacionamento 5. Prazer 6. Sedução - Aspectos psicológicos 7. Sexo.

10-07400 CDD-306.7081

Índices para catálogo sistemático:
1. 1. Homens : Instruções sexuais : Sociologia
306.7081

Agradecimentos

Este livro foi, realmente, o fruto de um trabalho colaborativo. Se as pessoas que estudam e escrevem sobre sexo têm algo em comum – a tremenda generosidade. Sem exceção, nossa equipe de experts internacionais não descansaram antes de completar sua missão. Gostaríamos de agradecer, em particular a: Daniel Amen, M.D.; Jina Bacarr; Juliette Balmain; Barnaby Barratt, Ph.D.; Nicole Beland; Jennifer Berman, M.D.; Laura Berman, Ph.D.; Steve Biddulph; Vanna Bonta; Gloria Brame, Ph.D.; Marc Breedlove, Ph.D.; Susie Bright; Patti Britton, Ph.D.; Stuart Brody, Ph.D.; Carolyn Bushong; Cherie Byrd; Ava Cadell, Ph.D.; William Cane; Gilda Carle, Ph.D.; Stephen e Lokita Carter; Stan Charnofsky, EdD; Lisa Clampitt; Al Cooper, Ph.D.; Tracey Cox; doutor Miguel Cuetos; Michael Cunningham, Ph.D.; Lisa Daily; Yuri Datsyk; Joy Davidson; Andréa Demirjian; doutor Daniel Denoel; Linda De Villers, Ph.D.; Karen Donahey, Ph.D.; Grace Dorey, Ph.D.; Deborah Driggs; Emily Dubberley; Robin Dunbar; Birgit Ehrenberg; Allen Elkin; Mark Elliot; Enzo Emanuele, M.D.; Paul Engelhardt, M.D.; doutor Ferenk Fekete; Helen Fisher, Ph.D.; William Fitzgerald, Ph.D.; David Fletcher, M.D.; Vicki Ford; Valerie Gibson; David Givens, Ph.D.; William Glasser, M.D.; Irwin Goldstein, M.D.; Marc Goldstein, M.D.; Michelle Grahame; André Guay, M.D.; Jan Hall, Ph.D.; Nikki Hayia; Sarah Hedley; Donald D. Hensrud, M.D.; Debby Herbenick, Ph.D.; Charles Hill, Ph.D.; Allan Hirsch, M.D.; Phillip Hodson; Martha Hopkins; Caroline Hurry; Mabel Iam; Ronald Iverson, M.D.; Judi James; Emmanuele A. Jannini, M.D.; Paul Joannides; Sue Johanson; Lisa Jones; John Kale; Barbara Keesling, Ph.D.; Staci Keith; Iam Kerner, Ph.D.; Ray Khandpur; Lorraine Landau; Richard La Ruina; Peter Lee; Thomas Lee, M.D.; Marianne Legato, M.D.; Amy Levine; Laurence Levine, M.D.; Logan Levkoff, Ph.D.; Fedon Alexander Lindberg, M.D.; Larry Lipshultz, M.D.; Mansoor Madani, DM.D.; Mariagrazia Marini, Ph.D.; Howard Markman, Ph.D.;

Graham Masterton; Barry McCarthy; Dee McDonald; Ted McIlvenna, Ph.D.; Midori; Robin Milhausen, Ph.D.; Emily Nagosky, Ph.D.; Steven L. Nock, Ph.D.; Gina Ogden, Ph.D.; Clint Paddison; Lou Paget; Patricia Pasick, Ph.D.; Annie Payne; Julie Peasgood; Mike Perring, M.D.; Dennis Powers; Carol Queen, Ph.D.; Heather T. Remoff, Ph.D., autor de Sexual choice1; Barbara Kate Repa; Gary Rheinschild, M.D.; Kim Richter; Karen Risch; Laura Rivolta; Alex Caroline Robboy; Megan Roberts; Robert Santo-Paolo; Keith Schulner; R. Taylor Segraves, M.D., Ph.D.; Ann Semans; Lorelei Sharkey; Chiara Simonelli, Ph.D.; Nancy Slotnick; Julian Slowinski, PsyD; doutora Pam Spurr; Lynne Stanton; Christopher Steidle, M.D.; Daniel Stein, M.D.; Carla Tara; Emma Taylor; Mary Taylor; Patrícia Taylor, Ph.D.; Alex Todorov, Ph.D.; Maria Urso; Don Voorhees; Stephanie Wadell; Mahinder Watsa, M.D.; Cynthia Mervis Watson, M.D.; Doutora Patricia Weerakoon; Michele Weiner-Davis; Phillip Westerbrook, M.D.; Christine Wheeler; Judith White; Diana Wiley, Ph.D.; Jay Winner, M.D.; Megan Yost, Ph.D.; Victoria Zdrok, Ph.D.; e nossas comissárias de bordo favoritas, Liz e Julie.

Laura Tucker também gostaria de agradecer sua equipe, Lily e Doug Crowell. Nossos agradecimentos a Kathy LeSage por sua liderança e bom humor ao longo da realização desse trabalho.

Acima de tudo, queremos agradecer aos homens e mulheres de todo o mundo que compartilharam suas histórias – as engraçadas, as embaraçosas, as emocionais, as inspiradoras, e as mais quentes. Eles as revelaram para que nós pudéssemos nos beneficiar a partir de seus erros e sucessos. Este livro não teria sido possível sem a colaboração e o candor de todos.

Sumário

Introdução

Seja marcando um gol na Copa do Mundo ou vencendo uma prova nas Olimpíadas, o sempre presente espírito de competição compele o homem a vencer seus semelhantes dos outros lugares do mundo.

Esse senso de superioridade individual fica muito mais exacerbado quando o assunto é sexo. Nossa natureza competitiva não suporta a ideia de que algum homem no planeta esteja fazendo mais sexo – ou melhor – do que nós! Participar desse desafio não é algo ruim; afinal, os melhores competidores estimulam todos os demais a atingirem seu potencial máximo e a vitória. Portanto, é nesse espírito de competição saudável que oferecemos o *Guia Men's Health para o melhor sexo do mundo*, o primeiro livro de orientação sobre sexo que tem a marca da *Men's Health*.

No entanto, um guia sobre sexo não é uma coisa nova; os mais antigos livros do gênero remontam à China de 5 mil anos atrás. Mas este é diferente: é baseado em uma pesquisa sobre sexo feita no mundo todo pela *Men's Health*, que percorreu 43 países e entrevistou 40 mil homens para descobrir quem está fazendo o melhor, o mais quente, o mais duradouro e o mais selvagem sexo do planeta. Em resumo, esta é a maior pesquisa sobre sexo já feita. E, para ter certeza da honestidade com que foram dadas as respostas pelos entrevistados, comprovamos o resultado com entrevitas feitas com mulheres e especialistas em sexo de mais de dez países.

Assim, a conhecimento coletivo sobre sexo no mundo e as "melhores práticas" feitas pelos homens foram reunidos aqui para sua leitura. Cada capítulo trata de uma determinada preocupação que os homens têm sobre relacionamentos e sexo, e revela os líderes mundiais daquele assunto, conforme demonstrou a pesquisa. Citando informações fornecidas por terapeutas sexuais, sociólogos e pesquisadores internacionais, cada capítulo começa explorando o motivo de uma

Estatísticas rápidas

A Men's Health é a revista mais importante do mundo sobre comportamento masculino, com 38 edições locais em mais de 40 países e uma circulação mundial de 4,5 milhões de exemplares. Os países que fizeram parte da pesquisa são: 1.África do Sul / 2.Alemanha / 3.Argentina / 4.Aruba / 5.Austrália / 6.Brasil / 7.Chile / 8.China / 9.Cingapura / 10.Colômbia / 11.Coreia do Sul / 12.Costa Rica / 13.Curaçao / 14.Equador / 15.El Salvador / 16.Eslovênia / 17.Espanha / 18.Estados Unidos / 19.Filipinas / 20.França / 21.Grécia / 22.Guatemala / 23.Holanda / 24.Honduras / 25.Hungria / 26.Índia / 27.Indonésia / 28.Itália / 29.Malásia / 30.México / 31.Nicarágua / 32.Panamá / 33.Peru / 34.Polônia / 35.Portugal / 36.Reino Unido / 37.República Dominicana / 38.República Tcheca / 39.Romênia / 40.Rússia / 41.Sérvia / 42.Ucrânia / 43.Venezuela

cultura em particular ter tantos amantes habilidosos e fornece dicas diretas, práticas e surpreendentes de especialistas internacionais, explicando como você pode fazer o melhor sexo do mundo, independentemente do país em que mora.

Ao escrever este livro, notamos alguns aspectos que gostaríamos de compartilhar aqui. Uma das coisas mais interessantes que percebemos sobre a arte erótica e sobre os antigos guias de sexo de outras culturas é o quanto os homens pareciam se sentir relaxados e à vontade com suas parceiras, satisfazendo-se não apenas quando estavam transando com elas. Por exemplo, quando estudamos sobre os guias de referência dos japoneses e dos chineses, descobrimos uma enorme quantidade de objetos sexuais que os casais utilizam para satisfazer a relação a dois. Há instrumentos musicais para serenatas românticas, jogos de tabuleiros, livros de poesia para ler em voz alta, figuras eróticas; em outras palavras, todas as coisas com as quais as pessoas costumavam se entreter antes do *vide game*, da TV a cabo e do pay-per-view.

Na verdade, em todas as tradições antigas, e certamente nas mais sagradas, há um forte sentido de diversão no sexo. Por exemplo, de acordo com Jina Bacarr, autora de *The japanese art of sex: how to tease, seduce, and pleasure the samurai in your bedroom,**

* Tradução livre: *A arte japonesa do sexo: como provocar, seduzir e dar prazer ao samurai em sua cama.* (N.E.)

Estatísticas rápidas

Dados de referência sobre os homens que participaram da pesquisa mundial sobre sexo da Men's Health:

Idade
Menos de 17 anos: 4%
De 18 a 24 anos: 34%
De 25 a 34 anos: 29%
De 35 a 44 anos: 14%
Mais de 45 anos: 9%

Estado civil
Casado: 26%
Em um relacionamento: 33%
Solteiro: 28%
Divorciado: 3%

***Nota**: nem todas as estatísticas da pesquisa deste livro completam os 100%. Os entrevistados por vezes não responderam a todas as perguntas do questionário.*

as gueixas – provavelmente o símbolo supremo de sedução e conhecimento sobre sexo de todas as culturas – eram treinadas em uma infinidade de artes tradicionais, incluindo música e conversação. Elas também eram especialistas na arte de jogar. Bacarr nos fala sobre uma variação do strip pôquer, na qual a gueixa levantava a saia do seu quimono lentamente, a cada jogada, abrindo suas pernas cada vez mais, até que seu companheiro não conseguisse mais se concentrar na tarefa que desempenhava.

É uma pena que esse sentido de diversão do sexo tenha se perdido ao longo do tempo. "O ato de fazer amor foi acometido de uma das piores doenças dos tempos modernos; ele passou a ser levado muito a sério, como se fosse um projeto científico particularmente difícil", diz Graham Masterton, especialista britânico, antigo editor da Penthouse e do Penthouse Forum, e autor de *The secrets of sexual play.**

Como chegamos a isso? Masterton tem uma teoria:

Apesar de a liberação sexual ter representado um avanço para a sexualidade humana, possibilitando a discussão, em programas de entrevistas diários, sobre detalhes mais íntimos de nosso corpo e de nossa vida sexual, a abundância de informações sobre o assunto também aumentou a pressão que homens e mulheres sentem na cama. Se você não conhece os detalhes da massagem genital, se não sabe como chegar a um orgasmo prolongado ou

* Tradução livre: *Os segredos dos jogos sexuais.* (N.T.)

não sabe como proporcionar a "ejaculação feminina", então você sente como se tivesse sido reprovado na disciplina sexo.

Portanto, se tivemos alguma intenção secreta ao escrever este livro, saiba que foi para levar o sentido de diversão, brincadeira e relaxamento de volta ao quarto.

Há muito que podemos aprender com nossos semelhantes de todos os lugares do mundo. Após meses de conversas com alguns dos maiores teóricos – e fazedores – de sexo ao redor do mundo, ficou claro para nós da *Men's Health* que todos somos muito mais parecidos do que diferentes. Como disse Ava Cadell, uma especialista nascida na Hungria e criada na Inglaterra, que tem viajado o mundo ensinando sobre o assunto: "Todos no mundo desejam ser bons amantes; nós simplesmente temos conceitos diferentes do que isso significa".

Então, aperte os cintos, deixe sua cadeira na posição vertical, e prepare-se para ter seu passaporte sexual carimbado com as dicas e os truques que irão ajudá-lo a atingir um nível internacional de habilidades sexuais, nessa aventura que o levará a se tornar o melhor amante do mundo.

Parte 1

O itinerário de uma turnê internacional

Capítulo 1

SIRVA O MELHOR DRINQUE DO MUNDO

Domine a arte do sexo casual e torne qualquer primeira noite inesquecível

Se você já esteve em Lisboa em uma sexta-feira ou sábado à noite, então provavelmente não se surpreenderá com a descoberta que nossa pesquisa fez: os homens portugueses são os que mais fazem sexo casual. A vida noturna na capital, e em grande parte do país, é famosa. "Em Portugal, qualquer hora e lugar são bons para o sexo", diz Mariagrazia Marini, Ph.D, psicóloga clínica portuguesa. E acrescenta:

> *É muito mais fácil conseguir uma noite de sexo casual se você for a bares e a boates e permanecer por lá a noite inteira, especialmente ao anoitecer durante o verão, quando as pessoas se encontram ou se conhecem à beira-mar. Todas essas coisas, combinadas com álcool, certamente diminuem a inibição das pessoas.*

Entretanto, mesmo que não more em Portugal, você pode aprender muitas coisas para aumentar suas chances de encontrar uma mulher maravilhosa que tope uma noite de sexo casual. Você encontrará muitas sugestões neste capítulo para tornar sua noite inesquecível.

Estatísticas rápidas

Porcentagem de homens que já tiveram uma noite de sexo casual:

1.Portugal: 81%
2.Brasil: 76%
3.Austrália: 65%
4.Rússia: 64%
5.Espanha: 63%
6.Estados Unidos: 61%
Média mundial: 58%

DEPENDE DO SEU CONCEITO DE ETERNO...

Vinícius de Moraes, um dos grandes poetas brasileiros, talvez seja muito conhecido por ter escrito o poema que inspirou a música Garota de Ipanema. Mas, entre todos os brasileiros, esse famoso sedutor (casado oito vezes) é também lembrado por ter resumido, em outro verso de poesia, a preferência de seu país pelo sexo casual (o Brasil ficou em segundo lugar em nossa pesquisa): "Que o amor seja eterno enquanto dure".

Qual é o atrativo que incentiva o amor descartável? Perguntamos a alguns de nossos amigos estrangeiros:

Pode ser muito menos inibidor transar com alguém que acabei de encontrar e que nunca mais verei novamente. As coisas que sabemos um do outro não interferem em nosso caminho.
Alicia, Lisboa

É sexo sem todas as outras emoções. Muitas vezes, isso é uma coisa boa, sem ciúmes, sem questionamentos como "onde você esteve na noite passada?", ou "você ficou de me ligar". Mas também pode parecer um pouco frio, como "por que nós fizemos isso?", especialmente na manhã seguinte.
Felipe, Brasil

Não há problema algum. Apenas dois adultos que se encontram para se divertir.
Ian, inglês que mora em Bali

Em minha experiência, uma garota que vai para casa com você logo após conhecê-lo é alguém que se sente à vontade consigo mesma e

Estatísticas rápidas

Média de idade em que os homens fazem sexo pela primeira vez:
1.Brasil: 16,8 anos
2.Portugal: 17,6 anos
3.Reino Unido: 17,6 anos
4.Rússia e México (empatados): 17,7 anos
5.Holanda: 17,8 anos
6.Estados Unidos: 18,1 anos
Média mundial: 18,3 anos

que gosta de sexo. Minhas noites de sexo casual foram todas sensacionais!
Adam, Polônia

Por que não? Sexo é uma maneira muito boa de conhecer uma pessoa!
Mariebelle, França

ONDE PROCURAR

Ao longo da pesquisa, escutamos histórias incríveis sobre pessoas que se conhecem nas situações e lugares mais improváveis. Duas delas são marcantes. Uma foi: "Nós nos conhecemos quando passamos a madrugada em um hospital cuidando de uma amiga em comum que havia tido um surto psicótico". E a outra: "Eu tinha uma queda por ele desde que éramos adolescentes, mas ficamos finalmente juntos no velório de um de nossos professores do ensino médio".

Nem mesmo hospícios e funerais são suficientemente assexuados para impedir uma forte atração sexual. Aparentemente, ambientes como esses são fundamentais pois combinam aumento de libido e diminuição de inibição. "No Brasil, vamos a bares e baladas para conhecer mulheres", diz Cláudio, um importador que mora no Rio de Janeiro. Pessoas do mundo inteiro também fazem isso, e frequentam locais como esses para se divertir. E também sabem que a bebida alcoólica é um ótimo lubrificante social.

ESCOLHA UM ALVO

Se você está interessado em sexo casual, quem você deve procurar? A resposta óbvia é: alguém por quem se sinta atraído e que pareça corresponder ao seu interesse. A seguir, dicas para aumentar suas chances.

ONDE NÃO PROCURAR

Compromissos de trabalho podem transbordar de tensão sexual, mas poucas mulheres estão dispostas a manchar a própria reputação profissional apenas por uma noitada. E esse tipo de aventura também não ajudará muito você no futuro, profissionalmente falando. Se você quiser dar ao pessoal do escritório algum motivo para comentarem a seu respeito, pelo menos tenha certeza de que a mulher por quem você se interessou é alguém que você quer ver novamente.

Sentir atração por alguma mulher em reuniões de família também costuma estar fora de cogitação. Mesmo se não for parente de sangue, ninguém consegue pensar em sexo quando o cofrinho do tio Adolfo aparece toda vez que ele se abaixa para pegar a bola.

E você acha irritante quando aquele complô familiar o ataca na cozinha, exigindo saber quando você vai se casar e dar um bebê para eles brincarem? Espere até eles contarem a você sobre o que sabem sobre a mulher que está com você. Nunca mais você vai querer lembrar do rosto dela...

Um estudo alemão sugeriu que mulheres que vão a bares vestindo roupas sensuais apresentam maior probabilidade de ir para casa com um cara qualquer. E nós estávamos orgulhosos de ter considerado esse estudo como "a mais imbecil e óbvia pesquisa do ano", porém, agora não temos tanta certeza disso.

"É pouco provável que uma mulher que está 'vestida para matar' vá para sua casa com você", diz Emily Dubberley, uma especialista inglesa e autora de *Brief encounters: the woman's guide to casual sex.** "Você não vai querer ser o 25° cara a abordá-la naquela noite." Em vez dessa, procure pela mulher que estiver menos evidente no ambiente. "Ela geralmente está com uma ou duas amigas, e as amigas são mais desinibidas e exuberantes, e falam mais alto que ela", explica Dubberley.

Por outro lado, há também aquela garota que faz de tudo para ser notada. Procure pela mulher que claramente está lá para se divertir,

* Em tradução livre: *Encontros breves: o guia de sexo casual para mulheres.* (N.T.)

AS RUIVAS SE DIVERTEM MAIS

As loiras se divertem mais, diz o ditado. Mas quando um pesquisador do sexo de Hamburgo, o doutor Werner Habermehl, estudou a vida sexual das mulheres para saber se havia alguma correlação com a cor de seus cabelos, a sabedoria popular não prevaleceu. Na verdade, ruivas apaixonadas fazem sexo com mais frequência que a maioria das mulheres, e com mais parceiros. Ele disse ainda que mulheres que tingem o cabelo de vermelho sinalizam que estão à procura de um parceiro:

> *Até mesmo mulheres que estão em um relacionamento estável permitem, de maneira inconsciente, que seus parceiros saibam que elas estão infelizes ao tingirem seus cabelos de vermelho. Elas estão informando que estão à procura de alguém melhor.*

Então, procure por uma ruiva. Mas seja rápido. Um estudo recente feito pela Fundação do Cabelo, de Oxford, prevê que as ruivas estarão extintas por volta do ano 2100; apenas 4% da população carrega o gene recessivo para o cabelo vermelho, o que significa que ele está se tornando menos comum a cada geração.

que está gargalhando, dançando de modo sensual, e que flerta com vários homens, e olha quem flerta com ela de volta. Não há garantia de que ela está lá para procurar alguém para transar, mas também não há nada de errado em você se apresentar e descobrir.

À CAÇA

Uma vez escolhido o alvo, é hora de fazer a abordagem. A doutora Marini diz que "os primeiros minutos são vitais para o sucesso de uma cantada". Geralmente, a transição do "Oi, a gente não se conhece ainda" para o "Você viu minha cueca po aí?" ocorre ao longo de um

Ensine-as como se "tira vantagem" de um homem, só para variar.

período durante o qual há jantares, caminhadas, troca de e-mails e telefonemas cheios de insinuações. Porém, quando se trata de uma única noite, você precisa ir de zero a cem sem perder tempo, o que significa criar imediatamente uma atmosfera de atração sexual. Veja como fazer isso:

- **Diga olá.** Comece de forma simples e despreocupada; você sempre se dará melhor com algo direto como "Oi, meu nome é Marcos!".
- **Seja a caça.** É comum pensar-se que geralmente as mulheres gostam de ser "caçadas", mas, no mundo do sexo casual, muitas gostam de bancar a caçadora. É uma maneira de transgredir o tão estereotipado modelo de sexo casual que há em sua cabeça. Deixe-a se divertir e ensine-a como se "tira vantagem" de um homem, só para variar. Dê atenção a ela, responda quando ela flertar. Nos primeiros estágios, deixe-a assumir a liderança.
- **Aproxime-se um pouco mais.** "Quando estiver flertando, fique próximo ou sente-se a uns 15 centímetros dela. Se ela parecer tranquila, chegue ainda mais perto", orienta uma colega da *Men's Health*, Nicole Beland. "Em um determinado momento, encoste levemente sua coxa na dela, quer você esteja sentado ou em pé". Se ela se rejeitar, afaste-se.
- **Aumente a intensidade da conversa.** "Faça um comentário mais malicioso e veja como ela reage", diz Clint Paddison, CEO do site BlinkDating.com da Austrália. "Se for feito da maneira certa, e a maneira certa é com um enorme sorriso, sem parecer intenso demais ou assustador, você pode se dar bem em quase tudo". Se ela se sentir confortável com a insinuação, se rir e juntar-se a você, então é um sinal para ir além. "Quanto mais ela se divertir, mais provável será que ela saia com você".

- **Vá para um local mais sossegado.** O jogo estará rolando quando ela sugerir, ou concordar com sua sugestão, de vocês irem para algum outro bar (aquele menos badalado). E se ela tiver uma amiga de quem não se separa nunca? Paddison aconselha a levar a bagagem junto. "Vamos para minha casa e abrimos um ótimo vinho que tenho guardado. Podemos ir todos juntos e tomar um drinque". Seja cavalheiro, dê carona para a amiga dela se for o caso, e continue a agir como se todos fossem parte de uma grande família unida. Nunca ignore o pacote, concorda a educadora sexual nipo-alemã Midori. "Os homens não percebem o tamanho do poder de veto que as amigas têm. Seja simpático, amigável e educado com todas elas."
- **Demonstre abertamente sua intenção.** Se você, finalmente, conseguiu ter um momento a sós com ela, de preferência em um local escuro e confortável, o primeiro beijo estará a apenas um drinque de distância. Uma sessão de amassos é um prerrequisito para uma proposta sexual, diz Beland. Preste atenção à intensidade com que ela beija você. O beijo pode significar "Eu quero devorá-lo vivo, começando por sua boca"; ou então o beijo é mais recatado, o que significa "Vamos com calma".

OS PREPARATIVOS

Se tudo correr bem, um de vocês irá perguntar se devem ir para um lugar mais discreto, onde poderão se curtir com mais intimidade. Talvez isso ocorra na primeira vez em que se encontrarem, ou talvez no terceiro encontro, ou até mesmo após algumas semanas. Mas cuidado com a abordagem, pois é um momento que pode trazer bons ou maus resultados.

O segredo para esse momento é chamar a atenção dela de forma sutil, como, por exemplo, comentar que você tem uma boa garrafa de vinho na sua casa e convidá-la para tomar uma taça com você,

POR QUE ELA PODE PARECER RELUTANTE

É menos provável que uma mulher atinja um orgasmo em uma noite de sexo casual do que com um parceiro com quem tenha um relacionamento de longa duração. Veja algumas dicas no capítulo 8, para que ela não faça parte das estatísticas.

preparar para ela uma nova receita de drinque que aprendeu, convidá-la para assistir um filme ou DVD que você já descobriu que ela gosta, ou até mesmo mostrar a ela seu novo animal de estimação.

Você também pode optar por uma abordagem mais divertida ("Então, o que me diz de ir até minha casa para tomar milk-shake e jogar videogame?"), hesitante e humilde ("Eu não sei o que você acha disso, mas eu realmente adoraria ficar sozinho com você!") ou direta, mas sem perder o respeito ("O que você acha de irmos juntos para minha casa?"). Com apenas uma das sugestões anteriores, "as chances são de que, caso ela esteja enfiando a língua em sua garganta, que qualquer uma delas acabe funcionando", diz Beland.

A psicóloga britânica e consultora sobre sexo doutora Pam Spurr, autora de *Naughty tricks and sexy tips,** gosta da ideia de tomar um drinque em casa: "Eu tenho uma ótima garrafa de uísque em minha adega particular. Podemos continuar essa conversa lá?". Isso sugere uma continuidade para a diversão. "É educado, excitante, e a sugestão de ir para a casa de um homem que tem uma garrafa de uísque em uma adega particular é muito convidativa", diz Spurr. "Isso evoca uma imagem de alguém que pode também ter toalhas novas no banheiro e lençóis limpos na cama".

As mulheres realmente ligam para a organização da casa. Tanto que colecionam algumas dicas para que seu ninho fique "pronto para os passarinhos", como diriam os ingleses. Veja o box "Prepare sua casa para a transa", a seguir.

---

* Sem título em português. Tradução livre: *Truques sujos e dicas sensuais.* (N.T.)

Você também pode sugerir irem para a casa dela. Ela pode se sentir mais confortável, e você terá a opção de dar o fora antes do amanhecer.

Uma vez que cheguem lá, seja agradável. Papo-furado mata o tesão; tudo bem se forem elogios. Diga que ela é linda e muito sexy, e então deixe os beijos e as carícias mais íntimas começarem. Ambos estarão lá por causa do sexo; então, permita-se viver essa aventura.

Como ter certeza de não ficar em "posição de impedimento"? Uma boa estratégia é assumir que o sexo irá acontecer, e comunicar isso tirando primeiro sua roupa. Despir-se é uma demonstração de vulnerabilidade, e não é tão agressiva quanto arrancar a roupa dela.

Você também pode incitá-la a fazer isso. "Durante os amassos, sussurre: 'Tire minha camiseta'", dizem as colunistas de sexo da revista New York, Emma Taylor e Lorelei Sharkey (mais conhecidas por Em e Lo), autoras de *Rec sex*.* "Se ela se opuser, as chances são de que ela não quer que você tire a roupa dela também". Ela deu sinal verde? Então, passe pelo menos dez minutos concentrado na parte superior do corpo dela antes de ir para o botão de seu jeans. Dê a ela a oportunidade de conduzir sua mão, e mesmo que ela o apresse para tirar a roupa dela, considere o "quanto de pele está exposta", e deixe a situação proporcional. A coisa deve ser "eu mostro o meu se você mostrar o seu", até que ambos estejam só com a roupa de baixo.

E, homens, vocês necessariamente têm de saber como tirar um sutiã. Se você não praticou quando era adolescente, com aquele que encontrou na lavanderia, compre um sutiã baratinho e pratique até conseguir acertar. "Acertar" significa: conseguir abrir usando apenas uma das mãos.

O EVENTO PRINCIPAL

- **Apenas faça.** Obviamente, use camisinha (veja no capítulo 2 mais sobre esse item obrigatório). E nada de tapinhas, sexo

* *Rec sex*, como explicado pelas autoras na introdução do próprio livro, significa *recreational sex*. Em tradução literal: *sexo recreativo*. (N.E.)

anal, brinquedos bizarros ou exigências de posições desconfortáveis (a não ser que ela faça um pedido específico). Siga o modelo básico e acrescente muito entusiasmo apertando, lambendo, chupando, acariciando, esfregando e gemendo.

- **Deixe-a dominá-lo.** Mulheres que gostam do sexo casual têm maior probabilidade de ter fantasias de dominação sobre um homem, segundo diz um estudo do *Journal of Sex Research*. Os participantes do estudo responderam a um teste sobre atitudes no sexo, e depois falaram sobre duas de suas fantasias. Os pesquisadores que verificaram as histórias procuraram pelas que tivessem alguma atitude de dominação. "Exemplos de fantasias de dominação incluem amarrar os homens na cama, ordenar que eles façam um determinado ato sexual e iniciar sexualmente um jovem", diz a coautora do estudo, Megan Yost, Ph.D.

  Mas não vá correndo pegar as algemas; você ainda precisa perceber os sinais e escutar a conversa dela, aconselha Yost. "Se uma mulher assume a conversa e está disposta a partilhar suas fantasias com você, há maiores chances de que você possa tocar no assunto com segurança", ela diz. Se ela sussurrar algo provocante em seu ouvido, pergunte se ela quer assumir o controle por um tempo. Então, relaxe e curta seus momentos de prazer.

- **Saia estrategicamente.** Não deixe a coisa ficar desconfortável. Se você estiver na casa dela, pergunte francamente se ela quer que você passe a noite ou que dê o fora. Se você estiver em sua casa, deixe-a saber que você quer que ela fique. "Você vai passar a noite aqui?" não é um convite. Mas "Você vai dormir aqui comigo? Que bom que vou acordar ao seu lado!" é claramente um convite!

PREPARE SUA CASA PARA RECEBÊ-LA

Tudo o que uma mulher vir no momento em que você abre a porta de sua casa poderá determinar se ela irá transar com você ou não. Um relatório feito pelo Instituto Kinsey descobriu dois fatores que desestimulam muito as mulheres: a falta de higiene e a casa bagunçada (e ela vai pensar assim independentemente de ser o dia da primeira transa ou a milionésima vez de vocês; portanto, homens casados, continuem lendo!).

Uma coisa é querer esconder o jogo, mas esconder a casa? É hora de assumir o controle da situação antes que você a veja batendo em retirada. Nada de pânico. Isto não é o programa Queer eye for the straight guy,* e você não precisa jogar sua mesa de pebolim no lixo. Mas você também não quer que ela se preocupe se vai encontrar comida vencida do congelador ou roupas sujas espalhadas pelo chão.

- Arrume. Pode parecer um tanto absurdo limpar algo se você está de saída, mas é um bom hábito para se adquirir. Você não precisa lustrar tudo como se fosse seu carro novo. Em cinco minutos, você pode colocar as louças sujas na pia, a roupa suja na lavadora, fazer uma pilha com as revistas e jogar o lixo fora. Você ficará surpreso com a diferença que isso faz. E mesmo que você não consiga levá-la para sua casa, será muito menos deprimente voltar para uma casa mais organizada.

  Se você tiver condições, contratar uma faxineira pode ser um ótimo investimento. Você não precisa ter em seu lar uma mensalista, mas apenas alguém que dê um jeito na casa uma ou duas vezes por mês. Contratar alguém que realmente sabe o que está fazendo deixa a casa bem mais limpa, além de tornar sua vida mais fácil em casos de "emergência".
- Abra as janelas. Você talvez nem note o chulé que vem de suas meias sujas, mas ela notará. Um homem que mora sozinho em uma casa limpa e bem arejada certamente chama a atenção de uma mulher.

* Famoso programa de TV norte-americano que mostra cinco homossexuais que ajudam um heterossexual a dar um jeito em sua vida bagunçada. (N.T)

- *Troque lençóis e toalhas. Receber uma mulher em sua casa significa que você deve deixar sua cama em ordem, certo? Então, o que você está fazendo com esses lençóis imundos e com desenhos infantis?*
- Compre roupas de cama novas. As mulheres fazem questão de que você realmente invista nisso! Isso significa tecidos de qualidade, 100% algodão. Se for inverno, é uma boa ideia ter um cobertor confortável e limpo. Cores neutras são as melhores.

  Nada de tecidos como cetim ou alguma outra novidade, a não ser que você queira um conjunto de roupas de cama especial, para um jogo de sedução com morangos, chocolate ou óleos perfumados.

  Nunca use sua cama para transar sem trocar os lençóis que sujaram na noite anterior. Se você transar em seus lençóis, eles precisam ser trocados. Faça isso antes que ela apareça. "Um homem que costuma transar com muita frequência precisa ter de 5 a 10 jogos de lençóis", diz a educadora sexual nipo-alemã Midori.

  O mesmo vale para as toalhas. Todos nos perguntamos: como as toalhas ficam sujas se nós só as usamos quando estamos limpos? Mas o fato é que elas realmente ficam sujas, e cheiram mal. Lave-as no mínimo uma vez por semana, e tenha sempre um conjunto de toalhas limpas e separadas para serem usadas em caso de necessidade.
- Esconda as tralhas. Esconda qualquer coisa que você não queira que ela veja: sua coleção de revistas masculinas, filmes pornográficos, cartas de ex-namoradas e até mesmo algum objeto que guarda desde criança. Acredite: se ela estiver procurando coisas, ela vai encontrar. E quando o fizer, não acreditará se você disser que aquilo não é seu.

  É da natureza humana investigar o armário do banheiro das outras pessoas. Se você não quer que ela envie o creme antifungos de seu cachorro para o laboratório, então o coloque em algum lugar em que ela não encontre. E não se limite simplesmente àquilo que é nojento ou embaraçoso. Não há nada de errado em usar loção contra a calvície, mas não é animador encontrar o tal frasco no banheiro de alguém.

- *Desligue o telefone. Não é apenas uma questão de educação; é prudência. Vamos rever algumas possíveis situações:*
  - *Sua mãe ou sua irmã deixam um recado na secretária eletrônica comentando sobre situações familiares.*
  - *Sua ex-namorada liga, histérica, querendo-o de volta.*
  - *Sua atual namorada liga e furiosamente exige saber onde você está.*
  - *Seu colega do escritório liga para saber se você acabou indo para casa com aquela loira gostosa.*

Qual dessas opções você que que o surpreenda durante sua noite de sexo? Se a resposta for nenhuma, então tire o telefone do gancho e desligue a secretária eletrônica. Pelos mesmos motivos, não escute suas mensagens até que ela tenha ido embora. Desligar o celular também evita contratempos, como aquele amigo que liga bêbado em plena madrugada chamando-o para encontrá-lo em um bar, amigas convidando-o para uma saideira, ou mensagens enviadas para seu celular que só irão despertar a curiosidade dela e ainda fazer com que desconfie de você.

- *Prepare a iluminação correta. Não estrague uma noite relaxante ao acender as luzes do quarto a ponto de quase cegar uma mulher com uma overdose de watts de potência. Dimmers podem ser comprados em qualquer loja de material de construção, são fáceis de instalar e podem fazer toda a diferença. Suavizar a iluminação acendendo um abajur é uma ótima opção.*

  Velas também dão um toque especial; aquelas que ficam dentro de recipientes de vidro deixam o ambiente aconchegante e têm menos chances de tocar fogo na sua casa enquanto vocês estiverem se divertindo. Para os vaidosos: as fragrâncias das velas aromáticas já evoluíram bastante. Hoje, você pode encontrá-las em aromas como relva, couro e tabaco.
- *Livre-se dos pelos de gato ou de cachorro. Escovas são úteis para limpar os pelos de seu cachorro ou gato. Além disso, se você tem um animal de estimação, é bom que ela seja avisada antes de ter um ataque de asma. Aqui vai uma história de Midori:*

"Eu sou alérgica a gatos, mas geralmente consigo conviver com isso. Certa noite, fui para a casa de um homem que tinha um gato. Brinquei e fiz carinho no gato e esqueci de lavar as mãos. Algum tempo depois, passei a mão em minha vagina, que inchou e tornou-se cinco vezes maior que o tamanho normal. Desnecessário dizer que o sexo ficou fora de cogitação". A história teve um final feliz porque o amante de Midori era um cavalheiro, e compreendeu a situação. Inclusive, correu até uma farmácia para comprar um antialérgico. Portanto, não é uma boa ideia trazer uma mulher asmática para sua casa se você tiver um golden retriever.

- Invista na trilha sonora. Deixe um bom CD ou DVD no aparelho de som perto de sua cama ou crie um playlist apropriado em seu MP3, de modo que vocês possam escutar quando estiverem no momento ideal (veja nossas sugestões de world music sensuais). Você não vai querer parar no meio de uma transa para ficar procurando uma música que valha a pena em sua coleção de CDs e DVDs.

  A música também ajuda a tornar seu quarto à prova de ruídos, principalmente se você mora com um colega. Afinal, ele não precisa ouvir os sons que você e ela fazem durante a transa, seja algum sussurro, gemido ou barulhos provocados pela cama. "Não há nada pior para uma mulher do que trombar, na manhã seguinte, com o amigo do homem com quem ela transou. Ela se sentirá uma prostituta", ri Allie, uma garçonete de Edimburgo. É como se o amigo soubesse tudo o que aconteceu por causa dos sons que ele ouviu. "É como uma conversa informal: 'passe o suco de laranja, mas me conta: qual foi a parte da transa que você mais curtiu?'", Allie se diverte com o assunto. Algumas mulheres se afastam após essa situação, e isso não é exatamente o que você quer que aconteça.

- Seja um bom anfitrião. "Eu mantenho, no quarto de hóspedes, uma cesta de produtos novos e ainda fechados, como escova de dentes, lâmina de barbear e um pequeno frasco de solução para lentes de contato; digo para as mulheres que levo em casa para usarem à vontade o que quiserem, do roupão aos produtos *da cesta. Isso realmente desperta a atenção delas e as ajuda a relaxar, como se estivessem em sua própria casa", diz James, um banqueiro inglês.*

Se você já saiu algumas vezes com uma mulher e frequenta a casa dela, Midori sugere que você anote quais tipos de xampus, condicionadores e hidratantes ela tem no banheiro e faça um estoque em sua casa com os mesmos produtos. É uma maneira muito gentil de mostrar a ela que você reparou, além de ser uma boa forma de ter certeza de que ela se sentirá confortável ao dormir em sua casa tanto quanto você quer que ela se sinta.

- *Compre mais almofadas e travesseiros. Se você é do tipo que sempre riu de todas as mulheres que adoram decorar sofás e camas com muitas almofadas, bem... nós estamos aqui para que você mude de ideia. Imagine colocar uma almofada sob a cabeça de sua parceira assim que vocês começarem a se entrerer no tapete da sala. Agora, imagine colocar outra debaixo dos quadris dela. Servirá também para deixar o ambiente mais aconchegante, seja na cama ou no chão da sala. Pare de debochar e vá fazer compras.*

A MANHÃ SEGUINTE

A maneira como você vai se comportar na manhã seguinte não depende de você achar que encontrou a mulher da sua vida ou que precisa urgentemente mudar de país. Não importa qual seja a alternativa, você precisa se comportar como um cavalheiro, por nenhum outro motivo além de ser apenas educado. "Eu era um completo garanhão e não arrependia de nada, apenas de que queria ter sido um pouco mais gentil na manhã seguinte", diz Estevão, um produtor musical de Portugal.

A melhor política? Diga a verdade. Diga que você gostou dos momentos que passaram juntos. Se tiver certeza de que quer vê-la novamente, peça o número do celular dela e diga que irá ligar. "Ligue em três dias ou peça para que alguém arrume uma situação em que possam se encontrar novamente. Se não for assim, ela pensará que você não está interessado", diz Dubberley. A querida senhora Dubberley parece ser pouco exigente; por isso, recomendamos que você telefone em até 24 horas.

Não diga "eu telefono para você" ou "talvez a gente possa se ver novamente" se isso não for verdade. Se você quiser avisá-la que não quer mais encontrá-la, nunca diga algo como "só para você saber, isso aqui não é nada sério". "Nenhuma mulher quer saber que não representa nada para você", diz Logan Levkoff, Ph.D, um educador sexual de Nova Iorque.

Se você quer ganhar um lugar na agenda dela, ou ser o tipo de diversão que ela recomendaria para uma amiga, envie um e-mail ou uma mensagem no celular dela no dia seguinte, dizendo que a noite anterior foi maravilhosa e que ela se sinta à vontade para ligar para você caso queira repetir a dose.

Estatísticas rápidas

Porcentagem de homens que dizem ter perdido a conta da quantidade de mulheres com quem transaram:

1.Honduras: 22%
2.Colômbia: 21%
3.El Salvador: 21%
4.Brasil: 19%
5.Panamá: 18%
6.Estados Unidos: 13%

Capítulo 2

SEJA O HOMEM MAIS BEM PROTEGIDO DO MUNDO

Previna-se das DSTs

Sabemos que este não é o assunto mais sensual do mundo, mas não há como fugir dele já que você é sexualmente bem ativo e corre o risco de contrair HIV, gonorreia, clamídia, sífilis ou herpes genital. E que sexo sem proteção pode causar uma gravidez indesejada. Ao redor do mundo, menos de 40% dos homens falam abertamente com sua parceira sobre DSTs antes de transar.

E não é só isso. Nos Estados Unidos, os diagnósticos de Aids estão aumentando novamente, após terem diminuído por mais de uma década. E o que é pior: por volta de 15% das novas infecções podem ser causadas por cepas de vírus resistentes às drogas que conhecemos.

Apesar de você saber tudo sobre os perigos das doenças sexualmente transmissíveis, até mesmo as DSTs que trazem menos riscos à saúde podem causar muitos transtornos. Por exemplo, a clamídia, que durante muito tempo esteve relacionada à infertilidade feminina, também é capaz de afetar a fertilidade masculina, segundo mostrou um estudo sueco. E a maioria dos homens não percebe que está doente por que é uma doença que não manifesta sintomas, diz o autor do estudo, Jan Olofsson, M.D., Ph.D.

E, sim, todos temos muito a aprender sobre esse assunto. As taxas de morte prematura e de incapacitação atribuídas ao comportamento sexual nos EUA são o triplo daquelas encontradas em outros países ricos.

Estatísticas rápidas

Um estudo feito pelo centro de controle e prevenção de doenças de Atlanta, EUA, calculou quantos anos de vida saudável os norte-americanos perdem por causa de doenças sexuais. Os danos causados anualmente pelas doenças sexualmente transmissíveis são:

Aproximadamente 30 mil mortes *(1,3% das mortes).*

7.666.200 episódios de homens que contraem DSTs.

HIV: *557.021 anos de vida saudável perdidos (entre a população masculina norte-americana).*

Hepatite B: *279.624 anos perdidos.*

Herpes genital: *7.014 anos perdidos.*

Clamídia: *2.026 anos perdidos.*

Sífilis: *1.598 anos perdidos.*

Gonorreia: *1.352 anos perdidos.*

Já é hora de reverter esse quadro. Como você verá neste capítulo, a melhor maneira de se proteger é (1) praticar sexo seguro e (2) fazer exames médicos com frequência.

Afinal, você não quer ser, literalmente, um "matador de mulheres", quer?

O QUE É SEXO SEGURO?

Sexo seguro significa tomar precauções para que você e sua parceira não se exponham a doenças sexualmente transmissíveis (as famosas DSTs). Também significa usar métodos para prevenir a gravidez.

Muitas DSTs são transmitidas de uma pessoa a outra por meio de uma das seguintes maneiras: pelos fluidos corporais (saliva, ejaculação ou líquido vaginal), pela exposição da mucosa a outras mucosas (a vagina dela, seu pênis) ou por meio de um corte ou ferida. Fazer sexo seguro significa colocar uma barreira para que esse tipo de contato tenha a menor probabilidade de ocorrer (uma camisinha para segurar a ejaculação, por exemplo).

A segurança, claro, é relativa, e nenhum sexo é completamente seguro. Beijar é seguro? Bastante, apesar de haver troca de fluidos corporais e, portanto, um pequeno risco de transmissão. Em matéria de sexo, apesar de nenhuma camisinha ter 100% de garantia (acidentes podem acontecer), os preservativos ainda são a melhor maneira de se proteger. Sim, sabemos que as camisinhas estouram, porém, é menos comum que isso ocorra quando são colocadas adequadamente.

NÃO SINTA DOR

Uma penetração forte e vigorosa pode romper o corpo cavernoso, que é o espaço alongado que fica no interior do pênis e que controla a ereção e o comprimento desse órgão. Você não acredita? Seu pênis ereto tem quase a mesma densidade do osso púbico de sua parceira. Uma ruptura completa do pênis precisa ser operada em até 24 horas para estancar a hemorragia interna e reduzir o risco de dano permanente. Um rompimento parcial não é tão sério, porém, mais tarde, podem surgir problemas, como a doença de Peyronie. À medida que o corpo cavernso se recupera, formam-se cicatrizes, e o pênis perde sua elasticidade, podendo haver curvatura do membro, dor e, consequentemente, impotência. De acordo com algumas estimativas, mais de um terço dos homens impotentes têm um histórico de "quebra do pênis, e um terço de todas as rupturas ocorrem durante a relação sexual.

Para se proteger, tome um cuidado muito especial, principalmente quando ela estiver por cima. Essa é a posição mais favorável para causar esse tipo de problema.

A menos que sua parceira seja alguém confiável, que fez exames de DSTs com resultado negativo há pelo menos três meses, é sempre preciso tomar as seguintes precauções:

- use a camisinha nas relações sexuais vaginais e anais;
- quando a mulher fizer sexo oral no homem, use camisinha;
- use papel filme ou uma camisinha cortada sobre os órgãos sexuais da mulher quando fizer sexo oral nela;
- faça exame para DSTs regularmente.

Mais algumas orientações para você pensar a respeito e não ser pego em surpresas desagradáveis:

- **Dobre a segurança.** Se você estiver com uma mulher que toma pílula, deve saber que antibióticos fortes podem interferir nos hormônios e diminuir a efetividade das pílulas anticoncepcionais, de acordo com Marc Feldstein, um ginecologista-obstetra do Memorial Hospital Northwestern de Chicago. Muitos médicos suspeitam que os antibióticos mais comuns, como a penicilina e a tetraciclina, podem também interferir na ação das pílulas anticoncepcionais, apesar de isso jamais ter sido provado. Para ter certeza, você precisa usar camisinha durante uma semana após a mulher ter tomado sua última pílula (ela não deve parar de tomar as pílulas enquanto estiver tomando antibióticos).

- **Diga não.** Se sua parceira tiver uma ferida no lábio superior, dê um tempo no sexo oral, ou use uma camisinha. O vírus do herpes que aparece na boca e o vírus do herpes genital são diferentes, mas isso não necessariamente impede que os vírus estabeleçam-se em quaisquer outros lugares.

  "O vírus do herpes simplex 1 tem preferência pela área oral, enquanto o vírus simplex 2 prefere a área genital", diz Stephen K. Tyring, M.D., Ph.D, professor de dermatologia, microbiologia e imunologia da Universidade Médica Branch, do Texas. Mas é possível que o vírus da ferida labial transmita HSV-1 para seu pênis, causando as mesmas feridas doloridas e os sintomas febris que caracterizam a doença genital. Se sua parceira tiver tendência a contrair esse vírus, use camisinha toda vez que ela fizer sexo oral em você.

CONTROLE DE NATALIDADE: SUA GARANTIA CONTRA A PATERNIDADE

Para se proteger das DSTs, o preservativo é a melhor opção. Mas se você e sua parceira são monogâmicos e os exames para essas doenças deram negativo, sua maior preocupação será garantir que não haja filhos à sua volta, situação para a qual você ainda não está pronto. Aqui vão algumas dicas de alguns métodos contraceptivos:

- *Preservativo: Fornece boa proteção contra DSTs. Também é ótimo para controle de natalidade. Fácil, barato, amplamente disponível e um dos únicos métodos contraceptivos que deixa o homem no controle.*
- *Pílula anticoncepcional: Não foi por acaso que a pílula iniciou a revolução sexual. É segura, barata e efetiva, desde que a mulher use corretamente.*
- *Diafragma: É um método de proteção que precisa de prescrição médica. Não é tão efetivo quanto a camisinha ou a pílula, especialmente para mulheres que já tiveram filhos. O ajuste é extremamente importante, e talvez precise ser reajustado após uma gravidez ou após grande variação de peso.*
- *Esponja contraceptiva: é tida como muito efetiva quando utilizada da maneira "perfeita"; evidências sugerem que esse uso "perfeito" pode ser mais difícil do que você pensa.*
- *Espermicida: Funciona melhor quando utilizado em combinação com outra forma de contracepção, como o diafragma.*
- *Adesivo, anel, vacina e implante: São todas soluções baseadas em hormônios e que precisam de prescrição médica. Como não precisam ser recolocadas com frequência, são melhores que a pílula para as mulheres que costumam esquecer de tomar nos horários corretos.*
- *DIU: Apesar de o DIU ter alguns problemas práticos, ele é uma solução bastante eficiente e confortável para mulheres que já tiveram filhos. Ele precisa ser inserido (e removido) do útero por médico ginecologista.*
- *Vasectomia e ligação de trompas: São opções de esterilização para o homem e para a mulher, e, apesar de ambas serem reversíveis em muitos casos, mudar de ideia pode ser bastante caro e nada garantido; é melhor ter certeza antes de fazer. Está preocupado em entrar na faca? Não é tão ruim quanto parece. Após a pequena cirurgia, feita no próprio consultório médico, você pode sair andando sozinho e, depois de um final de semana de repouso, já estará novinho em folha.*

Algumas métodos eficientes, mas que o tornarão um dos maiores caretas do mundo:

- *Abstinência. Funciona, é claro, se você conseguir mantê-la. Porém, a partir do momento em que não conseguir mais se controlar, provavelmente vai querer ter algo mais efetivo ao seu alcance.*
- *Coito interrompido. Não funciona. A pré-ejaculação contém espermatozoides, e espermatozoides provocam gravidez. Alguma dúvida?*
- *Amamentação contínua. A amamentação realmente tem um efeito contraceptivo, mas que só é confiável nos primeiros seis meses pós-parto e somente se ela estiver amamentando constantemente, e em grande quantidade. Novamente, procure alternativas se você realmente não quiser ter outro filho.*

FAÇA EXAMES COM FREQUÊNCIA

Fazer exames médicos regularmente é importante, porque no homem muitas DSTs são assintomáticas, o que significa que você pode não saber do problema até que sua namorada apareça com uma DST. Mas, a essa altura, o estrago já foi feito. A frequência com que você deve fazer os exames médicos dependerá de quanto sexo você tem feito e com quem. Uma vez por ano é o recomendado, e pode ser que você queira aumentar a regularidade se estiver transando com muitas pessoas diferentes ou tendo comportamento de risco.

- **Boas notícias.** Peça que seu médico faça um teste rápido para clamídia ou gonorreia. Antigamente, esse teste era feito esfregando-se doloridamente a uretra, mas os novos testes rápidos, aprovados pelo FDA,* não precisam desse procedimento desagradável, e são tão eficientes quanto os convencionais, segundo Harold Wiesenfeld, M.D., professor assistente de ginecologia da Universidade de Pittsburgh.

* Órgão governamental norte-americano que faz o controle de alimentos, suplementos alimentares, medicamentos, cosméticos, equipamentos médicos, materiais biológicos e produtos derivados do sangue humano. (N.T.)

- **Mais boas notícias.** Os novos testes para HIV demoram apenas 20 minutos. O médico precisa apenas de uma amostra de seu sangue. Você saberá a resposta antes de terminar de ler um artigo de revista enquanto aguarda na sala de espera do hospital. Com o antigo método eram necessárias duas semanas para que os resultados saíssem, e aproximadamente um em cada três homens que faziam o teste nunca voltavam para buscar o resultado. Com esse novo teste, poucos homens fojem de fazer o exame. Isso é bom: pessoas que se descobrem infectadas tendem a sair de circulação.

VAMOS FALAR SOBRE SEXO

Antes de fazer sexo com ela, é preciso que ambos tenham uma conversa. Para muitas pessoas, essa conversa soa mais ou menos assim: "Espere enquanto vou buscar a camisinha". Tudo bem.

Se receber um estímulo, você de fato terá de conversar um pouco mais. Pode não ser confortável, mas é algo completamente necessário, e, nesse assunto, concordamos com o ditado sobre os estudantes do ensino médio: se você não é maduro o suficiente para falar sobre isso, então não é maduro o suficiente para fazer.

"É imprescindível que as pessoas superem a relutância em falar sobre sexo", diz Isadora Alman, uma sexóloga californiana que mantém um blog intitulado Pergunte à Isadora. "É uma estupidez ir para a cama e só então um começar a perguntar ao outro se trouxe a camisinha. Pessoas extremamente inibidas precisam treinar para que consigam superar o problema de falar sobre sexo seguro".

Lembre-se de que usar drogas ou beber demais pode baixar suas inibições e prejudicar seu julgamento, e isso pode levá-lo a concordar com praticar sexo sem proteção, ou, o que é pior, fazer isso sem necessidade, só porque você é muito teimoso para fazer a coisa certa e arranjar uma camisinha.

COMO DIZER CAMISINHA EM VÁRIOS LOCAIS DO MUNDO

- *Dinamarca: gummimand ("homem borracha")*
- *França: preservatif (literalmente, "preservativo")*
- *Alemanha: lummelute ("bolsa safada"), Pariser ("parisiense")*
- *Grécia: kapota ("casacão")*
- *Hong Kong: pei dang vi ("colete a prova de balas")*
- *Hungria: osver ("ferramenta de segurança")*
- *Índia: nirodh ("uma marca de apoio do governo"), parda ("véu")*
- *Indonésia: koteca ("casca do pênis")*
- *México: angel custodio (anjo guardião)*
- *Nigéria: okpuamu ("chapéu do pênis")*
- *Filipinas: kapote ("capa de chuva")*
- *Portugal: "camisa de Vênus"*
- *Espanha: globo ("balão")*
- *Reino Unido: raincoat ("capa de chuva"), hazmat suit ("roupa antirradiação"), French letter ("carta francesa")*
- *Estados Unidos: rubber ("borracha"), jimmy hat ("chapéu do Jimmy"), Coney Island Blowfish ("baiacu de Coney Island" – ok, só é chamada assim nas histórias em quadrinhos, mas alguém deveria começar a falar desse jeito!)*

CAMISINHA: MANUAL DE INSTRUÇÃO

A melhor maneira de se proteger é usar camisinhas de látex todas as vezes que fizer sexo. Na verdade, a melhor maneira de se proteger é usar camisinhas corretamente. Do contrário, elas não serão efetivas nem como contraceptivo e nem como proteção. Um estudo do jornal Sexually Transmitted Diseases parece um show de horrores: metade dos pacientes de uma clínica de DST do Colorado relatou problemas com camisinhas.

Pedimos a David Fletcher, M.D., consultor da *Men's Health* e diretor médico da SafeWorks de Illinois, em Champaign, para nos dar um curso de atualização sobre sexo seguro. Aqui estão os pontos que você deve lembrar:

O QUE ELES DIZEM

"Eu acho bastante fácil ser homem. Você preciso apenas pegar e usar a camisinha. Não é necessária nenhuma conversa", diz André, da França.

"Eu falo: 'Nunca faço sem'. Portanto, não é uma questão de confiar nas pessoas ou em julgamentos, mas uma convicção pessoal. E isso também facilita para mim quando ela diz que está tudo bem e já utilizei com ela em outras ocasiões. Eu apenas tenho de me lembrar de que nunca faço sexo sem camisinha", diz James, banqueiro inglês.

"Eu odeio esperar pelo resultado dos exames. Você fica sentado na sala de espera e, após olhar inúmeras vezes para todos os quadros pendurados na parede, finalmente, chamam seu nome; e mesmo que você tenha certeza de que tudo está bem, você sente aquele frio na barriga, do tipo 'Meu Deus, e se der positivo?'. Quando fico tentado a fazer sexo sem camisinha, esse é o sentimento de desconforto em que penso para me convencer a usar", confidencia Ian, inglês, que mora em Bali.

"Isso nunca foi problema. Nenhuma garota reclamou por eu usar", diz Friedrich, representante de vendas de Mainz, Alemanha.

- **Use uma marca conhecida.** Este é um item que está na lista de coisas que você não deve comprar naquela loja de 1,99, ok?
- **Use camisinhas de látex e lubrificantes à base de água ou de silicone.** Nada de vaselina, loções, hidratantes, óleo de cozinha, óleo mineral ou óleo de máquina.
- **Não as carregue em sua carteira.** Sua carteira fica toda retorcida e surrada de ficar em seu bolso, é isso é altamente prejudicial às camisinhas.

- **Verifique a data de validade.** Camisinhas velhas têm maior probabilidade de estourar.
- **Não rasgue a embalagem no meio e nem tente abri-la com os dentes.** Rasgue o topo da embalagem, certificando-se de que não danificou o produto.
- **Compre o modelo que tem um pequeno reservatório na ponta.** Ou faça um reservatório apertando a ponta da camisinha no momento em que a estiver colocando no pênis, de modo que fique um espaço extra na extremidade. Do contrário, você corre o risco de ela estourar.
- **Não vamos nem perder tempo falando de pessoas que começam a fazer sexo, param, e depois colocam a camisinha para terminar.** Isso é como gritar para a defesa depois que o gol já foi marcado. Se vocês estiverem muito próximos ou se já tiver feito a penetração, você tem de usar camisinha. Você provavelmente conhece o conceito da pré-ejaculação (aquela mancha na cueca quando você está realmente excitado). Quanto mais tesão você sentir, mais líquido pré-gozo irá produzir. O problema disso? Se você estiver preocupado em evitar gravidez, saiba que a pré-ejaculação contém espermatozoides. Isso é necessário para se fazer um bebê.
- **Espere ficar pronto para a relação sexual.** Você não vai querer ficar esfregando aquela borracha nela desnecessariamente; até a mais macia das calcinhas pode causar danos ao látex.
- **Não a coloque com movimentos interrompidos.** Comece a desenrolá-la em seu dedo primeiro. Se você começar a colocá-la ao contrário, não continue; jogue fora e pegue outra. Se você colocou errado, jogue longe e pegue outra. Sim, mesmo que já tenha colocado espermicida nela.
- **Desenrole-a até o fim.** Até o final. Até a base de seu pênis.
- **Não fique dando bobeira após a festa ter terminado.** Tire fora logo depois de gozar. E quando você tirar fora, segure-a pela abertura.
- **Não dê a descarga.** Camisinhas são famosas entupidoras de privadas. Dê um nó e jogue-a no lixo.

COMO AUMENTAR O PRAZER

Há uma camisinha no mercado que tem o formato de uma lâmpada, o que proporciona um pouco mais de espaço. Com ela, seu pênis não irá se sentir como uma sardinha enlatada. Na melhor intenção de haver sexo saudável, alguns homens da equipe da Men's Health *fizeram algumas experiências com ela e relataram que esse modelo propiciou a melhor experiência sexual possível com um preservativo.*

- **Não reutilize.** Nós pedimos desculpas por incluir este item aqui, mas algumas coisas, aparentemente, não são óbvias para todas as pessoas.
- **Chiiii. O quê fazer se a camisinha estourar?**
  - Tire sua bunda pós-orgasmo da cama, o relógio está correndo. "Os espermatozoides podem entrar pelo muco cervical em questão de minutos", diz Katherine Forrest, M.D., MPH, uma médica de saúde pública do norte da Califórnia. Traduzindo: os espermatozoides podem estar prestes a bater na porta de um óvulo possivelmente fértil.
  - Primeira opção: torça para que ela tenha espuma contraceptiva com o espermicida nonoxynol-9, de modo que possa pulverizar no local (enquanto você reza). Ou, se isso falhar, ela deve fazer uma ducha de vinagre (de 1 a 2 colheres de sopa de vinagre para 1 quarto de água morna), que é um ácido suficientemente forte para matar espermatozoides. O armário de remédios está vazio? A doutora Forrest recomenda que sua parceira tome a pílula do dia seguinte em até 72 horas após a relação sexual.

DEPENDE DE SEU EQUIPAMENTO

A técnica para colocar uma camisinha em homens não circuncidados é um pouco diferente. Para evitar que o preservativo enrosque, o prepúcio precisa estar retraído antes que a camisinha seja colocada. Quando um terço do pênis já estiver coberto pela camisinha, use uma das mão para puxar o prepúcio deixando a parte desenrolada da camisinha bem sobre ele, enquanto a outra mão continua a desenrolá-la até a base do pênis.

QUASE A MESMA SENSAÇÃO

Vamos contar aqui um ótimo truque. Não entendemos por que todo mundo não faz isso. Obviamente, uma das sensações que você perde quando pratica sexo seguro com preservativo é aquela maravilhosa umidade que é sinal de que você está "em casa". Engane a si mesmo: coloque uma ou duas gotas de lubrificante dentro da camisinha antes de colocá-la. Ela aquece deliciosamente, dando uma sensação muito parecida com o contato pele a pele, e você vai sentir algo muito próximo do "real".

CAMISINHAS DE TODOS OS TIPOS

Existem diversos modelos e tipos de camisinhas. Eis os prós e os contras de cada um deles, segundo os especialistas da Clínica Mayo (<www.mayoclinic.com>):

- **Látex**. É uma barreira altamente eficientes contra gravidez e DSTs, e é o mais confiável modo de prevenção contra a contaminação pelo HIV.
- **Plástico**. Recentes estudos de laboratório provaram que o plástico é uma barreira efetiva contra o HIV, mas, diferentemente das camisinhas de látex, as de plástico estão fadadas a escorregar.
- **Pele animal (pele de carneiro)**. Conseguem conter os espermatozoides, mas vírus e bactérias passam através dos poros. Camisinhas de pele de carneiro também são mais suscetíveis de estourar que as comuns, de látex.

- **Camisinha feminina.** Por um lado, ela protege contra as DSTs e gravidez. No entanto, durante o sexo, você perceberá que a sensibilidade não é a mesma.
- **Camisinhas inovadoras.** Evite-as. Você não é uma cobaia, e essas camisinhas não o protegerão contra DSTs e gravidez. Na verdade, algumas dessas camisinhas engraçadas são refugos das fábricas, que os legítimos fabricantes de camisinhas vendem para os empacotadores de novidades. Se ela lhe foi dada por seu amigo secreto ou veio de brinde com sua caneta em forma de pênis, ou se você teve de quebrar um pedaço de plástico para conseguir tirá-la de dentro, provavelmente essa não é uma camisinha que vai funcionar adequadamente. Dificuldade em perceber a diferença? Camisinhas de qualidade são vendidas em farmácias ou lojas confiáveis (e não naquelas lojas que vendem enfeites de natal), e vêm embaladas em celofane esterilizado ou em papel estéril. Você verá o nome da marca, a data de validade e o número de série.
- **"Mais sensível".** Um eufemismo para "mais fina", o que significa mais risco de rasgar.
- **"Mais forte".** Um eufemismo para "mais grossa", o que significa menos risco de rasgar e menos sensação.
- **Tamanho.** Para camisinhas, isso conta; portanto, seja honesto. Se ela estiver muito apertada, irá estourar. Se você comprar tamanho grande e seu pênis for menor, a chance de escorregar é enorme.
- **Emborrachada.** A mesma proteção para você, mas um pouco de incômodo para ela. A maioria das mulheres relata que a sensação diminui.
- **Lubrificada.** Pode reduzir o risco de estourar, mas não é boa para o sexo oral.
- **Espermicida.** Oferece mais proteção contra a gravidez graças ao espermicida nonoxynol-9 (N-9), mas não previne contra DSTs e HIV, de acordo com os centros de controle e prevenção de doenças. Cuidado com alergias.

MAIS UMA RAZÃO PARA NÃO SAIR DE CASA SEM CAMISINHA

Se você estiver perdido na Amazônia, vai ficar feliz por ter uma camisinha à mão. Você pode usá-la para evitar que um pequeno peixe, conhecido como candiru (ou peixe vampiro), nade para dentro de sua uretra. Garantia de tranquilidade!

ÀS COMPRAS

O site CondomDepot.com tem a melhor vitrine de camisinhas do mundo, mostrando camisinhas do Japão, Reino Unido, Estados Unidos e de outros lugares.

Você pode comprar pessoalmente também. Em Nova Iorque, Miami, Las Vegas, Los Angeles e São Francisco há lojas especializadas na venda de preservativos, com mais de 300 estilos, oriundos de seis países. As de látex vêm em sabor menta, são coloridas, texturizadas, em vários tamanhos, como extragrande e extrapequeno (os donos dizem que essas encalham), ultra-apertadas, lubrificadas, e as sempre populares "armadura brilhante", pois brilham no escuro. Você também pode encomendar camisinhas sob medida para seu pênis no site <www.condomania.com>.

PARA SOCORRER EM CASOS DE EMERGÊNCIA

Suecos de Estocolmo, Malmö e Gothemberg podem dispor de uma "ambulância de camisinhas": um caminhão branco que tem uma camisinha vermelha com asas desenhadas em suas laterais. É só telefonar e encomendar um pacote com 10 preservativos, que eles serão entregues rapidamente em sua casa.

Capítulo 3

DESFRUTE DO SEXO MAIS TRANQUILO DO MUNDO

Use a palavra mágica: Preliminares

De acordo com os resultados de nossa pesquisa, os ingleses fazem a coisa bem devagar. Talvez eles demorem mais tempo para penetrar no famoso recato britânico. Ou então talvez, como sugere a especialista inglesa Emily Dubberley, eles tenham vergonha de fazê-lo.

> *Havia, no Reino Unido, um programa de televisão muito popular no começo da década de 1990, em que uma mulher saía pelas ruas pedindo aos homens que apontassem o clitóris em um desenho. Era chocante, pois praticamente ninguém conseguia mostrar, e isso envergonhou toda uma geração de homens, ao ensiná-los como tocar o corpo de uma mulher.*

Os britânicos também têm um rival poderoso: 50% das mulheres possuem brinquedos sexuais. "As revistas femininas dizem que preliminares são algo que elas devem esperar, e que se um cara não as fizer, ele pode ser considerado como um indivíduo egoísta, que não vale a pena ser namorado; portanto, pode ser que uma mulher exija que você caia de boca para devorá-la. Há um novo tipo de mulheres briguentas e sexualmente seguras no Reino Unido, que estão exigindo as preliminares; por isso, os homens não têm escolha", acrescenta Dubberley.

Mas se a reação de nossos especialistas servir como indicador, mesmo os homens com os mais impressionantes resultados ainda têm muito o que fazer. "Existem ainda muitos homens britânicos que tentam se safar, com o menor tempo possível gasto em preliminares, e há muitas mulheres que endossam isso", diz Dubberley.

Os homens australianos, em segundo lugar no teste das preliminares, mostram a mesma dicotomia. Ao mesmo tempo em que dizem ir devagar com a coisa, "possuem um ego sexual muito alto; esperam que as mulheres enlouqueçam sob (ou sobre) eles, mesmo quando eles usam shorts bregas, creme para assaduras no nariz e passaram a noite inteira bebendo com seus colegas", diz Jan Hall, Ph.D, uma psicóloga australiana e autora de *Sex life solutions*,* que se especializou em relacionamentos e em assuntos ligados a sexo.

De fato, algumas das mais criativas histórias que escutamos sobre preliminares, jogos sexuais e brincadeiras vieram das mulheres francesas, o que talvez não seja de todo surpreendente, dada a devoção francesa à arte do amor.

Neste capítulo, você aprenderá tudo o que precisa para levá-la à loucura antes da penetração, e daremos algumas surpreendentes razões para considerar que as preliminares podem ser a melhor aposta para conseguir ainda mais sexo.

Estatísticas rápidas

Média de duração das preliminares (em minutos):
1.Reino Unido: 17,44
2.Austrália: 17,20
3.Alemanha: 16,92
4.México 16,91
5.República Tcheca: 16,43
6.Estados Unidos: 16,45
Média mundial: 15,78

O SEGREDO

Um inglês que elogia as proezas que os homens de seu país fazem nas preliminares é Ian, que hoje dirige uma imobiliária em Bali. Ele nos deu o conselho sobre sexo que foi, provavelmente, o mais atordoante de nossa pesquisa para este livro. Ele conta que tirou a ideia de um livro barato e de má qualidade, hoje esquecido, que leu quando era criança. "Eu chamo isso de 'O segredo'. Eu nunca

* Sem título em português. Tradução livre: *Soluções para a vida sexual.* (N.E.)

transo com uma mulher a não ser que ela esteja me implorando por isso. Literalmente nunca! Nem mesmo quando sei que ela está pronta, nem quando está gemendo e se esfregando em minha perna. Ela tem de implorar, ou me agarrar com suas mãos, e fisicamente me colocar dentro dela. Ainda assim, eu a faço esperar se puder. E toda vez que uma mulher me diz que eu fui a melhor experiência sexual que ela já teve, sei que foi por causa do segredo."

Ian conta que outros homens, de tão gratos que ficaram por ele ter compartilhado essa informação, enviaram presentes a ele (não, nós não vamos colocar o endereço dele aqui; e se você se sentir inspirado, apenas passe a informação adiante). Mas não estamos surpresos que essa técnica tenha funcionado tão bem para ele e para os caras para quem ele contou. Há uma coisa, acima de qualquer outra, que nós ouvimos as mulheres dizerem sobre sexo: a penetração ocorre muito repentinamente, e rápido demais. E, ainda assim, há evidências suficientes de que aprender a ir mais devagar torna o sexo melhor para ambas as partes. Considere as evidências:

O ARGUMENTO A FAVOR DAS PRELIMINARES, PARTE 1 (ELA)

"Os homens estão sempre com pressa demais", diz o sexólogo e psicólogo francês Robert Santo-Paolo, mantenedor do site <www.sexotherapie.com>. "É um hábito contra o qual eles devem sempre lutar. Eles têm pressa para levar a mulher para casa, têm pressa para transar, têm pressa para chegar à penetração e, muitas vezes, têm pressa para ir embora!"

As mulheres, em contrapartida, adoram as preliminares. Os especialistas são unânimes: "Não se apresse para penetrar", diz Mabel Iam, psicoterapeuta argentina, apresentadora de televisão e autora de *Os segredos do amante perfeito* (Sextante, 2009). "As mulheres realmente gostam daquele tempinho durante o qual se sentem cuidadas e amadas, e não se sentem obrigadas a correr para o sexo", diz Christine Wheeler, psicoterapeuta britânica e colunista sobre sexo do

Netdoctor UK. "Dê um tempo e, realmente, foque no prazer", diz Mary Taylor, ex-dançarina exótica de Toronto e autora de *Bedroom games*.* "Dê prazer a ela e você será recompensado."

Como não podia deixar de ser, existem algumas razões biológicas para que todo esse jantar e essa dança sejam ingredientes necessários para que o sexo seja ótimo para ela:

1. **É uma sequência gradual e contínua.** A vida real, a correria do dia a dia, não é excitante. E, ainda assim, os homens esperam que sua parceira faça uma mudança instantânea de suas obrigações como mãe, profissional e esposa para a cortesã tântrica dos sonhos masculinos.

   Mas o sexo bom não pode ocorrer se ela ainda estiver preocupada com os problemas do cotidiano. As preliminares permitem que ambos façam a transição do mundo real para um espaço mais mágico. Isso é especialmente importante para as mulheres. "Em minha pesquisa recente, descobri que há, literalmente, centenas de coisas que podem estragar a excitação de uma mulher, desde se preocupar com seu trabalho e com as crianças, até não ter depilado as pernas", diz Robin Milhausen, Ph.D, a professora assistente da Universidade de Guelph, no Canadá, e apresentadora do programa de TV *Sex, Toys and Chocolate*, que fala sobre sexo sem censura. "Obviamente, essa é uma situação realmente problemática para os homens. Então é bastante útil que eles saibam o que podem fazer para ajudar a parceira a ficar ativamente envolvida, excitada, entusiasmada e apaixonada." E o que eles podem fazer é dar esse tempo para a mulher se preparar e se sentir excitada.

   Essa é uma parte fundamental da antiga técnica tântrica da experiência sexual, que sempre começa com um ritual. O ritual tântrico oferece uma desculpa para brincadeiras e ajuda a mudar a atmosfera, dizem Stephen e Lokita Carter, especialistas nas tradições tântricas da Índia antiga e autores de *Tantric massage*

* Sem título em português. Tradução livre: *Jogos para a cama*. (N.E.)

> **AS PRELIMINARES PERMITEM QUE AMBOS FAÇAM A TRANSIÇÃO DO MUNDO REAL PARA UM ESPAÇO MAIS MÁGICO.**

*for lovers.** "Um ritual pode transformar a relação com sua parceira em uma experiência sagrada, orientada e acolhedora."

Antes que você comece a ficar preocupado, não são necessários cânticos; na verdade, o ritual pode ser bastante simples, tanto quanto fazer contato visual. Tudo o que você precisa fazer é quebrar o vínculo com o mundo exterior, mantendo o foco dela onde você quer: em você e no momento que estão vivendo juntos.

2. **Preliminares preenchem o vazio.** É matemático. As mulheres levam mais tempo para se excitar. Se não houver estímulo anterior ao evento principal, ela ainda estará no aquecimento na hora em que você já estiver rolando para o lado para dormir. Tenha em mente que a maioria das mulheres não consegue gozar só com penetração. "O número de mulheres que atingem o orgasmo vaginal é limitado; portanto, os homens precisam se esquecer da penetração por um tempo e se concentrar em jogos sexuais, de modo que ela possa ter um ou mais orgasmos, mesmo sem penetração", diz o terapeuta sexual espanhol Miguel Cuetos.

   A qualidade do orgasmo dela também será melhor se você for paciente. "Para mim, as preliminares representam a total diferença entre um orgasmo arrebatador e um que seja apenas bom. Não que eu esteja reclamando", diz Enes, uma vendedora de vinhos de Portugal. "Mas você não leva seu carro esporte caríssimo de 0 km/h a 100 km/h no meio de um inverno gelado, leva?", pergunta a educadora sexual Midori. "Se você quiser o melhor desempenho, deve aquecê-lo primeiro."

3. **Preliminares sincronizam.** Um ótimo sexo é basicamente uma batalha entre duas partes do sistema nervoso, o simpático e

* Sem título em português. Tradução livre: *Massagem tântrica para amantes.* (N.T.)

o parassimpático. O sistema nervoso simpático é o que acelera os motores dela ao máximo quando ela se depara com um urso, ou então com o Brad Pitt sem camisa. As pupilas dela se dilatam, o coração dispara, ela começa a suar e a respirar de maneira ofegante.

Mas o sistema parassimpático dela é o que a acalma o suficiente para habilitá-la a ter um orgasmo, o que é realmente importante para as mulheres. Na verdade, um estudo sueco descobriu que é impossível para elas ter um orgasmo se a parte do cérebro que processa a ansiedade delas estiver ativada. Em resumo, o bom sexo é, essencialmente, uma combinação de estimulação e relaxamento, um equilíbrio difícil de atingir. É aí que entram as preliminares.

4. **Comunicação.** O orgasmo dela, apesar de importante, não é o ponto mais solene das preliminares ou do sexo em geral.

   "As preliminares são mais que uma coleção de técnicas destinadas a excitar sua parceira; elas representam uma negociação entre o nível de intimidade e o significado do que virá em seguida", diz Caroline Hurry, uma escritora sul-africana. A jornalista sexual inglesa Megan Roberts pontua que as preliminares são a melhor maneira de conhecer o corpo de uma mulher: o que ela gosta e não gosta, o que a excita, o que a faz recuar. "Independentemente do que você tenha lido em revistas, o orgasmo não é o único objetivo. Em vez disso, concentre-se em conhecê-la e em conhecer o corpo dela e, da mesma maneira, diga o que ela pode fazer para excitá-lo".

É por tudo isso que as preliminares são tão importantes para ela. E, é claro, sua motivação primária é fazê-la feliz tanto no sexo quanto em todas as coisas, certo? Mas como você verá a seguir, as preliminares não são um ato inteiramente egoísta, mas beneficiam ambos os lados.

O ARGUMENTO A FAVOR DAS PRELIMINARES, PARTE 2 (VOCÊ)

As preliminares são um daqueles casos em que, se é bom para um, é bom também para o outro.

1. **O que é bom para ela é bom para você.** Quanto mais você se envolver com as preliminares, mais ela irá gostar do sexo, e quanto mais ela gostar do sexo, mais sexo ela vai querer fazer. Então, você tira a sorte grande.

   E não se esqueça de que quanto mais excitada ela estiver, mais provável será que ela concorde com novas posições e fantasias. "Passem um tempo mais longo focados no corpo um do outro e a penetração se tornará repleta de situações mais excitantes", diz a sexóloga de São Francisco Carol Queen, Ph.D, autora de *Exhibitionism for the shy.** Sua habilidade em relação ao corpo dela será conquistada a partir de uma boa exploração. E, com certeza, esse conhecimento será muito conveniente em sua próxima transa, pois permitirá que ela esquente os motores mais rapidamente.

2. **Sexo melhor para você.** Você já ouviu o velho ditado: "Sexo é como pizza; mesmo quando é ruim, ainda assim é muito bom!" As preliminares são o que faz a diferença entre aquela coxinha gordurosa que você compra no boteco em frente ao ponto de ônibus porque não há nada mais para comer, e o melhor leitão à pururuca diretamente saído do forno a lenha de uma cozinha mineira. Por que estabelecer um sexo "somente razoável", quando você pode ter "o melhor" sexo todas as noites? Se você já ficou excitado alguma vez, sabe que quanto mais evitar a penetração, melhor será quando ela acontece. E ficar excitado por um longo período antes de ejacular é o passaporte para um orgasmo que irá explodir sua cabeça. Você nunca mais pulará o aquecimento.

* Sem título em português. Tradução livre: *Exibicionismo para tímidos.* (N.T.)

3. **Sexo novamente divertido!** "Do que você está falando? Sexo sempre é divertido!", você provavelmente pensou isso após ter lido o título. É mesmo? Se estiver sendo completamente honesto, você prontamente reconhecerá que há um elemento de ansiedade que surge junto com o sexo no mundo moderno. Meu pênis é grande o suficiente? Eu vou sentir tesão? Eu estou fazendo certo? Ela gosta da forma como estou fazendo? Mas, é claro, não existe essa coisa de "estou fazendo errado". Como diz Michelle Grahame, a diretora do nookii.com, uma companhia inglesa que vende brinquedos e jogos para adultos, "sexo não tem nada a ver com mordidas e pedaços, fazer isso ou aquilo com o ponto G dela por tantos minutos. Tem a ver com intimidade, imaginação, e duas pessoas se divertindo à beça!" As preliminares são uma maneira de aumentar o prazer em sua vida sexual sem ter a sensação de que sexo é "trabalhoso". Ao fazer uma exploração e descobrir a meta, diferentemente de descobrir como excitar alguém no menor tempo possível, você resolve algumas das ansiedades que bagunçam sua cabeça e ainda devolve parte da diversão para o ato sexual.

4. **Quem disse que tudo tem a ver com ela?** Vale a pena mencionar que, apesar de às vezes termos a tendência de pensar que as preliminares são apenas para elas, muitas mulheres acham a ideia de lhe dar prazer uma excitante maneira de iniciar o processo de fazer sexo. "Eu preciso fazer muito sexo oral, fico molhada em 30 segundos quando faço em meu parceiro", nos maravilha Nikita, da Córsega. E é basicamente tudo o que precisamos saber sobre as preliminares por ora.

Então, pense nas preliminares como um envolvimento com bônus extras, e não como um atraso. E use essas dicas que vêm do mundo inteiro para tornar o preâmbulo do sexo tão bom quanto ele pode ser para ambos.

PRELIMINARES: QUANTO TEMPO É SUFICIENTE?

De acordo com um estudo feito pela Universidade de New Brunswick, no Canadá, as preliminares duram uma média de 12 minutos, e as mulheres gostariam que elas durassem pelo menos 18. Emily Dubberley estabelece um mínimo mais alto: "Dê a ela um tempo decente de preliminares, pelo menos meia hora, antes mesmo de pensar em pedir a relação sexual". Na verdade, nós suspeitamos de que haja algum exagero nisso. Pelo que escutamos, 12 minutos é um tempo muito razoável, especialmente se o casal já está junto há algum tempo.

Mas, talvez contar os minutos seja uma abordagem inadequada para o assunto. Dee McDonald, a fundadora do Centro de Bem-Estar Sexual de Londres e Sussex, diz que ela realmente gostaria que "as pessoas simplesmente se esquecessem do conceito de 'pré' e simplesmente se entregassem mais à atividade em si. Se você omitir o conceito de preliminar, de modo que ambas as pessoas se tornem responsáveis pelo seu próprio prazer, uma ampla variedade de experiências sexuais se torna possível".

APERTE O "PLAY"

A maioria dos conselhos deste capítulo sugere que você faça jogos com sua parceira. Adivinhe? É isso mesmo. Você pode imaginar que os jogos são artificiais ou desnecessários. Afinal, vocês são adultos; se ambos querem fazer sexo, o que pode segurá-los? Na verdade, jogos podem aumentar tremendamente o desejo de um pelo outro e a satisfação que você sente quando esse desejo finalmente dá frutos. E isso é verdade tanto para quem se conhece há duas horas quanto há vinte anos.

Não, vocês não precisam brincar de adivinhação pelados; mas podem. Faça qualquer coisa que traga a diversão de volta à sua vida sexual. O que nos leva ao conselho mais útil de todo este livro, aqui mesmo, nesta sentença: Divirtam-se um com o outro.

Estimule-a quando estiverem no táxi ou no carro de volta para casa. Flerte durante o jantar. E quando você a levar para a cama, à noite, faça tudo da maneira mais vívida e bem-humorada que puder. Jogue strip pôquer, strip truco (strip tapão? Tudo bem, melhor não). Escute música. Conte piadas infames para ela, ou então piadas sujas. Brinque com o corpo dela por você estar curioso, não por você estar seguindo a cartilha do prazer. Dê um tempo na cama depois do sexo, pois é divertido, e quem sabe o que o resto da noite trará?

Jogos podem enriquecer tremendamente o desejo de um pelo outro.

"Curta o tesão da atração sexual mútua", diz o especialista inglês Graham Masterton, ex-editor da Penthouse. "Encontre novas maneiras de excitar um ao outro". Neste capítulo, você encontrará várias maneiras de fazer isso. Você certamente não precisa usar todas elas, e nem mesmo algumas poucas em uma única noite com sua parceira. Também não precisa agir exatamente da maneira como elas são apresentadas. Misture-as e combine-as; experimente alguma em uma noite, guarde a outra para depois. Use-as como motivo para rir ou mesmo por curiosidade, ou retorne para as coisas que já conhece e sabe que fazem com que ambos se sintam atraídos um pelo outro.

Veja as regras dos jogos a seguir.

VOCÊ PODE TOCAR EM QUALQUER LUGAR DO CORPO DELA, EXCETO NOS GENITAIS

Veja que a dificuldade é grande (ou nem tanto). E, quer saber? Essa é uma experiência em que você está quase certamente fadado a fracassar. Mas estamos seguros de que, quando chegar a hora de você se entregar e desistir, isso já terá feito da sua noite um sucesso arrebatador.

AS PRELIMINARES COMEÇAM MUITO ANTES DO SEXO

Muitos homens acham que as preliminares se iniciam quando o casal começa a se tocar, a se beijar (na verdade, muitas das mulheres que entrevistamos acham que diversos homens pensam que preliminares significam: "Você está acordada?". Mas isso não vem ao caso agora).

Entenda que, quanto mais trabalho você fizer do lado de fora do quarto, menos terá de fazer quando estiver dentro dele. "São, de fato, as coisas inteligentes que você executa em momentos que não são de sexo que fazem com que uma mulher o deseje", diz Paul Joannides, autor de *Guide to getting it on!** E Mabel Ian nos relembra que "o carinho, na verdade, se inicia antes que haja qualquer contato físico: com um olhar suave, com um sussurro doce. As mãos devem vir depois".

"Existe uma sessão bastante terna no Kama Sutra sobre todas as coisas que os casais podem fazer para 'cultivar o amor'. Mas o que Vatsyayana está realmente dizendo é que o que torna o sexo ótimo é o aumento da intimidade", diz Julianne Balmain, coautora de *The Kama Sutra: 50 ways to love your lover,*** que mora em São Francisco. O que é surpreendente é o quanto essas ideias parecem contemporâneas, mesmo milhares de anos depois de escritas. Admirar as flores da primavera, beber drinques na casa de amigos e andar a cavalo no campo são todas boas ideias para um encontro, não são?

Uma das maneiras mais eficientes de fazer preliminares é "apenas divertir-se", pontua Christine Webber, uma psicoterapeuta inglesa que tem uma coluna sobre sexo no *Netdoctor UK*. "Se você cercar o sexo de coisas que ambos gostam de fazer juntos, no momento em que forem para a cama a intimidade já estará ali, e vocês dois já terão entrado no clima". Seja sair para uma caminhada ou ir ao cinema, divertirem-se juntos fora do quarto é uma das melhores dicas de preliminares que conhecemos.

As mulheres – e você também – realmente se beneficiam desse longo período de tempo, porque elas se desmontam em ansiedade.

---

* Sem título em português. Tradução livre: *Guia para transar.* (N.E.)

** Sem título em português. Tradução livre: *O Kama Sutra: 50 modos de amar seu amante.* (N.E.)

Em uma pesquisa recente, as mulheres admitiram que fantasiam o sexo com uma frequência duas vezes maior que os homens. Se você for como a maioria de nós, isso será uma enorme surpresa. "A chave é entender que as fantasias de homens e mulheres são diferentes", diz Karen Donahey, Ph.D, diretora do programa de terapia de casais da Universidade Northwestern. Diferentemente das fantasias masculinas, que são com a relação sexual em si, as das mulheres são grandes cenários em que há interação. "A melhor coisa que meu namorado pode fazer para que eu saia do trabalho mais cedo é me dizer o que ele vai fazer comigo quando chegarmos em casa", diz Kyoto, uma garçonete japonesa.

Aqui vão algumas estratégias para "mantê-la em fogo baixo" o dia inteiro, o que torna bastante fácil levá-la ao ponto de ebulição quando ambos estiverem em um mesmo quarto.

Afinal de contas, isso não é uma planilha de computador

Comece a sedução quando ela estiver inatingível, quando ambos estiverem trabalhando ou quando ela estiver presa no trânsito. "Pode ser um e-mail picante ou uma mensagem de voz", diz Brigit Ehrenberg, alemã que escreve uma coluna sobre sexo.

Enviar um e-mail provocante para ela durante o dia pode ser uma estratégia eficiente. Em primeiro lugar, você tem a emoção do inesperado, principalmente se você costuma usar esses meios para falar dos detalhes menos eróticos de sua vida, como a agenda diária de ambos ou quem vai buscar aquele frango assado na rotisseria para o jantar. Nesse instante, quando ela vir o familiar aviso de que recebeu um e-mail, faça com que a mensagem a faça corar e que sua calcinha fique molhada.

"Eu enviei uma mensagem de texto pelo celular para meu namorado dizendo que o encontraria às 19 horas, e a resposta que ele me enviou foi 'Perfeito. Então, eu devo estar dentro de você lá pelas 19h30. Mal posso esperar'. A ansiedade pelo que estava para acontecer mais tarde naquela noite me deixou com desejo o dia inteiro", diz Emma, uma publicitária inglesa.

Se você for enviar isso para ela no trabalho, em vez de se preocupar com o que o responsável pela informativa vai pensar, use as limitações a seu favor e fale com um código que somente ela consegue entender. Você ficou a noite passada inteira lambendo cada centímetro do corpo dela? Escreva: "Eu acho que me esqueci de um lugar!". Vocês curtiram uma rapidinha de manhã antes de pegar o metrô? "Eu ainda posso sentir seu cheiro". Já faz um tempinho desde a última vez? "Não vai haver escapatória; hoje você vai me implorar para parar".

Um casal que conhecemos trabalha em casa; eles enviam torpedos frequentemente um para o outro, de seus respectivos home offices, até que não conseguem mais aguentar de tesão e vão se encontrar no quarto. Esse intermediário eletrônico é uma etapa que poderiam cortar? Claro! Mas qual seria a graça?

Não se surpreenda se ela se mostrar consideravelmente mais comunicativa por e-mail do que é pessoalmente. É mais fácil dizer o que você realmente quer, e da maneira mais sacana possível, quando não se está cara a cara com a pessoa. Na verdade, se ela for pouco autoconfiante em falar sobre sexo cara a cara com você, então o e-mail – e as comunicações por texto, em geral – podem ser uma maneira de falar sobre fantasias ou permitir que ela faça um pedido especial que, em outras circunstâncias, ela não se sentiria à vontade para fazer.

"Você é tão inconveniente!"

E é isso o que torna tudo tão bom. Sim, você marcará pontos se sussurrar coisas doces e sacanas na orelha dela no momento em que estiver tirando sua roupa, na privacidade do quarto. Mas é ainda melhor se você a pegar desprevenida um pouco antes de sair para jogar futebol.

"Em uma festa no meu escritório, meu marido me pegou sozinha e começou a falar de forma obscena comigo, em um tom de voz completamente comum", diz Paula, assistente social da Irlanda. "Foram algumas das coisas mais sórdidas que já escutei sair da boca dele, mas sua linguagem corporal e seu tom de voz eram absolutamente normais; você pensaria que nós estávamos falando sobre se custava mais arrumar o fogão ou trocá-lo. Segurei o fôlego. Mal pude esperar para chegar em casa com ele".

O que você quer que ela pense quando estiver se arrumando para o casamento da melhor amiga dela: nas flores da igreja ou no que os noivos vão fazer mais tarde? E, fala sério: não é excitante saber que esse é o motivo pelo qual as madrinhas ficam dando pulinhos e olhando desajeitadamente para a noiva?

Atrase o prazer

Às vezes, a melhor coisa do mundo é querer algo que você não pode ter. Então, fiquem ambos totalmente excitados e deixem assim. "As mulheres adoram ser surpreendidas", diz Mabel Iam. "Quando ela estiver vestida, pronta para sair, abrace-a por trás e deixe-a excitada". Ela vai ficar pensando o dia inteiro em você.

"Eu recomendo fortemente que os casais usem a técnica do 'começa e para' – excitar-se mutuamente e então se afastar, recomeçando mais tarde", escreveu a especialista Tracey Cox, em seu livro *Quickies: sizzling spontaneous sex*.* "Você pode ter dez sessões preliminares bem-sucedidas em um dia, sem nem mesmo completar a atividade".

Deixe-a na casa dela após uma noite maravilhosa e dê um beijo profundo e apaixonado, e nada mais. Deem uns amassos como se fossem dois adolescentes enlouquecidos momentos antes de seus convidados chegarem para o jantar. Tomem banho juntos antes de saír para o almoço. E não importa o quanto ela deseje consumar o ato: guarde tudo para depois.

Um detalhe a ser lembrado

Não pense em realizar esse "prazer posterior" apenas no longo prazo. Você pode não gostar da ideia de ficar longe por causa daquela viagem de negócios, mas pode aproveitar essa separação como uma vantagem. Afinal, fazer amor com um dia de atraso é uma delícia, mas uma

* Sem título em português. Tradução livre: *Rapidinhas: efervescendo o sexo espontâneo*. (N.T.)

semana ou duas fará com que ela entre em ebulição. Digamos que ela esteja saindo para viajar por uma semana. Coloque um bombom na bolsa dela para que ela o encontre no avião com um pequeno bilhete dentro. Ponha uma camisa sua dentro da mala dela, dizendo que aquilo é uma lembrancinha para que ela pense em você.

Isso aí no seu bolso é um taco de sinuca?

Vocês se encontraram em um bar para comer um lanche e jogar sinuca, como fazem toda quarta-feira? Tudo bem. Só que hoje diga a ela que quem ganhar a partida pode gozar primeiro. Ou pode ser amarrado na cama. Ou pode amarrar o perdedor na cama. Ou qualquer outra coisa desse tipo. Os detalhes da negociação ficam entre vocês dois, e se limitam apenas à sua imaginação. Essa é uma excelente maneira de descobrir o que ela realmente quer. E não se surpreenda se você passar o resto da noite um pouco incomodado, especialmente quando ela se abaixar para mirar na caçapa do fundo.

Peça que ela planeje a noite

Esta é uma ideia especialmente boa se você quiser algo para deixá-la ligada. Christine Webber recomenda que você peça a ela que planeje como será a noite. Diga: "Eu quero levar você para a cama mais tarde hoje, e quero que você decida tudo o que nós vamos fazer. Se você quiser meia hora de beijos ou sexo oral, ser amarrada ou me amarrar, diga-me, e eu farei com que isso aconteça". Esse é exatamente o tipo de dominação gentil que pode funcionar muito bem para você, sem contar que ela ficará incrivelmente excitada em decorrência do tempo em que ficará pensando nas possibilidades e combinações para fazer o planejamento.

"Este programa foi patrocinado por..."

Não há nada mais relaxante do que assistir televisão juntos, mas isso pode ser uma barreira para sua vida sexual. A não ser que você transforme aqueles intermináveis intervalos comerciais em sessões de amassos em vez de ir até a geladeira pegar outra cerveja.

Aqui vai uma de nossas estratégias preferidas para acabar com um daqueles programas que ela adora: aperte o botão mudo do controle remoto assim que as propagandas começarem, e passe dois minutos em uma parte diferente do corpo dela a cada vez, ficando progressivamente mais safado. Comece pela nuca, vá para o pescoço, a parte interna das coxas, os seios. Pare assim que o programa começar, independentemente do que ela lhe ofereça para continuar. Não a deixe tocá-lo de jeito nenhum.

Na hora em que os créditos subirem, ela estará totalmente pronta para ir em frente. Nota: não será culpa nossa se você começar a se interessar pelo programa favorito dela.

> **Transforme aqueles intermináveis intervalos comerciais em sessões de amassos.**

Faça algo, não espere nada

Se existe alguma coisa que garante lucro no futuro, é fazer algo realmente muito legal para ela sem esperar nada em troca.

Você encontrará muitas coisas neste capítulo que ela realmente gostaria se não fossem o preâmbulo para algo mais. Então, um dia, quando você perceber que ela está necessitando de um pouco de carinho, tire o sexo da jogada. Dê um banho nela. Faça uma massagem em seus pés. Faça uma bela massagem de corpo inteiro com aquele creme perfumado que ela escolheu. Vista-a com o pijama mais bonitinho que ela tem, dê-lhe um beijo de boa noite na bochecha e coloque-a na cama. Em seguida, vá para a ducha mais fria da sua vida.

"É realmente importante para mim que minha mulher não pense que toda a vez que eu faço algo legal por ela é apenas porque eu quero transar", diz Jorge, um médico espanhol. "Sim, é claro que eu quero transar. Mas eu posso esperar também." Essa gratificação adiada é elevada até a enésima potência, e nós garantimos que você vai nos agradecer depois.

APELE PARA TODOS OS SENTIDOS DELA

O Kama Sutra recomenda que você prepare seu quarto com incenso, travesseiros macios, luz suave e flores frescas. Soa familiar? Sim, é verdade: travesseiros macios, música suave e velas aromáticas são tidas como velhos clichês. Acontece que, como todo clichê, isso tem um motivo para ser clichê. "Leva tempo e muitos ingredientes – cheiros, sabores, sons – para que consigamos esquentar", diz Marta, uma advogada grega.

Nós concordamos que a arte das boas preliminares pode fornecer o equilíbrio entre relaxamento e estimulação. Ao apelar para cada um dos cinco sentidos dela – visão, audição, olfato, paladar e tato – você pode obter um efeito surpreendente no momento em que ambos forem para o quarto. Aqui vão nossas sugestões para estimular os cinco sentidos.

Visão

"É um conselho antigo e pode até parecer brega, mas você jamais pode subestimar o impacto positivo de tornar o quarto um lugar agradável antes de um encontro", diz Patrícia Taylor, Ph.D, fundadora do site <www.expandedlovemaking.com>. "Quando prepara o espaço, você permite que sua parceira entre em um estado mental de relaxamento." Ela recomenda especificamente arrumar a cama e limpar o quarto. "Isso estabelece o tom e mostra que você é sensível com o que é importante para ela. Uma pilha de roupas sujas na lavanderia é uma distração ruim e você quer que ela fique concentrada."

Uma vez que já tenha removido as coisas desagradáveis, diminua a luz. Sua parceira não quer que cada fenda e protuberância do rosto dela fique iluminada como se você fosse fazer uma cirurgia nela. Ela quer parecer bonita. Se você garantir a ela que é bonita, e se a luz for suficientemente suave, você poderá relaxar e começar o ritual.

Como chegar à luminosidade desejada? Não jogue uma camiseta sobre a lâmpada, como fazia seu colega de quarto na faculdade. O cheiro de tecido queimado não é afrodisíaco, e há melhores maneiras de trabalhar a fantasia que sua namorada tem de dormir com um bombeiro. Uma vela – aromática ou não, dependendo de sua preferência – traz uma parte do calor feroz do mundo selvagem para dentro do quarto. "Nós deixamos o pavio ficar realmente longo, de forma que as chamas fiquem bastante trêmulas – é como transar em uma caverna", diz Jéssica, uma inglesa que mora no Cairo.

(A propósito, a associação dos bombeiros quer lembrá-lo que 40% dos incêndios causados por velas começam no quarto, causando 30% das mortes resultantes desse tipo de incêndio. Então, se você as acender, tenha certeza de que alguém ficará acordado por tempo suficiente para apagá-las, certo?)

Lâmpadas cor-de-rosa podem ser encontradas em diversas lojas, e a luz que elas emitem é muito mais agradável do que a lâmpada convencional. Considere colocar um pequeno abajur ao lado da cama com uma lâmpada colorida de voltagem baixa. Quando chegar a hora de a coisa rolar, coloque o abajur no chão, pois a luz vinda de baixo é ainda mais sensual.

Audição

Os sons da sensualidade podem ser tão estimulantes quanto o toque, e tão inesquecíveis quanto a memória visual. Um suspiro, uma frase chocante, ou um som gutural podem ser os maiores afrodisíacos durante o ato. Aqui vão algumas da maneiras de excitá-la usando esse sentido.

Sons eróticos

"Escutar minha namorada me chupando é um estimulante incrível", diz Lorenzo, um cineasta italiano. "Quanto mais alto e sacana, melhor."

Sons eróticos podem ser uma maneira de mergulhar a ponta do dedo na vasta e maravilhosa piscina da conversa obscena, diz Lynne Stanton, a autora de *Dirty talk.** "Comece determinando seu repertório de sons eróticos. Tente criar novos ruídos em diferentes volumes e

* Sem título em português. Tradução livre: *Conversas obscenas.* (N.E.)

veja como isso afeta sua parceira – e você mesmo! Seu novo e profundo murmúrio pode inspirá-la a trazer novos sons e palavras também... e pode ser exatamente do que você precisa para realmente falar de maneira indecente da próxima vez.

E se você for tímido demais para murmurar e gemer, pratique isso uma ou duas vezes sozinho. "Se você se sentir encabulado em fazer novos sons com sua parceira, teste-os primeiro quando estiver 'fazendo um solo' (entendeu?). Você pode experimentar em si mesmo os sons que o excitam e torná-los parte de seu repertório – tudo a partir da privacidade de sua própria cama. Então, traga-os para a ação na próxima vez em que você estiver com sua parceira. Eles já serão sensuais para você!"

Isso levanta outro ponto interessante: barulhos sensuais são sensuais para a sua parceira, porém, quase todos que fazem bastante barulho na cama concordam que fazer barulho torna o sexo ainda melhor. "Diversos homens já me disseram que se sentiam inibidos em emitir sons durante o sexo, acreditando que somente as mulheres os faziam. Mas depois que experimentaram a diferença qualitativa e quantitativa da excitação erótica que os sons do orgasmo podem produzir, eles aceitaram a ideia com mais entusiasmo", diz Carla Tara, uma instrutora tântrica que foi criada na Itália e ensina na Califórnia, Nova Iorque e Havaí.

Conversa obscena

Muitas mulheres gostam de uma boa conversa despudorada; isso permite que elas saiam de si mesmas e fiquem desinibidas. "Quando ele me pergunta se eu o quero dentro de mim enquanto me estimula com seus dedos, eu me derreto por dentro", diz Mary, uma enfermeira australiana.

"Esboçar uma fantasia explícita em detalhes para minha namorada vale os vinte minutos que passo falando – mesmo que seja no celular a caminho de casa!", diz Camerino, do México. "Ela estará pronta para gozar assim que eu estiver."

TIRE TUDO

Assistir a uma mulher tirar a própria roupa é uma das fantasias mais citadas em nossa pesquisa. Mas você pode ficar surpreso em descobrir o quanto algumas mulheres desejam que (a) um homem faça um strip para elas, (b) que um homem entenda que tirar a roupa não é somente algo imprescindível para se conseguir chegar ao propósito maior, mas um fim muito sexy em si mesmo.

Isso é certamente verdade para a gueixa, de acordo com Jina Bacarr, autora de A arte japonesa do sexo. Uma gueixa não está apenas envolta em mistério e tradição – ela está envolta em pelo menos oito metros de tecido. E, ainda assim, ela é o símbolo sexual definitivo. "A excitação está no despir", Bacarr diz. "É o que não pode ser visto por baixo do refinamento elegante da gueixa que fascina o homem; é como encontrar um tesouro escondido." Pode levar horas para tirar todas aquelas camadas de tecido. Então aqui vai tudo o que você precisa saber sobre tirar a roupa dela – e a sua própria:

- *Deixe-a no lugar. A primeira coisa que precisa saber é que pode ser bom deixá-la vestida com alguma peça de roupa – por um tempinho, pelo menos. Como você provavelmente reparou, várias das roupas que as mulheres vestem são feitas de tecidos que realmente são bastante bons: suéter de cashmere, calcinha de renda ou blusa de seda. Use esse conhecimento a seu favor. Por exemplo, remova o sutiã dela – mas não seu suéter. Os mamilos dela e a cashmere entrarão em contato. Deixe que ela se esfregue em você usando aquela calcinha de renda. Corra suas mãos para cima e para baixo naquela meia-calça escorregadia de nylon ou de seda. Você talvez tenha de comprar um novo par se esgarçá-las, o que inevitavelmente acontecerá. Mas veja pelo lado bom: quantas coisas você pode pensar em fazer com um par de meias desfiadas?*

- *Diminua o ritmo. Quando chegar a hora de tirar roupas e acessórios, não se apresse. Stephanie Wadell, especialista em sexo, diz que é importante diminuir a velocidade do processo. "A arte de despir perdeu-se com o passar dos tempos", ela explica. "Muitas pessoas começam a dar uns amassos no sofá, vão para o quarto, tiram a roupa e caem na cama. Mas se você fizer tudo lentamente e de maneira respeitosa, até mesmo chegando ao ponto de pedir permissão para tirar as peças, isso fará com que a paixão e o desejo aumentem."*

- *Converse com ela. Aumente a expectativa dela ao dizer o quanto você vem esperando por isso. "Você está incrivelmente sensual esta noite; nem posso acreditar que eu sou o cara que a levou para casa."*
  Elogie generosamente cada parte do corpo dela que for revelada, e passe um bom tempo em adoração silenciosa. "Meu parceiro e eu temos uma brincadeira na qual ele me inspeciona buscando uma 'parte perfeita', ou seja, alguma parte do meu corpo que pareça 'perfeita' para ele em um determinado dia", diz Isabelle, de Paris. "Ele explora meu corpo inteiro com seus dedos ou com sua boca, 'rejeitando' o osso do meu quadril, a parte de dentro do meu cotovelo, a parte na qual meus seios são mais pesados. É claro que ele tem de beijar e lamber cada uma dessas partes para fazer sua avaliação. É muito científico." Parfait!

- *Aguente firme. Quando você finalmente começar a despi-la, faça-o devagar, e mantenha contato visual com sua parceira. Qual é a melhor maneira de ter certeza de que sua expressão diz "Eu vou lhe dar os melhores momentos de toda sua vida" e não "Quem será que ganhou o jogo esta noite"? Pense sobre sexo. Não no abstrato, mas de maneira saborosa, viril, pulsante e particular.*

Você também pode usar esse estilo de conversa para introduzir novos conceitos ao seu encontro. Quais áreas eróticas ainda não exploradas são apelativas para você? Essa é uma maneira sexy e inofensiva de permitir que ela saiba que você quer experimentar algo que ainda não fizeram juntos, como um ménage a trois ou sexo anal, e testar se sua parceira está disposta ou não a tornar esses sonhos realidade.

Ou você pode usar a conversa obscena para explorar assuntos que sejam tabus – aquelas coisas como sexo com uma adolescente perversa ou com um voyer – que você não necessariamente gostaria de fazer, mas que gosta bastante de pensar a respeito. A mesma coisa vale para atitudes em relação à sua parceira. Sua mulher pode ser uma distinta jurista e mãe de dois filhos durante o dia, mas à noite ela pode ser uma garotinha safada que saiu de casa novamente sem a calcinha – se assim você disser.

Lembre-se: o uso erótico de palavras no quarto não precisa soar como uma lista enorme de palavras que não podem ser ditas em público. Com a entonação correta, até mesmo escutar algo tão simples quanto o nome dela pode mandar o tesão espinha abaixo. E, para algumas mulheres, escutar o parceiro vocalizando durante a relação sexual pode ser uma enorme excitação. "Meu marido diz 'Oh Deus, oh Deus, oh Deus' cada vez que ele está prestes a gozar", diz Marina, do Brasil. "Agora, quando eu me masturbo, eu penso no que ele diz e isso me estimula ainda mais."

Veja o quadro "Falar palavras obscenas" no capítulo 13 para mais informações sobre como usar a voz a seu favor, assim como a "Repertório internacional para apimentar a relação", no qual você aprenderá a dizer todas aquelas palavras para ela e ainda assim parecer que está pedindo uma garrafa de champanhe.

Conversas de amor

Nem todas as conversas no quarto precisam ser obcenas. "Sussurre na orelha dela, quer as palavras sejam selvagens ou gentis", diz Mabel Iam, psicoterapeuta argentina, apresentadora de televisão e autora de *Os segredos do amante perfeito* (Sextante, 2009).

Se você se deixar levar pelo seu espírito, pode aumentar tremendamente o nível de intimidade e de conexão emocional para mostrar a ela exatamente como você se sente. Diga a ela o quanto a ama, o que você mais gosta nela, o quanto está feliz por ela estar em sua vida, o quanto você está orgulhoso das realizações dela, o quanto está feliz de ser o seu homem.

"Eu não sou muito bom em conversa romântica, mas é bem mais fácil para mim falar um monte de coisas que sinto quando nós estamos juntos na cama", diz Miguel, um funcionário de um hotel em Puerto Vallarta. "Eu sei que ela realmente adora ouvir as coisas que digo."

Música para criar o clima

A conexão entre música e despertar sexual é tão antiga quanto as montanhas – e tão nova quanto qualquer besteira que sai dos autofalantes de um carro que está passando na frente de sua casa agora. A música integra os sistemas de movimento, emocional e racional de seu cérebro de uma maneira única.

E, de fato, muitos de nós sabemos intuitivamente que a música pode afetar a nossa vida sexual de um modo bastante positivo. Mas, com muita frequência, confiamos sempre naqueles mesmos discos velhos que temos usado para transar desde a época do colégio. "Eu posso literalmente – literalmente – sincronizar meu orgasmo com a última música do álbum Let's stay together, de Al Green. Eu nunca o escuto, a não ser quando levo alguém para casa", diz Dan, um advogado de imobiliárias australiano.

Nós pedimos a John Kale, o fundador da Blush Records e autor de *Sex between the beats: the ultimate guide to sex music*,* que explicasse essa poderosa atração que a música tem sobre nossos impulsos sexuais. Kale entendeu o impacto da música pela primeira vez quando ele trabalhava como DJ em um clube de sexo da periferia de Los Angeles, onde casais e pessoas solteiras podiam encontrar outros casais para fazer sexo. "O que seria necessário para fazer você se sentir à vontade com estranhos?", ele pergunta. "A música era a

* Sem título em português. Tradução livre: *Sexo entre batidas: o guia definitivo de música sexual.* (N.T.)

única ferramenta que eu tinha, e percebi que o que eu tocava fazia uma tremenda diferença na pista."

Kale transformou isso em um livro: "Eu percebi que música inteligentemente programada é o afrodisíaco mais poderoso do planeta. Ela também é barata, legal e inofensiva. O que mais você pode querer? Apesar de a correlação entre música e sexo parecer clara, o que torna a música tão eficiente como um auxiliar do sexo?

Kale cita dois fatores: ritmo e ambientação.

1. **Ritmo.** Todo mundo já se pegou, em um ou outro momento, se balançando com a música do elevador, ou batendo o pé com o som repetitivo da impressora. Kale diz que é por que quando temos um pulso dominante no ambiente, todos os outros pulsos se movem em direção a ele. A música, obviamente, tem um pulso – assim como o sexo. "Quando você tem uma parceira sexual que está sentindo o ritmo natural de seu pulso e respondendo a ele, as chances para que tudo acabe em uma explosão de orgasmo e êxtase sobem para alguns milhares. Vocês estão, literalmente, no mesmo balanço."

   Mas homens e mulheres têm ciclos de excitação diferentes. Como garantir que ambos estejam marchando ao som do mesmo tambor? Dando a si mesmos um pulso musical ao qual ambos possam se sintonizar – um que desacelere você e a acelere. "Você pode manipular absolutamente a pulsação e o tempo de um casal por meio da música", diz Kale. "Essa é uma energia extraordinariamente poderosa que você pode manipular."

2. **Ambientação.** A música também contribui para o ambiente, a atmosfera ou o sentimento do quarto, algo que Kale manipulou ao longo do tempo diversas vezes em seus vinte anos como DJ. O clima de uma canção em particular pode despertar uma atmosfera similar em você e em sua parceira.

   "A música pode mascarar sentimentos indesejáveis ou amplificar outros, que são ótimos, a níveis ainda mais altos", diz Kale. "Com uma seleção considerável de escolhas musicais, você pode literalmente orquestrar uma experiência tal qual um maestro leva a sua orquestra." E isso soa muito bem para nós.

O conselho dele para montar a melhor lista musical de todos os tempos? "Trate o sexo como uma peça dividida em três atos, em vez de um único, e programe em conformidade com isso'. Três atos? Romance e sedução, jogos no quarto e o após. Você pode encontrar listas para as três fases no livro de Kale. Mas ele reuniu especialmente para nós uma exclusiva lista de músicas de todo o mundo que garantem colocar suas pulsações correndo em uníssono: "O mix de músicas sensuais do mundo".

Mantenha a coisa fluindo

Quando chegar ao quarto, programe o aparelho de CD para voltar ao começo do disco assim que terminar de tocar a última música; um silêncio súbito pode ser desanimador. Se tudo estiver indo bem, você não se importará de escutar as músicas de novo – e de novo, e de novo.

Faça acontecer

O iBuzz é um brinquedo sexual ativado por música que você pode plugar em qualquer tocador de MP3. Quanto mais alta a música, mais fortes as vibrações, e ele vem com os anexos "dele" ou "dela". Isso dá um novo significado ao que acontece naqueles comerciais de iPod, não é?

Olfato

A aromaterapia está difundida pelo mundo, de uma forma ou de outra, há 5.000 anos. "A arte natural da aromaterapia pode certamente despertar a paixão", diz a aromaterapeuta australiana Judith White, autora de *Homespa aromatheraphy.**

Acredita-se que a aromaterapia moderna tenha se desenvolvido na Alemanha, onde o uso medicinal de ervas e plantas é mais disseminado

* Sem título em português. Tradução livre: *Aromaterapia em casa.* (N.E.)

MIX DE MÚSICAS SENSUAIS DO MUNDO

Jon Kale, autor de *Sex between the beats*, montou para este guia uma coletânea exclusiva de músicas de todo o mundo, designadas a trazer um sabor exótico ao seu ato de fazer amor.

Algumas palavras antes da lista: nós somos criações de nossa cultura, e a música representa uma grande parcela de nossa ciência cultural. Pode ser difícil cruzar nossa linha de conforto musical. "Americanos costumam seguir o balanço de um compasso quatro por quatro; gregos e indianos não", diz Kale. "Infelizmente, se a música for culturalmente muito diferente, ela pode acabar se tornando uma distração em vez de um facilitador exótico – o que definitivamente não é o que você procura!" É claro que você pode se acostumar com outras estruturas de compasso e elas podem até se tornar altamente eróticas para você, principalmente se começar a associá-las a um sexo fantástico. Mas, se a sua meta esta noite for melhores preliminares e um sexo mais selvagem, então um estilo musical muito diferente do seu próprio não costuma ser o melhor modo para se começar.

A lista foi montada tendo isso em mente. Como cortesia de Kale aqui vão algumas músicas e álbuns que contêm os sabores de culturas estrangeiras, mas que possuem elementos familiares suficientes para que você possa curti-las.

- Coleção de balanços eletrônicos que servem para o sexo: *Le groove eclectique*, mixado por Mark Gorbulew (Max Music).
- Africana: *Princesses nubiennes*, de Les Nubians (EMI/Virgin).
- Americana: *Six erotic journeys*, de Mystic Ocean (Blush Records); *Objects of desire/The best of Blush Records* por vários artistas.
- Brasileira: *Wave*, de Antonio Carlos Jobim (A&M).
- Inglesa: *Love deluxe*, de Sade (Sony).
- Caribenha: Trilha sonora de *Wild Orchid* (Sire/London/Rhino).
- Chinesa: "Energy awakens" do álbum *Prayers of the flesh*, de Mystic Ocean (Blush Records); *Oriental sunrise*, de Riley Lee (Narada).
- Francesa: *French kiss*, de vários artistas (Intent City).
- Indiana: *Kama sutra: shah*, com Al Gromer Khan (Eversongs).

- *Latina: Sensual sensual, de B-Tribe (Atlantic/WEA)*
- *Oriente Médio: "Sensuous rendezvous", do álbum Under a lover's moon (Blush Records); The best of Natacha Atlas (Beggars UK-Ada).*
- *Espanhola: Nouveau flamenco, de Ottmar Liebert (Higher Octave).*

que nos Estados Unidos. Como resultado, a aromaterapia é muito mais usada na Europa, mas nós acreditamos que ela é uma tradição que valha muito a pena ser levada a todos os países. "Com apenas algumas gotas de uma essência em óleo e um pouco de imaginação, você poderá dar à sua vida sexual uma maravilhosa nova dimensão", diz White.

Após ter trabalhado com essências por mais de quarenta anos, o doutor Daniel Denoel, pesquisador francês e autor do livro *Natural home healthcare using essential oils*,* acredita piamente que o olfato pode adicionar uma experiência diferente ao ato de fazer amor. "Temos negligenciado nosso senso de odor. O uso de essências nos permite recuperar o poder deste sentido e a sua capacidade para estimular todos os outros."

Então, adicione os aromas ao seu repertório de sedução. É o tipo de detalhe com o qual muitas mulheres não esperam que os homens se preocupem, como aponta Rolf, um arquiteto de Frankfurt, Alemanha: "As mulheres americanas ficam malucas quando descobrem que eu sei alguma coisa sobre aromas. No meu país, isso não é algo incomum, e até mesmo médicos usam óleos o tempo todo". E você ficaria surpreso com a diferença que um perfume é capaz de provocar em um ambiente – e no humor dela.

A seguir, alguns dos aromas mais fortemente associados ao amor, ao sexo e à intimidade:

- **Ylang-ylang**: flores são espalhadas na cama de recém-casados na Indonésia. Essa essência é um poderoso afrodisíaco usado por diversas culturas.

---

* Sem título em português. Tradução livre: *Saúde natural em casa usando óleos essenciais.* (N.T.)

- **Baunilha** deriva de orquídeas. A palavra baunilha sugere propriedades amorosas, pois provém do espanhol "vainila", um diminutivo de "vaina", que quer dizer vagina.
- **Jasmim** é a flor mais importante das cerimônias de casamento na Indonésia, talvez por causa do seu delicioso perfume.
- **Sândalo**: é considerado um estimulante sexual no Nepal e na China, e na tradição Ayurvédica, na Índia.
- **Rosas** são as flores que compõem o buquê que você costuma levar para ela quando está apaixonado. Por séculos, a essência dessa flor e seu caule compuseram perfumes utilizados por deusas.

Paladar

Assim como com a música, existe uma forte conexão entre o sexo e a comida, que transcende a linha do tempo e das culturas. Na verdade, comida e sexo são tão intrinsecamente conectados que, com frequência, usamos as mesmas palavras para descrever ambos: tentador, apetitoso, caliente, quente. Mesmo os estereótipos que temos de determinadas culturas estão conectados à sua comida – um amante latino é tão perigoso quanto uma pimenta malagueta, enquanto o amante francês sofisticado se destaca nas preliminares, assim como alguns dos temperos clássicos que ele leva três dias para preparar.

Comida pode ser sexy, mas talvez haja uma explicação mais simples, mais biológica, para a conexão mental que fazemos entre ambas as coisas: nós precisamos de calorias e nutrientes para nos energizar para algo que pode ser uma bela expedição atlética!

Alimente-a

Comer é um ato fundamentalmente sensual e, desempenhado de maneira apropriada, pode ser bastante sedutor: qualquer coisa que caiba em uma mordida serve para alimentar um ao outro; apenas certifique-se de que seus dedos estão limpos e de quanto tempo eles ficam na boca dela para lhe dar uma ideia de como ela colocará aquela língua em prática mais tarde.

Americanos têm muito que aprender com os europeus nesse sentido, de acordo com Ava Cadell, Ph.D, uma especialista nascida na Hungria, mas criada na Inglaterra, e que tem ministrado palestras em todo o mundo: "Estabelecer um laço com a comida significa saborear cada mordida que é dada. Transforme isso em um ritual sensual. Curta o aroma e o sabor do vinho como parte de toda uma experiência".

Descubra o apetite dela

Sintonize os sinais corretos durante um jantar e você irá satisfazer mais que seu paladar. Certamente, muitos dos homens europeus com quem conversamos tornaram explícita a conexão entre a maneira com a qual a mulher curte sua comida e o modo como se comporta na cama. "Uma mulher que gosta de comida e de um bom vinho, que tem um paladar apurado, que experimenta novos sabores, é uma boa amante!", diz Alejandro, de Madri. "Quando ela experimentou minha sobremesa, parou e fechou os olhos por um minuto, eu sabia que ela seria uma tigresa na cama", diz Lorenzo, um cineasta italiano.

Candida Royalle, produtora de filmes eróticos e atriz veterana dessa indústria, concorda que seu apetite à mesa pode ser um termômetro de seus apetites em todos os lugares. "Observe como ela usa o garfo. Ela curte as coisas? Ela é sensual? Ela é sovina e egoísta? Se alguém come devagar, é provável que goste de fazer amor por um longo período. Eu sou uma das pessoas mais lentas que conheço quanto ao tempo gasto com as refeições."

A sobremesa é particularmente importante

Ela devora estoicamente seu mousse de chocolate ou fecha os olhos e saboreia docemente toda sua textura? "Isso significa que ela aprecia o lado sensual e hedonista da vida", diz Sandor Gardos, Ph.D, terapeuta sexual e fundador do mypleasure.com. "Ela acabou de ter um orgasmo em sua língua", concorda Laura Corn, autora de *101 Nights of grrreat sex.** "Tire proveito disso."

* Sem título em português. Tradução livre: *101 Noites de Óóótimo Sexo.* (N.T.).

Seja moderado

Não coma demais, como a especialista britânica Sarah Hedley sensivelmente nos alerta em seu livro *Sex by numbers.** Faça seu pedido sabiamente – comidas muito pesadas farão você se sentir inchado e apático. E tenha em mente o sábio conselho de Shakespeare de que o álcool provoca dramaticamente o desejo – e, igualmente, reduz dramaticamente o desempenho. Você provavelmente já sabe o efeito que ele tem em você, mas sabia que ele provoca resultados similares em sua namorada? Mulheres que beberam relataram que têm menos sensações, menos lubrificação e (não tão surpreendente) menos orgasmos. Então beba com moderação. E se você precisar de uma bebida ao lado da cama, procure misturar uma pequena quantidade de suco com um pouco de água tônica – você irá obter todas as borbulhas de um champagne, mas nenhum desapontamento.

Beije-a

Passe um cubo de gelo nela até que se derreta por completo. Tente esse mesmo truque com mel, chantili, morango ou chocolate. A companhia israelense Max Brenner Chocolate by the Bald Man (<www.maxbrenner.com>) tem um chocolate chamado Magnet, feito especificamente para esse propósito: ao esfregá-lo entre seus lábios, ele lentamente derrete, revelando um recheio secreto. Ou passe vinho, saquê ou champanhe de boca para boca, até que vocês tenham que lamber as bochechas um do outro até a última gota.

Experimente a fruta sobre os quadris dela

Morangos e framboesas ficaram conhecidos como as frutas dos mamilos por séculos – use algumas para mostrar o que você irá fazer com ela. Faça uma linha decorativa de amoras ao longo da genitália dela e use sua língua para retirá-las. Congele um cacho de uvas e passe-as suavemente pelas costas dela, entre suas coxas macias, ou balance o cacho de modo que as uvas apenas toquem as pontas dos mamilos dela.

---

* Sem título em português. Tradução livre: *Sexo em números.* (N.E.)

Sirva café na cama

A especialista em sexo Mabel Ian sugere: "O afrodisíaco perfeito para ambos os sexos no café da manhã são bananas ou ervas", diz a doutora Iam. "Desde os tempos antigos, a banana é tida como uma importante fruta para o corpo saudável e até mesmo já se acreditou que ela estimulava a energia erótica. Estudos alemães mostraram seus altos níveis de proteína, cálcio, fosfato, vitaminas, zinco, magnésio, potássio e glicose, que são essenciais para regular o funcionamento do cérebro, e que ela tem um efeito positivo nos níveis de serotonina mais do que qualquer outra fruta ou verdura." Aqueça para ela uma torta de bananas com nozes que, de acordo com um estudo, tem um aroma que aumenta o fluxo sanguíneo da vagina. Ao invés de café, sirva para ela chocolate quente (um estimulante sexual). E leve uma tigela de framboesas e morangos para si mesmo, para repor o zinco que perdeu quando ejaculou – 5 miligramas –, um terço do que precisa diariamente.

Tato

Acomode-se. Nós vamos passar um tempinho aqui. Afinal, é disso que estamos falando, certo? Todas as pessoas são afetadas pelo toque, especialmente quando o corpo interpreta a sensação de natureza sexual. E apesar de ser estranho, o toque erótico não somente estimula o desejo de ser tocado novamente, como faz com que você veja a pessoa que o está tocando sob uma ótica mais prazerosa.

Tudo se deve a um hormônio chamado ocitocina, que os pesquisadores muitas vezes chamam de "o hormônio do amor". A ocitocina é liberada quando o corpo é tocado. Seus efeitos são significativamente aumentados pelo estrogênio, um hormônio que as mulheres têm em quantidades maiores que os homens; essa sensibilidade talvez seja o motivo pelo qual elas parecem ser tão mais sensíveis ao toque do que eles, diz Marianne Legato, M.D., autora de *Por que os homens nunca lembram e as mulheres nunca esquecem* (Campus, 2005), que mora em Nova Iorque.

Conforme as preliminares progridem, os níveis de ocitocina continuam a aumentar, fazendo com que os mamilos, genitais e todas as outras zonas erógenas fiquem mais sensíveis. Quando o orgasmo se aproxima, a quantidade de hormônio no sangue está três ou quatro vezes maior que o normal. E, no final – adivinhe só –, o responsável pelo bem-estar que você sente após o orgasmo é justamente a ocitocina.

Então, a ocitocina, o maior afrodisíaco de todos, não pode ser engarrafada, somente liberada. Toque – e em grande quantidade – é o que inspira o desejo por mais toque.

Seja qual for o motivo, certamente parece verdade que o toque é o caminho para o coração. Isso abre um mundo de brincadeiras sexuais, por que há muitas maneiras diferentes de se tocar quanto há pessoas diferentes em quem tocar. Nós iremos "tocar" em alguns deles agora.

Seja estável

"As mulheres se tranquilizam e relaxam com um toque macio, contínuo e constante", diz Patrícia Taylor, Ph.D. E isso é verdade, independentemente de como você a esteja tocando – quer esteja acariciando o corpo dela, lambendo-a, estimulando-a manualmente ou qualquer outra coisa. "Se o toque for esquisito ou sem continuidade, a mulher tem dificuldade para se entregar à experiência", diz a doutora Taylor. "O toque contínuo a coloca em um estado de relaxamento, aberta e com uma estrutura mental receptiva, e a permite entregar-se às sensações que esteja tendo".

Execute as preliminares da periferia para o centro

Imagine um alvo de dardos. Agora imagine que os genitais de sua parceira sejam o centro do alvo. Isso é um ponto de vista masculino. Você provavelmente não se importaria se uma mulher fosse até você e agarrasse o seu pênis; na verdade, você provavelmente acharia bastante excitante. Mas você é um cara. Talvez a maior diferença entre os gêneros seja a maneira com a qual as mulheres querem ser abordadas.

"As mulheres querem ser tocadas em pequenos e constantes círculos", diz a especialista sexual taoísta Rachel Carlton Abrams, coautora de *Os orgasmos múltiplos do casal* (Objetiva, 2009). O sexólogo francês

Robert Santo-Paolo concorda: "A maioria das mulheres odeia quando um homem começa acariciando seus seios ou seus genitais".

A educadora sexual Midori cunhou a frase "As preliminares periféricas" como a melhor maneira para abordar a sedução física de uma mulher, e nós achamos que foi perfeito. "Comece pelas beiradas, e trabalhe em direção ao centro", ela diz. "Eu costumo dar um workshop de massagem sensual nos pés e os homens invariavelmente têm uma de duas reações. Alguns deles dizem 'O que isso tem a ver com sexo?', enquanto outros realmente captam a ideia de que esta é a rota cênica do caminho para a sedução. Esses são os que estão fazendo um ótimo sexo e que o fazem o tempo todo".

A chave é focar nas zonas erógenas: as áreas não genitais do corpo dela que têm alta sensibilidade e resultam em excitação sexual quando estimuladas, como as orelhas, a nuca, a parte anterior de seus joelhos, seus braços, tornozelos, a parte interior de suas coxas. Um homem deve conhecer ao menos 10 pontos erógenos que irão deixá-la louca, diz a doutora Ava Cadell – pense nisso como as cores que você irá misturar para criar a sua obra-prima sexual.

Porém, essas zonas erógenas são diferentes para cada mulher. Para uma mulher, a sensação de ter os dedos do pé dela na sua boca é o suficiente para fazê-la gozar – mesmo sem qualquer estímulo genital. Outras irão se recolher sentindo nojo e outras podem ficar completamente geladas. Então, você terá de fazer uma pequena experimentação de tentativa e erro por conta própria. Simples técnicas exploratórias – um beijo ao redor do lóbulo da orelha, uma carícia entre seus dedos – irão ajudá-lo a encontrar aquilo que procura. Para lhe dar um ponto de partida, aqui vão alguns dos pontos erógenos mais comuns nas mulheres.

- **Orelhas:** algumas mulheres aceitam, outras não; algumas farão o que você quiser se você as estimular corretamente. Tente o seguinte: corra sua língua levemente ao redor da borda exterior da orelha dela. Então, chupe seus lóbulos, alternando uma pressão firme com uma leve. Se a pressão firme estiver funcionando para ela, tente uma mordiscada ou duas. Lembre-se de dar uma volta completa ocasionalmente de modo a pegar aquela área incrivelmente sensível atrás da orelha dela, onde o pescoço vira a cabeça. Esfregar a ponta do seu nariz nessa área é uma ótima maneira de experimentar o que os franceses chamam de cassoulet de uma mulher, o seu odor único, que é liberado particularmente quando ela está excitada. Uma das coisas que torna isso tão sexy é a sensação de respirar no pescoço dela e o som pesado que isso produz por estar próximo à sua orelha. Por favor, tenha consciência do seguinte: em geral, as mulheres preferem não receber uma lambida molhada.

- **Seu pescoço**: o pescoço é o local em que passam vários vasos sanguíneos importantes, então é do nosso maior interesse que ele responda rapidamente quando tocado. Isso, é claro, é um bem inegável dentro do quarto. Comece com um toque leve como uma pena, tão gentil que você mal esteja fazendo contato. Roce seus lábios por toda sua extensão. Veja se consegue localizar a pulsação dela, então, gentilmente segure seus lábios contra a região. Conforme ela ficar mais excitada, seus beijos podem se tornar mais agressivos, até mesmo progredir para mordidas gentis caso ela pareça entusiasmada. Mas mordidas de amor ou "chupões" são coisas que provavelmente funcionam melhor com adolescentes. Não se esqueça da nuca; a área entre seus ombros e onde a linha dos cabelos começa é uma das zonas mais sensíveis do corpo de ambos. Tente passar seus lábios levemente sobre a penugem da nuca dela, sem encostá-los. Faça isso enquanto toca os mamilos dela e os acaricia gentilmente, e nós garantimos que ela ficará maluca.

- **Cabelos**: não há nada como um cabelo comprido para colocar seu motor em movimento – e as mulheres adoram que você brinque com eles. É fácil de perceber, já que elas próprias estão sempre fazendo isso. "Meu namorado às vezes se inclina sobre minha mesa e tira o cabelo da frente dos meus olhos.

Eu nunca falaria isso para ele de modo a deixá-lo consciente do que faz, mas acho algo um tanto atraente", diz Marie-Chantal de Lyons, França. Mexer nos cabelos de uma mulher pode ser uma experiência bastante erótica para ambos: "Eu cresci escovando meu cabelo cem vezes por noite. Eu não tinha ideia se isso era bom ou não para o cabelo, mas a sensação é espetacular – principalmente se é meu marido que está escovando", diz Anja, uma praticante de terapias holísticas alemã. "É desnecessário dizer que às vezes nós não chegamos a completar as cem escovadas...".

Em uma enquete feita pelo site da *Men's Health* com 3.200 homens, 76% deles disseram que já lavaram os cabelos de suas mulheres. E amaldiçoados sejam eles se não conseguiram se dar bem depois disso. "Escolha um xampu com fragrância e, com as pontas de seus dedos, desenhe círculos no couro cabeludo dela com água morna, fazendo bastante espuma", diz a psicóloga inglesa e conselheira sexual, doutora Pam Spurr, autora de *Naughty tricks and sexy tips*. "A massagem e o cheiro irão ajudá-la a relaxar, liberando ocitocina." Passe suas mãos por todo o comprimento dos cabelos dela usando as pontas dos dedos para gentilmente desembaraçá-los (uma quantidade realmente insana de condicionador irá facilitar; certifique-se de que o cabelo comprido não fique embaraçado). Aumentando a pressão gradativamente. Você pode ter a sensação de a estar escalpelando, mas os gemidos de prazer dela certamente o convencerão do oposto. Desenhe círculos grandes e pequenos em ambos os lados da cabeça dela. Você pode até mesmo puxar levemente – e gentilmente – os cabelos dela até a raiz, para intensificar a sensação.

Então, vá em frente, faça de tudo: penteie-a, acaricie os cabelos dela, passe suas mãos entre os fios enquanto estiverem se beijando ou pegue um punhado dele e enrole-o em seu punho enquanto estiverem fazendo sexo, de maneira que ela sinta como se pertencesse mesmo a você.

- **Ventre**: na sexualidade taoísta, a linha entre o púbis a o umbigo está repleta de todos os tipos de poderosos pontos erógenos. Muitas mulheres são conscientes dessa área; então, você pode marcar pontos importantes simplesmente por prestar alguma atenção erótica a ela.

> **Em uma enquete feita pelo site da *Men's Health* com 3.200 homens, 76% deles disseram que já lavaram os cabelos de suas mulheres**

- **Períneo**: aquele pequeno pavimento de pele que fica localizado entre a vagina e o ânus é uma "terra das maravilhas" de sensações para ambos. Não o deixe sem uma massagem, quer seja com suas mãos ou com sua língua, e experimente diferentes tipos de pressões para ver do que ela gosta. Se ela se sentir desconfortável com a ideia de fazer uma brincadeira anal, deixe para a hora do banho, quando ela estará mais relaxada com relação à higiene. E deixe claro que você não fará nada no sentido de penetrá-la sem que tenham conversado sobre o assunto antes. Isso dará a ela o luxo de relaxar ante as sensações em vez de ficar se perguntando a cada segundo se você irá fazer "fio terra". Falando em amigos ingleses, Sarah Hedley, autora de *Sex by numbers*, aconselha que "homens e mulheres que encontram na parte anterior respostas aos estímulos, mas não gostam da ideia de penetração anal, perceberão que essa é a melhor maneira de fazer algo próximo disso, uma vez que a pressão aplicada ali pode ser sentida no interior do ânus".

- **Lábios**: existe alguma parte do corpo mais erótica ou sugestiva? Há uma alta concentração de terminações nervosas nos lábios e a pele é tremendamente fina – o resultado é uma das partes mais sensíveis do corpo. Talvez por conta da similaridade deles com os outros lábios, que em geral não costumam ser tão acessíveis, eles com frequência são também uma das regiões mais sedutoras, e são também decorados de acordo; na antiga Babilônia, joias semipreciosas eram esmagadas e utilizadas como batom; Cleópatra cobria seus lábios com carmim feito a partir de besouros esmagados (de acordo com Don Voorhees, autor de *Quickies: fascinating facts about the facts of life,** acredita-se que o batom tenha sido usado primeiramente pelas prostitutas egípcias que, especialistas em sexo oral, queriam "anunciar" seus talentos).

A ARTE DA MASSAGEM ERÓTICA

A massagem tem sido usada há séculos como recurso terapêutico para aliviar tensões musculares, estresse, para acelerar a eliminação de toxinas do organismo, melhorar o fluxo sanguíneo e, sim, simplesmente por que é gostosa. Todas as culturas do mundo têm uma rica tradição em massagens: an-ma e shiatsu, no Japão; tui-na, na China; lomilomi, no Havaí; shantala, na Índia; trabalho corporal, na Tailândia e massagem sueca, na Suécia (apesar de ter sido um massagista holandês quem popularizou a técnica). Antigos médicos gregos e romanos prescreviam massagens; pinturas nas tumbas egípcias mostram que as pessoas as recebiam.

Com sua parceira, a massagem pode ser uma experiência espetacular, sensual e íntima. É, sem dúvida, uma das melhores preliminares que há por aí, pelas seguintes razões: a melhor preliminar combina um profundo estado de relaxamento com um alto nível de estimulação – o que não é um equilíbrio fácil de descobrir e manter, mas é um que pode ser atingido precisamente com a massagem erótica.

"Você só precisa saber três coisas para fazer uma ótima massagem", diz Barbara Carellas, educadora sexual e autora de *Urban tantra: sacred sex for the twenty-first century.*** "Como respirar, como tocar e como obter o feedback". Mas um pouco de conhecimento (e um pouco

* Sem título em português. Tradução livre: *Rapidinhas: fatos fascinantes sobre os fatos da vida.* (N.E.)

** Sem título em português. Tradução livre: *Tantra urbano: sexo sagrado para o século XXI.* (N.T.)

COMO VOCÊ PODE DIZER SE ESTÁ FUNCIONANDO

Rubor sexual, uma aparência rosa na pele do rosto dela, ocorre durante as preliminares. Ele deriva das mudanças na pressão sanguínea e circulação, junto com as taxas de respiração e pulsação. Pense nisso como a maneira recatada que ela tem de lhe mostrar que, se você continuar fazendo o que está fazendo, é possível que se dê bem.

Outro sinal de que as coisas estão dando certo: os seios de uma mulher aumentam em até 25% no momento em que as coisas vão ficando mais quentes e sérias. E Mabel lam sugere que você preste atenção especial à respiração dela. "Se o ritmo aumentar, você está indo na direção certa. Do contrário, continue tentando."

de prática) pode melhorar sua prática. Antes que comecemos uma discussão técnica, gostaríamos de partilhar dois conselhos contraintuitivos que vieram até nós como cortesia de nossos especialistas:

1. **Não tente fazer tudo de uma vez.** "As situações sexuais mais bagunçadas e menos satisfatórias para mim foram quando eu estava tentando fazer algo para o meu parceiro, que estava tentando simultaneamente fazer algo para mim", diz Carellas. "No momento em que eu estava realmente me esforçando para lhe dar prazer, sentia como se não estivesse sendo uma boa amante, pois não conseguia fazer com que meu parceiro deitasse e curtisse o que eu estava oferecendo. Então, quando estava me esforçando para receber o que ele me dava, sentia-me culpada – culpa por demorar demais para gozar, culpa por receber mais do que tinha dado, culpa por receber muito prazer". Após ter dado mais workshops sobre despertar erótico do que ela própria consegue contar, Carellas chegou a uma conclusão interessante: "Eu posso dizer com segurança que a maioria das pessoas acha bem mais fácil dar que receber". Ironicamente,

a maioria de nós adora ser generosa com um parceiro receptivo e disposto que esteja verdadeiramente curtindo o ato, e isso se torna uma coisa de que nós inconscientemente os privamos em nossa afobação de também dar prazer. O conselho dela? "Quando você estiver recebendo, mergulhe de cabeça; receba tudo. Quando estiver dando, entregue-se a isso totalmente. Dê tudo o que pode." Ela salienta o fato de nenhuma delas ser uma emoção inteiramente passiva. "Como receptor, você está sendo participativo; não é algo que alguém esteja fazendo para você. Quando for a sua vez de receber, é tarefa daquele que está dando perguntar o que você gostaria e como gostaria, mas também é sua responsabilidade dizer, 'Um pouco mais forte', ou 'um pouco mais suave', ou 'Eu gostaria de algo completamente diferente'..."

A MELHOR PRELIMINAR COMBINA UM *PROFUNDO ESTADO DE RELAXAMENTO* COM *UM ALTO NÍVEL DE ESTIMULAÇÃO.*

2. **Foque no seu próprio prazer.** "Concentre-se no que ele está sentindo, mas a partir de suas próprias sensações", diz Charla, uma praticante tântrica, especialista na arte da massagem erótica e autora de *Erotic massage: sensual touch for deep pleasure and extended arousal.** "Foque na forma como a pele dela fica sob seus dedos, a maneira como o corpo dela parece quando você o toca. Toque pelo seu próprio prazer, e não pelo prazer dela. Dessa maneira, você realmente irá viver a experiência, além de tornar sua parceira bastante excitada, é claro. E ao ser 'egoísta' desta forma, você a deixa livre de qualquer obrigação, de modo que ela possa se concentrar em suas próprias sensações eróticas." O sexólogo francês Robert Santo-Paolo concorda: "Pense no seu próprio prazer, pois, se você não estiver excitado a

* Sem título em português. Tradução livre: *Massagem erótica: toque sensual para um profundo prazer e maior excitação.* (N.T.)

mulher irá perceber, o que arriscará diminuir também a excitação dela." Como tudo o que é importante, fazer uma boa massagem requer um pouco de preparo de sua parte. Aqui vai o que você precisa saber.

- **Mantenha quente.** Calor significa sexo ensopado em um rio de suor (luz de neon e música com saxofone são opcionais), o que deve acontecer no inverno também. É impossível relaxar se você estiver sentindo até mesmo o menor friozinho. Então, mantenha o quarto aquecido – por volta de 25ºC, mais quente do que você considera confortável quando está vestido. Você terá de encontrar outra maneira de fazer os mamilos dela acordarem.

  Se você vive em um local de clima frio e tem um cobertor elétrico, esse é o momento perfeito para utilizá-lo: ajuste-o para "baixo calor", e cubra-o com uma toalha, de modo que ela possa se deitar sobre ele. E tome cuidado com essas mãos. Se você tem um corpo quente, mas extremidades frias, sopre as mãos e esfregue-as antes de tocá-la.

- **Fique nu.** Muitas pessoas acham que há uma ruptura no equilíbrio se uma pessoa está vestida e a outra nua. Se você estiver nu, não sujará as roupas de óleo. E também não hesitará em usar outras partes de seu corpo – suas pernas, seus braços, seu tórax – para ajudar suas mãos. Se você sentir que ela não está confortável – por que ela está com frio ou insegura quanto ao próprio corpo, faça como um profissional: mova uma toalha ou lençol para cobrir as partes que você não esteja focando.

- **Vende-a.** Eliminar um dos sentidos dela reforça os demais. Os seres humanos focam na informação de que dispõem. Então, se você remover a informação visual que ela tem, ela será forçada a se concentrar muito mais nas outras estimulações que estiver recebendo. Uma venda pode soar como perversão, mas não precisa ser assim – na verdade, a educadora sexual Midori diz que o melhor dispositivo para utilizar como venda é uma máscara de dormir em aviões (ela assegura que se você voar pela Virgin de primeira classe, irá obter a melhor de todas).

Se você não tiver uma máscara de dormir, use algo macio – uma echarpe de seda ou algum outro tecido semelhante. Certifique-se de que ela não está deitada sobre o nó e não aperte demais – o conforto dela, a sugestão da perda da visão e a sensação do tecido contra a sua pele são coisas consideravelmente mais importantes do que um efeito *blackout* total.

Isto é importante: estar vendado pode ser desorientador. Não a deixe sozinha em momento algum. Muitos especialistas em massagens eróticas sugerem que você mantenha contato com ela tocando em ao menos uma parte de seu corpo todo o tempo. Não faça nada para surpreendê-la ou alarmá-la enquanto ela estiver vendada – por exemplo, apesar da variedade de sensações ser o ponto, derramar água gelada se ela não estiver esperando pode ser desagradável. E nada de fazer cócegas!

- **Diga a ela que seja egoísta.** Muitas mulheres acham difícil relaxar completamente e aproveitar; diga a ela que aquele é o momento dela abraçar o egoísmo. Diga que você irá obter o prazer máximo ao vê-la relaxada e excitada sob suas mãos, e que você não espera nada em troca – nem mesmo o orgasmo dela. Charla sugere que isso fique explícito ao se dizer algo assim: "O seu trabalho é saborear cada sentimento bom que eu lhe der. Não se preocupe com coisa alguma, estarei com você. Apenas curta ao máximo e nós trocaremos de lugar depois".

Diga a ela também que o feedback dela será bem-vindo e que você quer saber se há algo que pode fazer para tornar a experiência ainda mais prazerosa. "O cara com quem eu estava saindo me fez uma massagem incrivelmente sexy, mas eu precisava fazer xixi!", diz Lola, de Berlin. "Isso arruinou tudo completamente para mim; em vez de relaxar, eu ficava o tempo todo tentando não molhar a cama. Ele tinha preparado todo um cenário, e eu simplesmente não conseguia me segurar para não interrompê-lo".

Reforce que não há problema em ela dizer o que quer e o que não quer – e avisar quando precisar ir ao banheiro. Mas, em geral, fale o mínimo possível: conversa gera uma falta de imaginação naquilo que deveria ser uma experiência especial. Tente confiar nas pistas não verbais.

- **Passe óleo.** Uma pequena garrafa de óleo de massagem é um bom investimento. Se você for pego desprevenido, corra para a cozinha: o óleo que você usa para cozinhar é um bom substituto. Aqueça-o no micro-ondas por alguns segundos ou então em banho-maria. Balance a garrafa e ponha o óleo em suas mãos antes de passar no corpo dela. Tenha em mente que usar óleo pode fazer uma bela bagunça. Muitos casais que aplicam massagens sensuais um no outro regularmente reservam um lençol especial e um conjunto de toalhas para este propósito específico. "Vê-los na cesta de roupas sujas já me deixa com vontade", diz Marta, uma professora na Guatemala.

- **Aqueça as mãos.** Especialistas acreditam que o calor que você cria quando esfrega as mãos é, na verdade, energia que irá transferir para a pele de sua amante quando tocá-la. Esfregue vigorosamente as mãos até que crie esse calor.

- **Mantenha-a acordada.** "Mantenha-a focada na natureza erótica da massagem, não no lado relaxante, que induz ao sono", diz a doutora Queen. Uma maneira de se fazer isso: sente-se com as pernas abertas sobre ela de modo que ela sinta que você está teso. Faça com que ela abra as pernas para aumentar o ângulo – a posição em si pode ser bastante erótica, especialmente se você der um tempo em massagear suas costas para gentilmente tocar entre suas pernas.

- **Toque os pontos quentes.** Você não precisa que nós chamemos a sua atenção para esses pontos – mas ela ficará feliz se você souber quais eles são.
  - **Parte anterior.** Massagistas profissionais sabem que apesar de as costas e os ombros tensos serem os que recebem toda a pressão, os músculos dos glúteos armazenam tanta tensão quanto, e eles são um pouco mais divertidos de se massagear. Apanhe um pouco de óleo e comece com movimentos longos e lentos. Apesar de ser tentador ficar somente nas nádegas dela, será melhor se você deslizar para suas coxas, indo e voltando. Escorregue suas mãos para cima e para baixo das costas dela, movendo os polegares próximo ao centro das costas. Esfregue suas mãos em toda a extensão das nádegas dela, descrevendo amplos círculos que cubram todos os grandes músculos até a lateral dos quadris. Repita esses movimentos – ela está curtindo! Como as nádegas são cobertas por uma camada de músculos e gordura (é melhor omitir esse detalhe quando explicar a técnica para ela), essa área responde a um toque bem mais firme. Em outras palavras, esta talvez seja a hora para um ou dois divertidos tapões também, se isso for algo com que ambos se sintam confortáveis – o sangue que corre na superfície da pele irá aumentar a sensibilidade ao toque. Se vocês já experimentaram sexo anal antes, esfregue seu polegar entre as nádegas também. Usando bastante óleo, massageie a parte exterior do ânus bem gentilmente. Se ela continuar curtindo, insira a ponta do dedo – novamente, de maneira bastante delicada. Depois de um período, volte a massagear as nádegas, quadris e coxas.

  - **Pés.** "Algumas mulheres podem ter orgasmos só de terem seus pés massageados", diz Bob Schwartz, Ph.D, autor de *The one-hour orgasm.** "Quando meu amor esfrega meus pés, isso faz com que eu sinta que ele é meu escravo", diz Maria, da Argentina. Midori acha que esta é uma técnica tão importante para o relaxamento, que ela ministra um workshop inteiro só sobre esse assunto.

* Sem título em português. Tradução livre: *Orgasmo com duração de uma hora.* (N.E.)

Obviamente, a arte de uma boa massagem nos pés é algo que vale a pena aprender. Há 26 ossos no pé, e eles estão protegidos por pequenas camadas de gordura ou músculo, então, um toque muito agressivo pode ser doloroso. Ao mesmo tempo, os pés são intensamente sensíveis a cócegas se o toque for muito suave (um sinal do quanto essa área é rica em terminações nervosas). Então é essencial obter o equilíbrio perfeito. A coisa mais importante a lembrar é aumentar a pressão gradualmente. Não é permitido triturar – especialmente no arco ou em qualquer outra área óssea, o que é provavelmente o erro mais comum que os homens cometem. Mas é necessário manter a pressão firme. Cubra todo o pé e tornozelo com óleo ou loção, massageando com moderação. Não hesite em subir um pouco em suas pernas, até as canelas.

Quando um pé já tiver sido inteiramente cuidado, vá para o outro. Siga devagar. Retorne ao primeiro pé. Você vai aumentar a pressão lentamente agora. Coloque ambas as mãos ao redor do pé, dedos pressionando a sola e polegar ao longo do topo. Começando pelo tornozelo, pressione suas mãos, arrastando-as com movimentos longos na direção dos dedos. Mantenha seus polegares entre os tendões (as nervuras no topo dos pés dela); uma pressão exagerada neles pode causar dor. Repita essa ação algumas vezes, movendo suas mãos de modo que seus polegares e dedos estejam tocando uma área diferente no pé dela a cada novo movimento. Agora use seus polegares para descrever pequenos e firmes círculos na parte inferior do membro. Você pode colocar mais pressão no calcanhar do que na planta do pé. Novamente, tenha bastante cuidado com o arco. Se ela estiver deitada de barriga para cima, dobre os joelhos dela gentilmente (não os balance de um lado para o outro). Usando bastante óleo, trance seus dedos por entre os dedos dela, de modo que o calcanhar dela descanse em sua palma e os seus dedos alcancem os dedos dela. Feche a mão, dando na área que fica bem entre os dedos uma massagem completa. Apanhe cada dedo individualmente dentro de seu punho cerrado, e aperte enquanto sua mão se move por todo o comprimento do dedo. Preste especial atenção ao dedo médio – em algumas pessoas esse dígito tem uma conexão especial com a genitália. Retorne seus dedos à posição inicial. Então – gentilmente – alongue os seus dedos e aperte os dela, dando-lhes uma suave puxada para fora do corpo. Feito de maneira adequada, a sensação é maravilhosa. Então gire o pé dela no eixo do calcanhar. Vá algumas vezes em uma direção, depois mude para outra. Termine com aquela mesma massagem gentil que você fez logo no começo.

- **Mãos.** Massagear as mãos é bastante parecido com os pés. A sensação é ótima e serve como uma boa "rapidinha" se você quer demonstrar afeição, mas não tem tempo para o pacote completo. Se for inverno e as mãos dela parecerem secas, usar um creme grosso como coco ou carité pode ser um gesto bem-vindo. Comece fazendo um sanduíche com uma das mãos dela dentre as suas, deslizando para frente e para trás. Então, com seus polegares no topo das mãos dela e seus dedos na palma, comece uma massagem com movimentos do tipo sovar massa de pão, com os polegares se movendo para fora e os dedos pressionando a palma da mão. Continue esse movimento subindo pelo punho e antebraço – se ela usar demais o computador será o paraíso para você! Segurando a mão dela sobre uma das suas, use a sua mão livre para subir os dedos pelo braço e mão dela e por entre os tendões – que você pode observar nas costas da mão, saindo a partir das extremidades dos dedos. Como movimento final, você pode entrelaçar os seus próprios dedos nos dela e apertar, finalmente correndo seus dígitos por sobre os dela.

- **Seios.** Não somente uma das maiores zonas erógenas para ela, mas também uma das mais eróticas para você. Contudo, há uma arte para tocá-los para que ambos gozem do máximo prazer possível. A doutora Ava Cadell, Ph.D, uma especialista nascida na Hungria e criada na Inglaterra, sugere que quando você a virar de frente após ter massageado suas costas, posicione suas mãos logo acima do umbigo dela. Então, deslize-as gentilmente até o estômago e ao redor dos seios, e de volta ao umbigo. Essa é uma maneira bastante eficiente de fazer circular a energia pelo corpo – e realmente é delicioso! Faça isso pelo menos cinco vezes. Quando chegar aos seios dela, deixe suas mãos moverem-se em pequenos círculos, permitindo que suas palmas cubram uma parte cada vez maior dos seios a cada movimento. Toque gentilmente a parte de cima, de baixo e as laterais; essas áreas são, na verdade, mais sensíveis do que as aréolas e os mamilos. Pesquisadores austríacos descobriram que uma região geralmente negligenciada do seio, a parte norte que fica, grosso modo, entre o marcador de 10 horas e 14 horas no relógio, é a mais sensível. Estimule as partes externas, logo abaixo das axilas, com sua língua e a ponta dos dedos. Investigue com beijos leves e uma massagem suave usando as costas das mãos, não os dedos. As palmas causam a mesma sensação sem levar a dor. A aréola – o círculo escuro e colorido ao redor do mamilo – é mais sensível do que o próprio mamilo em si. Dedique um bom tempo a ela e não se acanhe: os mamilos e aréolas não são tão sensíveis quanto você pensa. Na verdade, eles são duas ou três vezes menos sensíveis que o dedo indicador, dizem os pesquisadores da Faculdade de Medicina de Boston. Quando você finalmente chegar aos mamilos, comece com um toque leve e os acaricie por alguns minutos, é o que diz a terapeuta sexual Laura Berman, Ph.D, diretora do Centro Berman, em Chicago. A doutora Ava Cadell sugere que você use o seu polegar e o indicador para massagear os mamilos com movimentos rotacionais gentis, indo no sentido do relógio e depois mudando de direção. Peça por feedback para conseguir ajustar a pressão. Então, coloque a mão gentilmente por sobre o mamilo e role-o em sua palma. Finalmente, usando o polegar e o dedo do meio, puxe suavemente os mamilos para alongá-los. Faça um mamilo por vez, em câmera lenta.

DEDOS DOS PÉS ENTRE DOIS LÁBIOS

Muitas mulheres adoram a sensação de ter seus dedos chupados. Isso é chamado de "pesca de camarões" e não se limita a fetichistas; os dedos dos pés, em virtude do tamanho, formato e beleza geral, praticamente imploram para que você os coloque em sua boca.

Obviamente, você pode fazer qualquer coisa que o excite, mas aqui vão algumas das que escutamos que as moças gostam: beije os pés dela gentilmente! Então, comece a usar sua língua, traçando pequenos círculos embaixo dos dedos e vá para as áreas entre eles antes de colocar cada dedo em sua boca individualmente e chupá-los com gentileza. Como a pele dos dedos é relativamente grossa, você pode até mesmo usar os dentes um pouco, mordendo suavemente.

Essas foram as melhores técnicas de toque que conseguimos encontrar. Tenha em mente que você nunca deve parar de usar suas mãos, mesmo quando já estiver dentro dela. Encare a coisa como aquele tipo de massagem profunda, que simplesmente não está disponível no SPA da amiga dela.

O toque especial extra

Massagem corpo a corpo é mais uma das maneiras que você pode usar para esse que é o mais erótico dos cinco sentidos. Aqui vão alguns outros.

Olhe, mãe, sem as mãos!

A especialista inglesa Kesta Desmond, autora de *Pure Kamasutra* e *Pure erotic massage*,* sugere banir suas mãos. "Explorem o corpo um do outro com o nariz, língua, lábios, cabelo, joelhos, dedos do pé", ela diz. "Você se surpreenderá com o quanto isso é fenomenal". Para um efeito ainda melhor, peça que ela amarre suas mãos nas costas.

---

* Ambos sem título em português. Tradução livre: *Kama sutra puro* e *Massagem erótica pura.* (N.T.)

MAS ELES SÃO TÃO BONITOS!

Em um estudo conduzido pela Universidade de Viena, pesquisadores descobriram que seios grandes têm 24% menos sensibilidade que os pequenos. "Isso ocorre provavelmente por que os nervos que transmitem as sensações dos mamilos são esticados", diz Alan Matarasso, M.D., cirurgião plástico na cidade de Nova Iorque.

Diga que é para tornar algo bastante difícil em algo bastante divertido! Talvez seja complicado fazê-la rolar usando somente sua língua, mas temos fé que você é o homem certo para o serviço.

Olhe, mãe, luvas!

Luvas podem ser um acessório excelente para a massagem, especialmente para alguém que curte um estímulo a mais. Nós as vimos em pele de coelho, seda, um tipo de plástico gelatinoso com centenas de protuberâncias na palma, um par com pequenas ondas – até mesmo um par com vibradores instalados nos dedos. Isso sem mencionar os modelos convencionais de tecido – ou aquelas medicinais feitas de látex, encontradas em drogarias.

"Meu marido cortou a mão alguns anos atrás, o que nos levou a descobrir as maravilhas da massagem com a luva de látex", diz Alessandra, uma corretora imobiliária no Peru. "Suas mãos patinam sobre mim, é uma sensação completamente diferente do que com as calosidades das mãos nuas. Eu adoro a sensação, e ele também".

Mantenha-a adivinhando

Junte uma variedade de objetos do lar que você ache que irão gerar um resultado agradável na pele dela. Algumas ideias: uma das calcinhas mais macias que ela tenha, uma de suas pequeninas escovas de maquiagem, uma pena, um pedaço macio de camurça, veludo ou couro, e até mesmo um pequeno garfinho. Então vende-a, deite-a e toque-a com cada um dos objetos. Vá devagar, faça ziguezague por todo o corpo dela de forma imprevisível. Preste atenção especial àquelas áreas ultrassensíveis: a parte interior das coxas, a parte inferior de seus seios, a base de seu pescoço, a parte posterior do osso do quadril. Faça com que ela adivinhe o que está causando cada sensação. Repare em quais ela mais gosta – e curta a visão de vê-la arqueando o corpo em direção ao próximo toque.

Flutue como uma borboleta

Cubra o corpo nu dela com beijos curtos e leves. O padrão deve ser completamente imprevisível – que eles pousem em lugares onde ela menos espera.

Dê a ela um banho de língua

Plante os mais eróticos e profundos beijos de língua que você puder – em todos os lugares menos na boca dela e no lugar que ela mais quer, que é entre suas pernas. Desempenhe a melhor cunilíngua que ela já teve – no osso da parte interna do tornozelo. Deixe-a louca com sua língua, mas somente na parte anterior do joelho. Chupe, lamba, mordisque – saboreie cada polegada dela com sua língua, lábios e dentes. E não se entregue, não importa o quanto ela o suborne ou o ameace.

Besunte-se

Traga de volta aquelas festas dos anos 1970, quando todos ficavam besuntados e deslizavam uns nos outros. Os franceses chamam isso de *frottage*. Nós chamamos de uma boa diversão besuntada. Se você acha que ela vai ficar maluca por causa da bagunça, espalhe alguns daqueles sacos de lixo grandes, ou compre um lençol de borracha especial para a ocasião. Esse tipo de lençol está disponível na <www.erosboutique.com>.

Use um vibrador

Pois, afinal, ele deveria ser usado mesmo para massagem – ou você não leu a embalagem? Experimente em diferentes partes do corpo dela – especialmente naquelas que irão indiscretamente estimular o seu ponto G ou o clitóris. "Eu adoro deitar de bruços enquanto meu amor massageia a parte de dentro de minhas coxas ou minhas nádegas. Se ele enfiar lá, eu posso gozar só com as vibrações e com a sensação da toalha que está sob meu corpo", diz Lizzie, de Londres. Use todos os acessórios também!

Lembre-se, isso são preliminares; então, mesmo que seus planos sejam dar a ela finalmente todo o seu amor – seja com suas mãos, boca ou com seu pênis, vá devagar até chegar lá. Se você quiser progredir para massagem genital, seja com as mãos (lave-as primeiro) ou sua boca, irá encontrar bastante informação sobre o assunto nos próximos capítulos.

Espera-se que a esta altura, você esteja suficientemente convencido de que preliminares que despertam todos os sentidos dela é um assunto digno de ser explorado. Nosso melhor conselho? Diminua o ritmo. Segure a onda. Conheça o corpo dela – e o seu próprio. Experimente algo que não havia tentado antes, e veja se vocês podem levar um ao outro a lugares que ainda não estiveram. E nos mande um cartão postal de lá, ok?

Capítulo 4

SEJA O HOMEM MAIS HABILIDOSO DO MUNDO

siga o nosso *manual* sobre a *arte manual*

Mulheres são como carros de corrida ingleses. Cada uma requer um pouco de trabalho para fazê-la "ligar", e o que funciona para uma não necessariamente funciona para as outras. Algumas gostam de jogo bruto, outras querem toques mais gentis.

"Fiquei com minha primeira namorada durante nove anos. Então, nós terminamos e eu fui um verdadeiro cafajeste por alguns anos, dormindo com uma garota diferente a cada noite. Eu gostava de pedir que elas se masturbassem, assim sabia como elas gostariam de ser tocadas; e era sempre uma bela visão!", diz James, um banqueiro inglês. "Nunca vi duas mulheres gozarem da mesma maneira. Algumas precisam fechar as pernas, outras precisam esticá-las. Algumas precisam ter algo dentro delas, algumas o fazem se esfregando em algo, outras têm de estar de barriga para cima. Elas usam seus dedos, a mão inteira, a colcha da cama! Não existe a mesma variedade entre os homens; nós simplesmente nos puxamos!"

Helen Fischer, Ph.D, professora e pesquisadora do departamento de antropologia da Universidade Rutgers, em Nova Jersey e autora de *Why we love*,* concorda: "Os gostos das pessoas na cama são tão variados quanto os sabores de comida. Uma pessoa pode gostar de comida japonesa, mas odiar pizza. Algumas mulheres podem querer

* Sem título em português. Tradução livre: *Por que amamos.* (N.T.)

que seus mamilos sejam mordidos; outras precisam que você seja muito mais delicado".

Em nossa pesquisa, 27% das mulheres em todo o mundo disseram que se elas pudessem ter um superpoder sexual, gostariam de ter a habilidade de fazer com que qualquer mulher chegasse ao orgasmo com penetração. Seria um superpoder bastante útil: somente 30% conseguem chegar ao clímax com penetração. A maioria também precisa de estimulação direta no clitóris, que as leva ao clímax em uma média de 4 a 6 minutos quando se masturbam, versus 10 a 20 minutos com a penetração.

Suas mãos são uma das melhores ferramentas para dar a ela o que ela quer. Aprenda tudo o que precisa saber para ser o homem mais habilidoso do mundo.

O RELEVO DO REINO

Antes de mencionarmos as técnicas específicas, aqui vai uma visão rápida sobre os relevos pelos quais seus dedos estarão passeando:

- **Vulva**: tudo o que está do lado de fora.
- **Lábios maiores**: os lábios externos da vagina.
- **Lábios menores**: os lábios internos da vagina. Como você já deve ter reparado a essa altura, seu formato e tamanho variam amplamente de mulher para mulher.
- **Clítoris**: a protuberância que fica logo acima dos lábios. A ponta visível do clitóris tem duas partes. O capuz é uma dobra de pele que mantém glândulas ultrassensíveis escondidas. Muitas mulheres acham que uma estimulação direta das glândulas cria sensibilidade demais para ser bom. Certamente, brincar diretamente com elas deve ser algo reservado para quando a mulher já estiver bastante molhada e excitada.

  E essa é somente a parte do clitóris que você pode ver; a ponta do *iceberg*, se assim preferir. A pesquisadora australiana

O CLÍTORIS É INTERESSANTE POR SER UM ÓRGÃO COM NENHUM OUTRO PROPÓSITO QUE NÃO SEJA DAR PRAZER SEXUAL.

Helen E. O'Connell, M.D., relatou que há muito mais que nos escapa à vista. As glândulas são conectadas ao corpo cavernoso (que é a parte dura que você pode sentir por baixo da pele), e o corpo é dividido em dois braços, como uma forquilha, que se estende para baixo ao longo da abertura vaginal. Isso explica por que alguns dos movimentos indiretos que iremos descrever são tão eficientes; eles não apenas estimulam o clitóris sem estimular diretamente as glândulas, mas também colocam pressão nos pontos de prazer ocultos que elas têm.

O clitóris é interessante por ser um órgão com nenhum outro propósito que não seja dar prazer sexual. Esse é um trabalho que ele executa muito bem, pois possui – veja só – 8.000 terminações nervosas, que é a maior concentração existente no corpo humano, e consideravelmente mais que a quantidade que há no seu pênis. Entretanto, ele pode ser um dominador instável, pois se altera conforme a excitação. O clitóris se enche de sangue, fica maior em tamanho e mais sensível ao toque, assim como seu pênis. E quanto mais excitado ele fica, mais seus doces pontos podem se modificar.

- Ponto U: esse é um pequenino ponto bastante quente, bem ao redor da abertura uretral, logo acima da abertura da vagina e uma polegada abaixo do clitóris. Quando é tocado de maneira bastante gentil, a sensação pode ser muito boa. Para estimulá-lo, desenhe pequenos círculos em seu redor com seus dedos. Ou quando você lhe der sexo oral, foque em seu clitóris, mas use seus lábios inferiores (aperte-o contra seus dentes) para aplicar uma pressão forte e constante contra o ponto U dela. Entretanto, não force a abertura com seu dedo ou com a língua. Há uma pequena chance de que isso leve a alguma infecção urinária, de acordo com a terapeuta sexual Barbara Keesling, Ph.D, autora de *A cura pelo sexo* (Record, 1998).

- **Vagina**: o terço exterior da vagina – os primeiros cinco centímetros ou algo assim – é onde se encontra a maior parte das terminações nervosas. É por isso que movimentos curtos e rasos são tão bons para a mulher. Mas existem dois pontos na parte interna da vagina – o ponto G e o ponto A – que respondem muito bem à pressão de seus dedos, pênis ou brinquedos. Então vamos dar uma examinada mais de perto neles; mas, antes de fazê-lo, tenha em mente que cada mulher é diferente e, portanto, tem diferentes pontos internos que dizem "sim!"

- **Ponto G**: o ponto G foi descoberto – ou nomeado, seja como for – em 1950, pelo ginecologista alemão Ernst Gräfenberg. É uma parte áspera de tecido (alguns dizem esponjosa) na parede frontal da vagina (a parte mais próxima da barriga), mais ou menos 5 ou 7 centímetros acima da abertura vaginal. "Se você dividir a vagina em três partes, ele fica na intersecção entre a segunda e a terceira", diz Emmanuele A. Jannini, M.D., professora de endocrinologia e sexologia médica da Universidade L'Aquila, na Itália. Assim como o clitóris, ele inchará se for estimulado.

  O ponto G é um assunto muito controverso. Por exemplo, nem toda mulher consegue achar o seu, o que levanta a questão de se toda mulher o tem. De acordo com a pesquisa da doutora Jannini, aparentemente não são todas as mulheres que o têm. Se sua parceira é uma dessas, nenhum tipo de exploração será capaz de fazê-la ter um orgasmo por meio do ponto G. Mas, caso ela o tenha, vale a pena explorar qual é a posição e os movimentos que fazem esse doce ponto cantar.

> **CADA MULHER É DIFERENTE E, PORTANTO, TEM DIFERENTES PONTOS INTERNOS QUE DIZEM "SIM!"**

  A estimulação do ponto G pode levar ao aparecimento de um fluido claro nas glândulas parauretrais (glândulas de Skene). Esse fluido – cuja quantidade varia de uma colher de chá até a um copo cheio – é muitas vezes expelido pela uretra dela quando ela goza. A primeira vez que esse tipo de ejaculação ocorre, muitas mulheres pensam que perderam o controle de sua bexiga. "Nós dois achamos que eu tinha urinado, e nenhum de nós falou nada", confessou Camille, uma francesa que mora em Nova Iorque. "Eu achei que ia morrer de vergonha. Mas assim que ele dormiu, eu me esgueirei até a sacada para telefonar para uma amiga e ela me explicou que isso acontecia com ela o tempo todo."

A amiga de Camille estava certa; o fluido não é urina – isso foi confirmado cientificamente. Mas a questão sobre o que ele é ainda permanece um mistério. Cientistas dizem que ele parece ter alguma similaridade com o líquido da próstata, liberado durante o orgasmo masculino.

- **Ponto A (também conhecido como a zona erógena anterior do fornix, ou zona AFE)**: esse ponto sensível logo acima do colo do útero foi relatado pela primeira vez por um médico da Malásia. Aqui vai o que você precisa saber: não se preocupe com ele. Se você tiver o formato certo e ela tiver o formato certo, a estimulação irá ocorrer naturalmente durante a penetração. Vocês irão perceber que posições de penetração profunda funcionam particularmente bem para estimular esse ponto. Se esse for um baú do tesouro para ela, você logo saberá.

COMO SABER O QUE ELA QUER

A essa altura, nós já estabelecemos que cada mulher quer coisas diferentes. Então, como um homem pode saber o que elas querem?

A não ser que você seja um médium, só há uma maneira: perguntando. E observe, escute e pergunte novamente. "Não é responsabilidade do homem – ou pelo menos inteira responsabilidade dele

QUEM PRECISA DE ANALGÉSICO?

Da próxima vez que ela alegar ter dor de cabeça, você pode simplesmente dar de ombros e dizer (na sua melhor voz tipo Barry White) "Eu tenho a coisa certa para você, gatinha". O estímulo do ponto G tem sido apontado como um "analgésico" erótico, de acordo com Beverly Whipple, Ph.D, professora da Faculdade de Enfermaria da Universidade Rutgers. "A pressão e o estímulo fazem (as mulheres) sentirem a dor com menos intensidade", diz a doutora Whipple. Tecnicamente, o orgasmo não é nem mesmo necessário para que a mulher seja beneficiada (sons de homens comemorando preenchem o auditório). Não se preocupe se não conseguir achar o ponto correto; qualquer estímulo na região da parede frontal da vagina costuma ser apreciada.

– determinar o que uma mulher quer ou precisa na cama", diz Achsa Vissel, uma psicóloga holandesa e terapeuta sexual. "Se ela sabe do que gosta, irá mostrar a você."

Claro que isso pode ser mais fácil de dizer do que de fazer. "Até mesmo parceiros íntimos com frequência encontram dificuldade em se abrir", diz Shirley Zussman, uma terapeuta sexual e de casais da cidade de Nova Iorque. "Elas temem ficar vulneráveis demais; temem o que o parceiro poderá pensar. É normal escutar os homens e as mulheres darem a mesma desculpa 'Meu amante ideal não precisa saber do que eu gosto'". Isso pode ser particularmente difícil em uma relação de longa duração, apesar de você poder pensar que o oposto fosse verdade.

Perguntar dá permissão a ela para falar, que é o que muitas mulheres querem. "Quando eu estava namorando meu marido, ele me disse que eu poderia sempre pedir para ele desacelerar", diz Marta, uma professora na Guatemala. "Ele disse isso de uma maneira sexy – é claro que ele estava com bastante pressa por que eu o havia deixado maluco, mas posso dizer que ele queria que eu obtivesse o mesmo tanto que ele estava obtendo. E, pela primeira vez, eu me senti confortável em pedir que um cara reduzisse o ritmo. Eu não tinha ideia

CUIDADO COM O QUE DESEJA

Um pequeno percentual de mulheres é afligido por uma condição conhecida como SESP, ou síndrome de excitação sexual persistente. (No Japão isso é conhecido como iku iku byo – ou "doença do goza goza"). Esse estado de excruciante sensibilidade sexual significa que as mulheres que têm a síndrome padecem de muitos orgasmos ao longo do dia – por volta de 300 – quer estejam excitadas ou não. Divertido nas primeiras vezes, debilitante mais tarde; isso não só pode ser doloroso, como torna impossível viver uma vida comum. Aparentemente, a síndrome é mais comum entre mulheres que estejam na pós-menopausa e que fizeram tratamentos hormonais, mas não é algo exclusivo deste grupo.

do que estava perdendo até então. Isso foi algo que realmente fez a diferença para nós."

Assim como com todas as outras coisas, falar sobre sexo se torna mais fácil a cada vez que você o faz. A primeira conversa talvez seja estranha, a segunda, um pouco menos, e a terceira nem tanto assim. A chave é permanecer relaxado e lembrar-se de que ambos estão trabalhando em direção a uma mesma meta: mais diversão na cama. Aqui vão algumas dicas dos especialistas para ajudá-los a abrir um diálogo sobre as necessidades dela, quando e como.

Comportamento de modelo comunicativo

"Eu sou bastante comunicativo com as mulheres, e acho que isso as ajuda a serem mais comunicativas comigo", diz James, um banqueiro inglês. "Eu sempre digo algo positivo para facilitar, como 'Nossa, isso está incrível; chupe mais forte, querida'. E então, quando é minha vez, eu peço a elas que me digam. Mas eu sempre torno isso parte da coisa: 'Observar você me deixa com muito tesão. Você quer que eu toque em você mais rápido?'"

Sim ou não?

"Quando você estiver em uma situação de sexo, tentando aprender o que ela gosta e desgosta, faça somente perguntas com respostas sim ou não", diz Patricia Pearlman, uma garota de programa que trabalhou com diversos homens, daqueles severamente incapazes até os ofensores sexuais, em uma carreira que teve nove anos de duração. "Você quer que eu ponha mais força, toque-a aqui, morda ali? Nunca

BRINQUEM DE MÉDICO

Independentemente da infinidade de conselhos que estamos lhe dando neste livro, o fato é que a sua parceira é sua melhor professora. Patricia Taylor, Ph.D, fundadora do site expandedlovemaking.com, recomenda que você estabeleça um tempo para ambos brincarem de médico. Comece pedindo à sua parceira que lhe mostre como ela toca a si própria e as diferenças entre os movimentos que ela usa, e preste bastante atenção aos lugares nos quais ela se concentra. Então, peça a ela para colocar sua mão nela enquanto ela toca a si mesma. Por fim, pergunte se pode penetrá-la com os dedos de modo a sentir exatamente qual o tipo de pressão ela prefere.

"Na primeira vez em que vi minha mulher se masturbar, eu não conseguia acreditar em meus próprios olhos", diz Steve, um empresário australiano. "Em primeiro lugar, eu praticamente gozei sem nem me tocar. Mas também percebi que ela se tocava de maneira bastante diferente – muito mais lentamente e gentil – do que era minha tendência em tocá-la, mesmo quando ela estava para gozar."

Claro, uma vez que o objetivo primário seja aprender e explorar, muitos dos casais que a doutora Taylor atende dizem que é frequente a elevação de nível para o sexo mais estrondoso que a relação já teve. "Ocorre uma enorme reviravolta quando o casal dedica sua plena atenção ao prazer", diz a doutora Taylor. "É intensamente íntimo e erótico quando alguém diz 'Eu realmente me importo com isso; eu realmente quero saber do que você gosta'; e você se permite ser vulnerável o suficiente para mostrar."

pergunte: 'O que você quer que eu faça?' Muitas pessoas não saberão até onde você iria ou se você pensaria que algo é estranho ou grosseiro, e, portanto, ficariam relutantes em responder".

Peça que ela lhe mostre

A não ser que você seja um ginecologista, pode ser difícil – para não dizer nada sexy – falar sobre pontos específicos ou técnicas utilizadas dentro do quarto. Peça que ela lhe mostre de uma maneira não verbal – murmurando ou mordendo os lábios quando você chegar a um ponto em que ela se sinta bem. "Eu gosto de fazer sons e me mover bastante; isso me deixa ainda mais excitada", diz Perla, uma enfermeira filipina.

E certifique-se de que ela sabe que você não irá se magoar se ela mover suas mãos ou seu corpo para tornar as coisas melhores ainda para ela. Encoraje-a a ser honesta, e não se sinta mal quando ela for!

Mantenha o foco nela

Pode ser tentador buscar elogios ou reafirmações durante essas conversas. A melhor coisa sobre sexo é que ele é íntimo. A coisa mais assustadora do sexo é que intimidade traz à tona as inseguranças de todos. Evite o impulso de perguntar se foi bom, o quanto foi bom, e se foi o melhor que ela já teve.

Troquem os papéis

"Eu gosto de encorajar as pessoas a brincarem com jogos no quarto; isso as ajuda a se comunicar", diz Robin Milhausen, Ph.D, professora associada da Universidade Guelph, no Canadá, e apresentadora do show sem censura *Sex, Toys and Chocolate*, que passa na TV canadense. Um dos favoritos da doutora Milhausen: por vinte minutos, sua parceira o toca exatamente da maneira como ela gostaria de ser tocada, e então você a toca da maneira exata como gostaria de ser tocado. Esse jogo fornece um ao outro uma alternativa não-verbal bastante sexy para que ambos mostrem como gostariam de ser tocados.

QUANDO VALE A PENA TER DEDOS LAMBUSADOS

Como você bem sabe, o trabalho manual melhora bastante com o uso de um lubrificante. Sendo esse o caso, permita-nos apresentar-lhe Megan Roberts, representante britânica do ID Lube, o lubrificante número 1 em um teste feito pela revista Men's Confidential, e publicado na Men's Health. Megans (pode chamá-la de Megs) até mesmo escreve uma coluna sobre o assunto para a revista inglesa Scarlet. Então, a convidamos a contar tudo o que ela acha que precisamos saber sobre os diferentes tipos de lubrificantes que existem e como eles podem ser utilizados.

Megs diz: todos os lubrificantes correspondem basicamente a um dos três tipos a seguir:

- À base de óleo. Esses lubrificantes tendem a manchar tecidos, mas duram bastante e nunca ficam grudentos. Eles não são compatíveis com látex e não são recomendados para uso vaginal. São ótimos para sexo anal e masturbação masculina – e especialmente formulados para aumentar o prazer masculino. Megan os chama de "auxiliar manual" (sério – você nunca mais irá utilizar o creme hidratante de sua namorada uma vez que tenha experimentado esse aqui). Lubrificantes à base de óleo podem ser facilmente limpos com uma toalha de papel ou qualquer tecido que tenha em mãos.
- À base de água. Esses são os lubrificantes que passam a "sensação mais natural". Coloque um pouquinho entre seu dedo indicador e o polegar; você se surpreenderá com o quanto ele parece similar à lubrificação natural masculina. Esses produtos não mancham, são seguros para o uso com látex, e raramente causam irritação. Se, por um lado, esses lubrificantes podem secar rapidamente durante o sexo, por outro são rapidamente reavivados com uma borrifada de água ou um pouco de saliva. Por causa de sua versatilidade e eficiência, lubrificantes à base de água são os mais recomendados por casais experientes. Podem ser usados tanto para sexo vaginal quanto anal.

- *À base de silicone. Esse passa uma sensação completamente diferente do que o anterior. Coloque uma gota no dorso de sua mão e espalhe-a pela superfície da pele. Observe como ele plana ao longo da pele; diferentemente das moléculas de água, as de silicone são grandes demais para ser absorvidas, e por isso acabam ficando no topo. Isso significa que produtos à base de silicone retêm suas propriedades lubrificantes melhor e por mais tempo que os feitos com água. Eles também são altamente concentrados, e por isso um pouco rende bastante. A melhor coisa é que eles são livres de óleo, então nada de manchas. Esses lubrificantes são ótimos para massagens. Você pode fazer sexo e, após ter terminado, ainda assim estar lubrificado para curtir uma massagem sensual. Megan diz que ela normalmente usa esse lubrificante como um creme hidratante (infelizmente, nós não temos fotos disso!). Muitos dos mais caros produtos antirrugas e cremes hidratantes disponíveis no mercado utilizam silicone como ingrediente principal; ele dura por muito tempo e deixa sua pele maravilhosa. Homens e mulheres podem utilizar como óleo para se barbear; nada de pele arranhando as coxas dela depois que você lhe fez sexo oral com a pele do rosto macia como bumbum de bebê, e uma pele perfeita para ela também. Lubrificantes de silicone são completamente à prova de água, o que os torna ideais para serem usados no chuveiro ou em banheiras. O silicone não irá danificar o látex e é perfeitamente seguro para uso interno. Apenas lembre-se de não usar esse produto com brinquedos de silicone. Após um período de tempo, silicone sobre silicone fará com que o brinquedo perca suas moléculas, causando desintegração. Lubrificantes de silicone são ótimos para sexo anal, já que eles duram bastante. Mas espere, há mais!*

Alguns lubrificantes têm outros ingredientes, como o red clover, no caso do* ID Pleasure, *por exemplo, que aumentam o fluxo sanguíneo*

* Planta tradicional da Europa e América do Norte que contém altas concentrações do fito-hormônio isoflavona. (N.T.)

nas áreas genitais. Outros são "líquidos que aquecem", desenhados para literalmente esquentar as coisas.

Há outros com sabor: morango, kiwi, banana, amora, chocolate, piña colada... Você escolhe. Uma sugestão: "esconda" uma gota do lubrificante com sabor em seu corpo, coloque uma venda em sua namorada e diga que ela precisa encontrá-lo com a língua.

Muitos casais gostam de manter à mão vários lubrificantes e se deliciam em descobrir aplicações para eles que não estão contidas nas embalagens. "Minha namorada não suporta aquele tipo que aquece seu clitóris; ele a deixa muito sensível. Mas ela adora que eu o passe em seus mamilos", diz Adam, da Polônia. "Nós mantemos um tubo de lubrificante de silicone no chuveiro, próximo ao xampu", diz Camille, uma francesa que mora em Nova Iorque.

MANTENHA SUAS MÃOS NO LUGAR

Das coisas que sua parceira pode lhe responder quando você perguntar do que ela gosta, uma delas é que o clitóris não é um alvo, um interruptor ou um botão de acionamento. "Você não pode simplesmente correr direto para o ouro. Você deve fazer um circuito por todo o corpo dela para elaborar o processo de excitação", diz Rebecca Chalker, autora de *A verdade sobre o clitóris: o mundo secreto ao alcance de sua mão* (Imago, 2001). Aqui vão algumas dicas para tê-lo "na palma de sua mão".

Provoque-a

Contato indireto pode ser até mais prazeroso do que o corpo a corpo. Então, não tire a calcinha dela imediatamente; em vez disso, aproveite a vantagem dessa gentil barreira e da fricção que ela permite. "Quanto mais tempo leva para ele me tocar, melhor", diz Lavina, de Santa Lucia.

Quando você sentir que já é hora de seguir em frente, comece com os grandes e pequenos lábios. Eles não são tão ricos em terminações nervosas como as outras áreas (os internos são mais sensíveis que os externos), mas pode ser bastante estimulante tê-los massageados. Separe ambos os lábios "com seus dois polegares e acaricie com um movimento circular", diz Ava Cadell. "A seguir, deslize os seus polegares para cima e para baixo dos lábios até que eles estejam totalmente abertos, e então faça o mesmo com os lábios internos. Observe a linguagem corporal dela e o suor dos lábios vaginais, o que é uma progressão natural quando uma mulher se excita sexualmente", completa ela.

Pressione-a

Pressão ou vibração no chamado Monte de Vênus, a almofada logo acima da zona púbica (onde os pelos pubianos crescem), é uma maneira geralmente negligenciada de estimular o clitóris dela. Penteie os pelos, se ela os tiver (mesmo que ela não os tenha, pentear ainda é uma ótima sensação). Coloque a palma de sua mão sobre o monte dela – você perceberá que ele corresponde ao perfeito punhado de que fala o provérbio. Experimente tipos diferentes de toque, sabendo que você está estimulando o clitóris lá embaixo. Veja como ela reage quando você gentilmente pressiona seu Monte de Vênus, e talvez não tão gentilmente assim. Tente vibrar sua mão, ou dar alguns tapinhas de leve na área, se ela gostar da ideia.

Aqueça-a

Você logo irá notar que ela está respirando mais pesadamente, e seu coração está batendo mais rápido que de costume. Isso ocorre para que ela tenha mais sangue nas extremidades do corpo – uma mudança que você pode efetivamente reparar se mantiver as luzes acesas. Dê uma olhada nos mamilos e lábios dela: o sangue extra nesses locais irá deixá-los com uma aparência mais escura. O clitóris dela

> ### *DEDOS MÁGICOS*
> *As mulheres usam as pontas dos próprios dedos, suas dobras, suas juntas, as palmas das mãos. Elas usam um só dedo, dois, três, quatro ou a mão inteira. Experimente e perceba do que ela gosta.*

também inchará bastante e ficará muito, muito mais sensível. Como dissemos antes, mais nem sempre é melhor – algumas mulheres são incapazes de lidar com estimulação direta quando estão nesse estágio ultrassensível. O melhor que você faz aqui é uma estimulação lenta, contínua e ritmada. Diferentemente de você, ela pode voltar à estaca zero, mesmo nesse estágio avançado, se o estímulo parar ou mudar. Então, estimule o corpo interior do clitóris: empurre o baixo ventre com seus dedos esticados, massageie a pele em ambos os lados da vagina com um movimento em forma de tesoura, fazendo com que a pele dos lábios interiores dela acariciem o corpo.

POR QUE VOCÊ TEM DUAS MÃOS

Enquanto estimula o clítoris dela, você pode usar a outra mão...

- **Coloque seus dedos dentro dela.** Muitas mulheres adoram a sensação de ter algo dentro de sua vagina quando gozam. Continue a estimular o clitóris dela. Use bastante lubrificante (a essa altura é possível que ela já esteja tão lubrificada quanto precisa), corra os dedos de sua outra mão ao redor dos lábios da vagina, e então enfie um dedo dentro. Fique lá sem se mover por um momento; se ela se empurrar na direção de sua mão é um convite para que você continue.

  Você pode, então, tocar as paredes. Use seu polegar para pressionar o ponto G, como se você estivesse deixando uma impressão digital na parede da vagina, diz Ian Kerner, Ph.D, terapeuta sexual e autor de *She comes first.** "O ponto G responde a uma pressão mais firme que o clitóris", diz o doutor Kerner. Um truque G alternativo: enfie seu dedo do meio em uma posição curva dentro da vagina dela enquanto aplica pressão sobre o osso púbico com a sua outra mão.

Ou você pode mover o dedo para dentro e para fora, simulando penetração. Se ela entrar no jogo, enfie outro dedo. Faça com seus dedos os mesmos movimentos que suas pernas fariam se você estivesse fazendo uma espanhola, sugere Lou Paget, educadora sexual diplomada de Los Angeles, e autora de *365 Days of sensational sex.***

- **Não negligencie o períneo e o ânus.** Esses pontos têm muitas terminações nervosas; então, só de tocar a pele já se sente uma sensação boa; uma pressão gentil no períneo pode também ser muito agradável para ela. A doutora Cadell recomenda uma massagem com óleo pressionando suavemente ao redor dos lábios vaginais dela, fazendo todo o caminho até o ânus. Então, usando seu polegar, trace a linha externa do ânus e, lentamente, deslize-o em direção ao períneo, do ânus à abertura vaginal.

  Ou fique por trás dela e alcance-a pela frente, colocando seu polegar no clitóris dela e seu dedo indicador (e o do meio se ela pedir mais) dentro da vagina. Seus dedos estão disponíveis para explorá-la.

  "Eu adoro a sensação de ele tocar meu ânus, mas não consigo relaxar por que eu não gosto de sexo anal, exceto sob circunstâncias muito especiais. Então, meu namorado e eu fizemos um trato: ele pode fazer qualquer coisa que quiser do lado de fora de minhas nádegas, contanto que ele nunca tente me penetrar sem me falar antes. Dessa maneira, eu posso relaxar completamente quando ele está usando suas mãos e

* Sem título em português. Tradução livre: *Ela em primeiro lugar.* (N.E.)

** Sem título em português. Tradução livre: *365 Dias de sexo sensacional.* (N.T.)

língua, sem me preocupar se estou prestes a ser penetrada", nos diz Anissa, do Marrocos.

- **Aproximando-se.** Gradualmente, provoque o interior da vagina com seus dedos, escovando-os ocasionalmente contra o capuz do clitóris e na extensão de seus lábios interiores com um suave movimento para cima e para baixo. Algumas mulheres gostam que seus amantes apertem o clitóris mais que as glândulas, diz Sarah Hedley, especialista inglesa e autora de *O*. Outras gostam quando se aperta o dedo indicador e o do meio em ambos os lados dos lábios, pressionando o clitóris bem no meio, enquanto faz movimentos de um lado para outro. E algumas gostam que se pressione a palma contra o monte, movendo-a lateralmente.

  Outro favorito é o movimento circular. "Eu gosto que ele faça círculos com seus dedos, mas não diretamente no ponto. Acima e abaixo é melhor", diz Ágata, uma brasileira de 26 anos que trabalha para a televisão. Hedley recomenda que você experimente até que atinja o tipo de pressão que ela gosta mais: algumas mulheres preferem que isso seja feito com a palma inteira, outras acham que é melhor com apenas um único dedo.

  Você também pode segurar o clitóris gentilmente entre o seu polegar e o dedo indicador e rolá-lo com cuidado. "Comece devagar, até chegar a um ritmo que ela curta, então, aumente o passo gradualmente", diz Hedley.

  Ou bata. "Os homens batem o pênis para levar sangue ao tecido ereto, fazendo com que ele fique mais duro e responsivo. Algumas mulheres gostam de bater em seu clitóris de uma forma similar", Hedley avisa. Puxe os lábios para expor o clitóris, então bata gentil e repetidamente seu dedo indicador para gerar excitação.

  Varie a pressão e a direção dos movimentos para ver qual ela gosta mais. Uma vez que encontre as favoritas dela, mantenha constante a velocidade e a pressão do toque. Hedley

REGRA DO POLEGAR

Quanto mais excitada ela estiver, mais intenso pode ser seu toque. Por exemplo, se você usou um toque suave nos mamilos dela durante as preliminares, talvez uma gentil mordiscada seja apropriada agora. Idem para as partes mais sensíveis dela.

nos lembra que seus dedos podem viajar de volta para a abertura vaginal, penetrando-a a cada movimento – apanhando um monte de lubrificante e transferindo-o para o clitóris dela como bônus. "Eu adoro quando ele alterna dedos dentro de mim com o toque em meu clitóris – é melhor do que qualquer outra coisa no mundo", diz Barbara, uma garçonete inglesa.

- **Seja direto.** No momento do orgasmo, uma sinfonia de músculos e ligamentos puxa o clitóris para dentro de seu capuz. "É um bom sinal", diz Debby Herbenick, Ph.D, escritora da coluna "Bedroom Confidential", da *Men's Health*. "Momentos antes do orgasmo, procure por contrações ao redor da vagina dela e de seu baixo ventre." Se ela estiver confortável com o estímulo direto, substitua a palma de sua mão por dois dedos em cima do clitóris dela. Comece de leve e aumente a pressão até que encontre seu ponto doce. E, quando encontrá-lo, não o largue mais; mantenha o mesmo ritmo e intensidade de estimulação até que ela chegue ao clímax. Mais tarde, ela irá dar o troco em você, com juros.

- **Explosão!** Um orgasmo feminino pode parecer como um complexo que toma o corpo inteiro e, na verdade, ela irá experimentar contrações musculares em sua vagina, útero e ânus. O negócio inteiro, em geral, dura de 10 segundos até um minuto. "Eu gosto quando o toque é mais direto e intenso quando estou gozando", diz Marta, da Guatemala, e muitas mulheres concordam. Não pare até que ela lhe peça.

NÃO É UMA COMPETIÇÃO DE SEXO, MAS NÓS VAMOS GANHAR

Experimente repetir uma daquelas rodadas de masturbação que você fazia com seus amigos na adolescência, mas no estilo adulto, ao apostar um favor sexual com sua parceira de que você vai cruzar a linha de chegada antes dela. "Eu costumava fazer isso com meus amigos quando éramos adolescentes; agora eu faço com minha mulher! Nós encaramos um ao outro e competimos até o final", diz Gustavo, um designer gráfico argentino-israelense. "Na verdade, nós estamos bem empatados."

- **Fim de jogo.** Quando ela acabar, seus sinais vitais irão voltar ao normal: suas batidas cardíacas diminuirão, a respiração irá se regular. O clitóris dela provavelmente estará muito sensível, então não o toque diretamente, mas você pode estimulá-lo indiretamente até que ela esteja pronta para outra. Algumas mulheres gostam que você cubra toda a área com a mão inteira, mantendo contato, mas sem estímulo (mais à frente, explicaremos como ajudá-la a ter orgasmos múltiplos).

AGORA DÊ UMA MÃOZINHA A SI MESMO

Em nossa mente, não há nada mais íntimo que gozar juntos. É educativo, incrivelmente sexy de se assistir e, vamos encarar os fatos, é mais fácil. E, caso você tenha tendências exibicionistas ou voyeurísticas, também pode pender para esse lado da balança.

"Uma das minhas formas favoritas de gozar é deitar nos braços de meu namorado", diz Nadja, da Croácia. "Ele é tão grande e eu me sinto tão segura e amada. Ele beija meu pescoço e me mantém apertada, e eu tenho um incrível orgasmo."

"Após muitos anos juntos, nós descobrimos algo que ambos curtimos: eu a amarro e me masturbo sobre ela", diz Jorge, um médico espanhol. "Ela nunca sabe quando – ou onde em seu corpo – eu irei gozar, e a expectativa a deixa maluca. Nós também curtimos o contrário, quando ela me provoca ao me amarrar e me deixa completamente maluco ao vê-la tocar a si mesma, sem que eu seja capaz de participar ou de tocar a mim mesmo. Eu gozo sem nem ser tocado."

"Às vezes, minha mulher fica imediatamente pronta para ter outro orgasmo logo após termos gozado juntos, e ela faz isso muito rápido", diz Ângelo, um fornecedor de suprimentos para restaurantes, da Itália. "Eu costumava me importar – ei, esse é o meu trabalho – mas agora acho que está tudo bem."

Nós concordamos, Angelo – *molto bene*.

Capítulo 5

SEJA O HOMEM MAIS CONFIANTE DO MUNDO

Impressione-a com a sua língua nativa

Trinta e cinco por cento dos homens do mundo acreditam estar acima da média dos amantes – e 6% consideram a si próprios como super-homens sexuais. Os caras que têm os maiores egos são os equatorianos: 63% deles se colocam em uma dessas duas categorias.

Perguntamos a mulheres em todo o mundo no que os homens deveriam basear sua confiança em relação ao sexo, e a resposta foi unânime: a coisa que mais provavelmente fará de nós um super-herói para ela é dominar a fina arte de fazer amor com a língua. Para muitas mulheres, essa é a forma mais direta para o êxtase, e pode ser isso que há por trás de toda a gabação dos equatorianos. "No Equador, os homens sabem como fazer a coisa", diz Dora, uma advogada, de Guayaquil. "Eles não param até que o trabalho esteja completo."

JANTANDO FORA

De acordo com a especialista australiano-inglesa Tracey Cox, quando pesquisadores perguntaram a um grupo de jovens da faculdade qual opção escolheriam se fossem forçados a escolher entre penetração e sexo oral, "tanto homens quanto mulheres deram cartão vermelho para a penetração".

Parece haver um consenso entre as colegas de Cox: "Transar com o pênis de alguém é como tentar fazer caligrafia com uma grossa caneta marca-texto", diz Ian Kerner, Ph.D, um terapeuta sexual e autor de *She comes first*. "A língua é mais poderosa que a espada."

É certamente seu ingresso para ser considerado um grande amante. "Para muitas mulheres, sexo oral é mais íntimo que penetração", diz Patti Britton, Ph.D, uma terapeuta sexual e autora de *The art of sex coaching*.* Pode ser uma maneira muito íntima e gentil de dizer a alguém que você a ama, ou apenas uma parte do pacote completo do "melhor orgasmo de toda a vida dela".

> **Transar com o pênis de alguém é como tentar fazer caligrafia com uma grossa caneta marca-texto**

A importância de fazer um bom sexo oral não é um novo avanço restrito às sociedades modernas pós-feminismo. De acordo com Don Voorhees, autor de *Quickies: fascinating facts about the facts of life*, uma imperatriz chinesa chamada Wu Hu, que reinou durante a Dinastia T'ang (700 – 900 d.C.), compelia todos os visitantes masculinos dignitários e oficiais do governo a se ajoelharem diante dela e chuparem seu clitóris em sua homenagem. É bom ser uma rainha!

A MELHOR MESA DA CASA

Nossos corpos se combinam de maneira absolutamente perfeita para fazer sexo. Eles o fazem para sexo oral também; isso só requer um pouco mais de manobras.

O clássico

A clássica posição para fazer sexo oral é quando ela permanece deitada reta, pernas separadas, com você entre elas. A popularidade

* Sem tírulo em português. Tradução livre: *A arte do treinamento sexual.* (N.T.)

dessa posição é um mistério; apesar de você ter um bom acesso a quase tudo, é bastante difícil de sustentá-la por longos períodos de tempo. Para obter mais conforto, peça que ela se deite na beirada da cama ou sente-se em uma cadeira, de forma que você possa se ajoelhar na frente dela, mantendo assim a sua espinha reta, exatamente como o quiropata lhe falou para fazer, diz a educadora sexual Midori. Ela sugere também colocar alguns travesseiros atrás de sua amiga, para que seu clitóris nos seja suavemente apresentado. Ela pode se inclinar para trás e, quando as coisas ficarem interessantes, ela pode segurar a parte de trás das próprias coxas e puxar os joelhos para trás ou colocar seus pés ou panturrilhas em seus ombros.

O clássico 69

Nessa posição, claro, ela permanece como descrito acima, enquanto você vira ao contrário na direção de seus pés, se apoiando nos cotovelos. Isso colocará seus genitais bem sobre a face dela, o que tem seus benefícios. Se você ou sua parceira gostarem de usar um vibrador, essa é uma boa posição para fazê-lo – e também para observar. "Ter os dedos dele dentro de mim ou tê-lo usando um vibrador enquanto está me comendo ou chupando é a melhor maneira para gozar", diz Nikki, uma designer de joias da Austrália. "É, de certo modo, arrebatador, e eu me sinto bastante plena."

Essa posição também tem suas desvantagens; muitas pessoas relatam que a acham insatisfatória porque há muita coisa acontecendo ao mesmo tempo: "Eu não consigo me concentrar no que estou sentindo, então acabo me aborrecendo", diz Bree, uma enfermeira alemã. "Ela se aproxima demais e se esquece de tomar cuidado com os dentes", diz Jorge, um médico da Espanha. É claro, você sempre pode começar com um 69 e depois fazer com que um de vocês de um tempo para se concentrar no negócio quando as coisas ficarem sérias. Dê uma olhada no 68 a seguir, para uma possível alternativa.

O "68"

Se você for alguém que acha a posição 69 mais dispersiva que prazerosa, Midori recomenda a "68", uma variante na qual você fica sobre ela, mas seu corpo está angulado levemente para a lateral, com suas pernas de um mesmo lado da cabeça dela, "de modo que ela saiba que naquele momento o trabalho dela é se concentrar na sua magistral técnica de língua". Você vai receber o seu mais tarde!

Lado a lado

"Eu gosto de me deitar ao lado dela, com minha cabeça sobre sua coxa e meu corpo fora do dela, em forma de T", diz Lorenzo, um cineasta italiano. "Isso começou como uma maneira de manter meu pênis longe dela para que eu não fizesse uma grande bagunça, mas descobrimos que ela consegue gozar muito rápido a partir dessa posição em que minha língua fica."

Eu gozo em segundos se me esfregar na cara dele.

Sobre você

Alguns casais curtem que ela fique sobre ele na hora do sexo oral: "Eu gozo em segundos se me esfregar na cara dele", diz Nikki, a australiana. Você deita de costas e ela se abre sobre seu rosto. Ou faça com que ela se abra no topo da cama, arqueando as costas dela contra a parede. Você pode fazer sexo oral e estimular os seios ao mesmo tempo.

Em pé

Ela em pé, você ajoelhado de frente para ela. É um pouco difícil de acessar todas as coisas que você precisa, mas muitas mulheres curtem o sentimento de dominação que isso traz (é ótimo se ela estiver usando saltos altos). E muitos casais gostam dos elementos que a fantasia de mudar a chupada tradicional proporciona.

Em pé, ao contrário

Uma variação do 69 também é possível; ela desliza o torso dela ao longo do comprimento do seu, segurando, beijando ou sugando seu pênis enquanto sua língua estimula o clitóris dela. Se você mantiver a língua firme e tesa, ela pode se mover para a frente e para trás. Um pouco de óleo de massagem torna a aventura ainda melhor.

Pelas costas

"Ela precisa ter bastante confiança para esse aqui", diz Midori. "Mas o ângulo pouco usual de abordagem torna tudo mais estimulante, ao que você irá tocar e excitar partes diferentes da vulva. Faça com que ela se incline para a frente, usando uma mesa ou suporte de cozinha para apoiá-la. Posicione-se atrás dela, sentado em uma cadeira se necessário, e abocanhe-a como se ela fosse uma fruta madura".

OS APERITIVOS

Midori dá um workshop sobre cunilíngua, normalmente na inauguração do luxuoso empório do sexo, Coco de Mer. Nessa aula, ela demonstra as técnicas que está ensinando fazendo ela mesma sexo oral em sua assistente. Parece interessante? Ela viaja o mundo inteiro dando essa aula: você pode encontrar a agenda dela no site <www.planetmidori.com>. E, apesar de este livro não fornecer nenhuma informação visual, nós podemos dizer o que Midori diria.

Dê um banho nela

Uma ducha ou um banho é um bom caminho para começar os procedimentos (uma essência para as mulheres antes que elas consigam se sentir sexualmente excitadas), mas é um golpe preventivo contra qualquer sentimento de autoconscientização que ela tenha.

Tente por último

Para algumas mulheres, a cunilíngua é uma boa maneira de se aquecer. Mas, para diversas outras, não há por que começar por aí. "Eu sempre penso: 'Já?'. Simplesmente não parece assim tão bom antes que eu esteja realmente ligada. Eu preferiria que ele começasse com suas mãos – ou até mesmo só com os beijos – para que eu possa ficar toda quente e molhada primeiro", diz Sarah, uma estudante australiana. Para muitas mulheres, a estimulação do clitóris antes que a área esteja ingurgitada com sangue é, na melhor das hipóteses, inútil e, na pior, irritante.

Deixe que ela seja o seu guia

"Deite o corpo dela gentilmente e introduza os incrementos, primeiro com suas mãos, pausando para ver como ela responde", recomenda a doutora Britton. Se ela estiver gostando, não haverá dúvidas quando sua boca entrar na jogada.

Midori também recomenda que comece com uma ampla quantidade de preliminares. "Eu recomendo que o tempo que você leva antes de colocar sua boca nela precisa ser inversamente proporcional ao tempo que passará lá." Provoque-a por cima de suas roupas, dê a ela uma coxa para se esfregar enquanto você a estiver beijando. A região interior das coxas, particularmente a área que leva direto aos genitais dela, é terrivelmente sensível. Midori sugere que você se concentre no que ela chama de "a máquina de lavar no modo de centrifugação: a vibração geral tem um grande efeito na excitação em vez de apenas um ou dois dedos".

"Rasgar as roupas e ir direto ao ponto não é excitante", concorda Tracey Cox em seu livro *Supersexo* (Ediouro, 2004). "A expectativa é tudo. Trace seu caminho ao longo do corpo dela beijando, mordendo, lambendo os mamilos, coxas, barriga, e faça-a esperar". Uma vez que chegar à sua calcinha, respire pesadamente, lamba-a inteira e depois a deixe de lado. "Isso irá transportá-la diretamente de volta às suas primeiras experiências com sexo oral (quando ela era jovem, tentando fazer direito, e falhando espetacularmente)", diz Cox.

E, quando você chegar lá, deixe o clitóris dela por último. No momento em que você finalmente tocá-lo, aguarde por uma "reação explosiva", prevê Midori.

LÍNGUA FU

Proporcionalmente, a língua é o músculo mais forte do corpo, mas isso não significa que você não precise de treino. Sua parceira pode sugerir que você faça uma "malhação" ao dar-lhe uma surra de língua todas as noites. Fazendo isso, você descobrirá que, ao executar alguns dos seguintes exercícios algumas vezes por semana, você ficará em forma como um boxeador e reduzirá a fadiga que ocasionalmente sente.

"Coloque uma rosquinha entre a frente de seus dentes e os lábios", diz a educadora sexual Midori. "O buraco é o clitóris dela. Use a ponta de sua língua para fazer movimentos circulares em uma direção e depois em outra. Então, empurre o buraco com sua língua. Faça uma varredura dentro do buraco, vindo do fundo para o topo e de um lado a outro, circule novamente e depois empurre. Repita com frequência até que a rosquinha se quebre ou sua língua desista."

Mais uma cortesia de Midori; coloque uma balinha Tic-Tac dentro de um saquinho de plástico de sanduíches e puxe-a de lá com a língua tensa. Beije e chupe até que consiga aprisionar o Tic-tac – representando aqui o clitóris dela – usando somente seus lábios e poder de sucção. Não use seus dentes ou morda-o. Depois, tente um estágio ainda mais avançado: quando você sugar o Tic-Tac para dentro de seus lábios, conduza-o com a ponta de sua língua pelo mesmo caminho que traçou com a rosquinha. "Isto é realmente avançado nas técnicas de lamber e chupar – e dá a ela o sentimento equivalente ao que você tem quando ela chupa fortemente a cabeça do seu pênis", diz Midori.

Ponha a língua para fora o máximo possível. Uma vez que ela esteja fora, meneie para cima e para baixo, e em volta. Então, reverta a direção dos círculos. Não faça isso no metrô.

Mantenha sua mandíbula solta e relaxada, aponte sua língua e arremesse-a como um dardo para fora da boca repetidamente. Ou ponha a

língua para fora da boca e tente curvar a ponta para cima. Segure por alguns segundos, então relaxe e repita.
Você também pode usar uma ameixa. Faça um buraco no centro e pressione a sua língua contra o furo. "Use a parte mais dura do meio da língua na base do buraco e lentamente faça uma varredura", diz Midori. "Tente apertar e golpear com diferentes pressões e velocidades. Quando estiver executando a técnica na coisa de verdade, os gemidos dela serão um bom indicativo do que a deixa maluca." Use sua língua para acessar o caroço e tentar removê-lo (nada de trapacear!). "Esse exercício trabalha os músculos de sua língua, aumentando a sua força e resistência; quando fizer a cunilíngua, você não vai querer que sua língua se lastime e morra no momento crucial do orgasmo, não é verdade?", Midori pergunta. Não senhora, nós não vamos.
Mas há mais uma coisa que devemos considerar: cunilíngua não precisa incluir orgasmo para ser bastante prazeroso e satisfatório.

E quando você chegar lá, reserve o clítoris dela por último. No momento em que você finalmente tocá-lo, aguarde por uma "reação explosiva", prevê Midori.

O EVENTO PRINCIPAL

Não há nenhuma regra definitiva sobre o que ela irá gostar. Algumas mulheres adoram uma sensação gentil, quase fantasma; outras, particularmente quando estão prestes a gozar, preferem movimentos muito mais agressivos. Quanto mais excitada ela estiver, mais pressão aguentará. "Ao que a excitação aumenta, você também deve aumentar a força e/ou velocidade de suas carícias", diz Mabel Iam, psicoterapeuta argentina, apresentadora de televisão e autora de *Os segredos do amante perfeito*.

A melhor aposta: experimente com partes diferentes de sua língua. Se você enrijecê-la e utilizar a ponta, ela irá ter uma sensação bastante

LEIA OS LÁBIOS DELA

Como sempre, a linguagem corporal de uma mulher irá dizer-lhe muito sobre o quanto ela está gostando da maneira como você a está tocando. Se o seu toque não for firme o suficiente, ela irá se apertar contra você; muito bruto e ela irá se retirar.

A especialista Tracey Cox tem alguns conselhos para facilitar a comunicação entre vocês dois durante esses momentos mais delicados:

- *Mostre. Deixe-a demonstrar qual técnica de língua ela prefere ao pedir que ela lamba a palma de sua mão com a pressão e o ritmo que ela deseja que você use. Você também pode conseguir que ela faça isso com o lóbulo de sua orelha. Ou outra parte protuberante.*
- *Diga. Peça a ela que mantenha as instruções verbais para palavras de comando único, como "mais rápido", "mais lento", "mais forte" e "não pare".*
- *Aponte. "Se você estiver tendo problemas em atingir o local certo dela, peça-a para guiá-lo até o lugar certo, formando um V com seus dedos e posicionando onde ela quer que você foque. Lamba bastante entre eles", diz Cox.*

Experimentar é metade da diversão, e, às vezes, você não deve abandoná-la, mesmo que já tenha encontrado seus pontos certos. "Enquanto ele não estiver me machucando, é tudo de bom o período em que ele fica lá embaixo", diz Verônica, uma secretária, do Equador. "Mesmo que eu não consiga terminar, a sensação é sempre ótima."

diferente do que se você relaxar a usar a coisa toda. Isso não significa, contudo, uma língua pontiaguda, somente mais pressão. Em geral, a não ser que você tenha um plano mestre, uma língua relaxada deve ser o movimento que você busca. Chupe-a como se ela fosse uma casquinha de sorvete. Com castanhas. E cobertura.

Veja alguns movimentos específicos que você pode experimentar.

Comece com os lábios

Beije os grandes e pequenos lábios dela como se estivesse beijando os lábios de seu rosto. Aconchegue sua face lá. Lamba o monte dela. Separe os lábios externos e os internos. Corra sua língua ao redor deles.

Faça círculos

Com a língua relaxada, lamba em cima e ao redor do clitóris – não sobre ele. Faça isso suavemente e devagar. "Descreva pequenos círculos ao redor da circunferência e combine-os com um movimento para cima e para baixo", recomenda Cox. Lembre-se, o que você pode ver e sentir é apenas a ponta do iceberg, então, cobrir toda a área ao redor não é perda de tempo.

"De acordo com alguns especialistas, um lado do clitóris costuma ser mais prazeroso que o outro", diz Cox. Seja qual for a resposta que ela der, você pode se divertir bastante testando essa hipótese: Cox recomenda que você peça a ela para manter uma perna dobrada na altura do joelho e a outra estendida – e depois trocar os lados

Seja o pincel amigo dela

Após alguns movimentos longos que gentilmente massagearam a vulva dela, dê uma pincelada com a ponta da língua no clitóris. "A combinação de estimulação em seus lábios internos e o toque erótico da ponta de sua língua a conduz a uma espiral de extremo prazer", diz Midori.

Ela também aconselha que você esqueça aquele conselho que lhe deram quando era adolescente: não lamba o clitóris dela como se estivesse soletrando o alfabeto. "Para a maior parte das mulheres, isso é simplesmente frustrante, e é altamente improvável que a leve ao orgasmo."

Faça o som de uma língua lambendo

Mais uma vez, a consistência é a chave quando se trata de movimentos básicos. Mantenha a sua língua relaxada e ampla.

Segure a língua

"Uma língua reta e rígida está entre as mais subestimadas técnicas de sexo oral", Diz Kerner. "É ótima para induzir o orgasmo, mas também funciona como um excelente respiro entre os movimentos". Empurre gentilmente a sua língua para dentro da vulva dela e deixe que ela faça todo o trabalho, estabelecendo o passo, a pressão e o ritmo.

Enrole sua língua

Se você for uma dessas pessoas geneticamente dotadas de habilidades (algumas pessoas podem fazer isso, outras não – e nem toda a prática do mundo fará com que você consiga, se não for o caso), enrole a sua língua em um tubo ao redor do clitóris dela e então deslize-a para frente e para trás.

Chupe

Leve o clitóris até sua boca e então chupe-o – sempre de maneira suave. "Chupar o clitóris e os lábios dela cria uma sensação única que, quando contrastada com a fricção habitual, pode levar a mais e melhores orgasmos", diz Bob Schwartz, Ph.D, autor de *The one-hour orgasm*. Reiteramos: seja gentil – nada de comportamento hardcore – e deixe-o rapidamente também. Esta é uma sensação muito intensa.

Enfie sua língua

Você pode, é claro, enfiar sua língua dentro da vagina dela. Um pouco disso significa muito – a maior concentração de terminações nervosas nessa área fica logo na abertura, então investir seu tempo e energia lá compensará bastante. Provavelmente irá querer penetrá-la quando ela estiver prestes a gozar; usar as mãos faz bastante sentido também.

Use seus lábios

A sua língua vai ficar cansada se você não mudar de técnica. Pressione seus lábios contra ela e se aconchegue, ou então dê profundos e apaixonados beijos no "estilo francês" no clitóris dela. Outra dica sobre a resistência: quanto mais você alongar sua língua, mais cansada ela irá ficar. Em vez disso, mantenha-se mais próximo e pessoal.

Use suas mãos

Você provavelmente já as utilizou para acariciar o resto do corpo dela enquanto estava ocupado lá embaixo, e tudo bem, mas você não deve hesitar em envolvê-las também no evento principal. Use-as no clitóris de sua parceira quando precisar dar um tempo para a língua. Utilize-as para estimular o ponto G, ou para ajustar a posição dela e para conseguir o acesso mais favorável ao clitóris. Você pode dar um orgasmo à mulher sem usar as mãos, mas com elas poderá lhe dar um muito melhor.

"Quando meu parceiro me chupa, eu adoro que ele faça um sinal de 'venha aqui' bem lentamente com os dois dedos dentro de mim, especialmente se ele estiver ao mesmo tempo lambendo meu clitóris", diz Emma, uma publicitária inglesa.

Ava Cadell, Ph.D, sugere que o amante seja multiuso: lamba o clitóris, estimule o ponto G com uma mão, e esfregue a outra mão por todo o terreno interno das nádegas dela. "Se conseguir fazer isso, ela nunca irá deixá-lo largá-la", diz a doutora Cadell.

Use seu – nariz?

Seu nariz, acredite ou não, dá um excelente estimulador do clitóris. "Por que não? Ele está bem ali!", diz Neil, um artista gráfico de Sidney. "Ele também permite que eu mantenha minha língua dentro dela quando ela goza, que é a coisa de que eu mais gosto".

Use um brinquedo

Um pênis de borracha ou um vibrador pode ser um adicional excelente para o sexo oral. Se ele vibrar – ou mesmo que não o faça – ele pode dar à sua língua e mãos uma pausa muito bem-vinda, ou segurar a onda enquanto você muda de posição. E diversas mulheres gostam da sensação de ter algo dentro de si quando gozam.

Mas não seus dentes

Tenha "muito cuidado com os dentes", avisa Mabel Iam. "Sempre que os usar faça-o de maneira bastante suave." Aviso registrado.

Hummm

Vibrações de qualquer tipo podem ser bastante agradáveis. "Às vezes, eu coloco minha boca sobre a área inteira e então faço 'hum' – vibrando-a. É como utilizar um vibrador", diz Alessio, um curador de museu italiano.

Assopre bolhas

Dê um gole de champanhe antes de lambê-la, então use a sua língua para fazer um redemoinho de bolhas ao redor do seu clitóris. As terminações nervosas reagem às bolhas. De um modo bem legal.

DEBBIE NÃO FAZ DOCUMENTÁRIOS

Os filmes pornográficos, em sua maioria, são uma péssima fonte de informação sobre como fazer um bom sexo oral nas mulheres. É melhor se ater a algum vídeo educativo para a coisa de verdade, mas confie em nós: ele não será como Blood on the highway. O nosso favorito é O guia para o melhor cunilíngua, de Nina Hartley.

Curioso e curioso

Um drops sabor hortelã pode dar a ela um orgasmo curiosamente forte. Atenha-se à hortelã. A menta pode arder (Um dos membros de nossa equipe descobriu isso da pior maneira. Sobre o ocorrido, só o que ele pôde dizer foi 'desculpe, querida').

A INFORMAÇÃO MAIS IMPORTANTE DESTE CAPÍTULO

"As mulheres chegam ao orgasmo por meio de uma estimulação rítmica consistente; então, uma vez que elas estejam curtindo um movimento em particular, não mude o que está fazendo", diz Midori.

Muitas mulheres gostam de uma variedade de sensações, particularmente no começo. Não continue com o mesmo movimento por muito tempo, a não ser que ela peça. Mas, assim que você chegar a algo que ela realmente curta, mantenha um movimento constante e repetitivo em curso.

Midori aconselha a prestar atenção na maneira com a qual ela move os quadris quando você estiver lhe fazendo sexo oral. "Se ela estiver rangendo os dentes e se movimentando, não siga aquele movimento com sua boca ou mude o ritmo para se encaixar. Fique parado e permita que ela encontre o ponto certo ou o movimento para levá-la ao orgasmo. Ela só está ajustando a posição, portanto, se você se mover com ela, estará arruinando seus esforços."

E então não pare – simplesmente não pare. "Se ela de repente congelar em uma posição, segurar os quadris enquanto tenciona o abdômen para permanecer como está, isso significa uma coisa: você acertou na mosca", diz Midori. "Se você continuar como está, mantendo o passo e a pressão contínuos, ela começará a ter fantásticas ondas de prazer".

Não pare até ter certeza de que acabou – e até que consiga conhecê-la muito, muito bem, o que provavelmente significa esperar que ela se mova novamente. Muitas mulheres querem ser estimuladas até o final, e julgar mal isso pode ser severamente

CHEGA DE FALAR DELA – E QUANTO A VOCÊ?

Este capítulo tem a intenção de torná-lo o homem mais confiante do mundo. Bem, não há nada como uma boa "condução" de uma mulher para fazer com que um homem se sinta invencível. Então, nós perguntamos a mulheres em todo o mundo quais eram seus melhores (e mais amados) truques de felação, ou seja, sexo oral no homem. Aqui vão alguns que você não vai querer perder.

"Muita, muita e muita saliva. E se ele for grande, ajuda usar minhas mãos embaixo."
– Devon, representante de produtos farmacêuticos, de Londres.

"Eu chamo de saca-rolhas. Parece mais complicado do que é, mas é basicamente um movimento de redemoinho com minha boca e mãos indo na direção oposta. Nunca falha!"
– Anônimo.

"Eu gosto de alternar quente e frio. Sempre deixo um chá de ervas perto da cama: um gole de chá quente cria uma sensação surpreendente. Assim como água fira ou champanhe!"
– Yvonne, executiva de cosméticos, de Paris.

"Um dedo bem lubrificado e bem colocado é um tratamento especial em nossa casa. Quando ele está na minha boca, posso realmente sentir a diferença na maneira como ele goza.
– Mika, modelo ucraniana.

"Contato visual. Meu namorado gosta de assistir, e isso sempre me deixa constrangida. Porém, observar um ao outro dá a ambos uma energia incrível."
– Belinda, enfermeira de Surrey, Inglaterra.

"Uma mão nele, uma mão em mim! Quanto mais nos envolvemos, mais nos desinibimos; ele adora sentir (e escutar!) o quanto estou me excitando."
– Anônimo.

Então diga a ela o quanto você aprecia o que ela faz, e não se esqueça de elogiar sua técnica; as mulheres com quem conversamos eram surpreendentemente inseguras.

Uma nota: quase todas as mulheres com quem conversamos reclamaram da pressão que os homens fazem com as mãos sobre a cabeça delas. Apesar de isso ser excitante para você, um carinho no rosto dela ou brincar com seus cabelos (talvez colocar os cabelos dela de lado para que você possa assistir) pode ser uma estratégia muito melhor.

Agora só o que você precisa fazer é deitar e curtir.

desapontador para ela em um dos momentos em que estará mais sensível. "Não pare até que o tremor de seu corpo diminua e ela fique sem forças", avisa Midori.

SE VOCÊ ENCONTRAR RESISTÊNCIA

"Eu adoro chupar vaginas – eu até tenho sonhos com isso! Mas isso é algo que deixa a minha atual namorada desconfortável", diz Jonas, jornalista, de Portugal. "Se ela permite, é só por alguns minutos, e ainda assim ela fica dura como uma tábua; eu posso dizer que ela fica contando os segundos até que acabe."

Nós perguntamos para as mulheres por que elas recusam o sexo oral e usamos as objeções delas para elaborar uma série de recomendações para ajudar até mesmo a mais resistente das mulheres a superar o problema.

Ela se preocupa se vai demorar demais

Apesar dos avanços que as mulheres conseguiram no último século, "a maioria ainda está condicionada a nutrir e dar aos outros e se colocar em último lugar; tanto que muitas mulheres obtêm mais prazer em dar que em receber", diz Barbara Carellas, educadora sexual e autora de *Urban tantra: sacred sex for the twenty-first century*. "Quando elas fazem amor, com frequência negam o próprio prazer por acharem que estão levando tempo demais para chegar ao orgasmo e que seu parceiro deve estar se aborrecendo."

Esse é um dos argumentos que Midori sustenta para fazer muitas preliminares – estar certo de que ela está esquentando bastante antes de fazer sexo oral: "Ela vai se sentir muito constrangida se começar a levar décadas para gozar e terá a tendência a fingir a sensação para salvar seu ego".

Dê a ela o maior presente de todos: todo o tempo do mundo. Deixe bastante claro que não há tabela de tempo, que se você cansar vai descansar, e que está realmente gostando muito do que está fazendo. E se você estiver só aprendendo a geografia do terreno, deixe o orgasmo dela de lado. Pode ser muita pressão sobre ambos. Diga a ela que somente quer experimentar algo gostoso.

Banhe-a

"Quando eu estava crescendo, os garotos de meu bairro costumavam fazer piadas a respeito de camarão e maionese sempre que as meninas estavam por perto", diz Elizabeth, uma babá de 33 anos de Leeds, Inglaterra. "Quando me lembro disso, ainda fico com a face corada. Mesmo quando tenho certeza de que estou completamente limpa, ainda assim me pego pensando demais cada vez que tenho alguém fazendo sexo oral em mim."

Apesar de a maioria dos homens achar o cheiro de suas amantes muito, muito sexy, diversas mulheres se prendem a essa insegurança, o que, com muita frequência, é o resultado de uma brincadeira infantil que ocorreu no passado. É uma tragédia, mas que pode ser superada.

Primeiramente, tenha a certeza de abordá-la para fazer sexo oral sempre quando ela tiver a oportunidade de tomar uma ducha ou um banho antes, talvez porque você tenha enchido a banheira e espalhado pétalas de rosas? "Eu adoro sexo oral, em qualquer lugar, de qualquer forma. Nada de constrangimento para mim! Mas claro que eu me pergunto se tudo está perfeitamente satisfatório após um longo dia de calor. É melhor esperar até que eu tenha tomado um banho, cara!", diz Mac, médica em Perth, Austrália.

Você também precisa deixar claro que o odor íntimo dela não só não o ofende, mas na verdade exerce exatamente o efeito oposto. "Eu finalmente superei isso porque meu namorado adora me beijar lá embaixo enquanto estamos no sofá assistindo televisão. Ele inspira profundamente, dizendo o quanto ele adora o meu cheiro", diz a babá Elizabeth. "Eu finalmente me entreguei e acreditei nele."

E se você não gosta do sabor que ela tem, isso não significa que não possa jantar com estilo. Use um lubrificante com sabor – a marca ID, por exemplo, tem 12 sabores, que vão de maracujá a kiwi. Apenas

DIVIRTA-SE

O que repetidas vezes mais escutamos das mulheres com quem conversamos é que entusiasmo é tudo. "O que mais me deixa ligada é o quanto meu namorado está entusiasmado com o sexo oral", diz Liat, gerente de um comércio varejista, de Israel. "Ele enterra o rosto dele e fica simplesmente enlouquecido! Eu me sinto muito sexy quando percebo o quanto ele fica excitado – é até melhor do que o ato em si."

se certifique de que não tem corantes e açúcar, para não ocasionar infecções desconfortáveis a ela.

"Ele é muito bruto!"

"Meu namorado tem dedos mágicos e é um amante bastante gentil, mas no segundo em que sua boca está entre minhas pernas, ele se transforma em uma máquina!", diz Anna, da Ucrânia. "Quando eu tento me afastar, ele agarra minhas coxas e me puxa para ainda mais perto. Eu preciso dizer a ele: 'Eu não estou sendo tímida – você está me machucando'."

De acordo com as moças que entrevistamos, esse é provavelmente o pior erro técnico que os homens podem cometer durante o sexo oral. Mas nada de pânico – é bastante fácil de corrigir a rota! "Os caras acham que precisam enfiar e pincelar", diz a doutora Kerner. "Mas, normalmente, tudo o que ela quer é uma língua firme e tenaz – um ponto de pressão – para que possa estabelecer o ritmo e o passo."

Elogie-a

Mulheres que se preocupam com a aparência de suas partes íntimas têm menos probabilidade de ter orgasmos com facilidade durante o sexo oral, de acordo com Debbie Herbenick, Ph.D, colunista da *Men's Health*. E um estudo recente publicado no *Journal of Sexual Research* sugere que as mulheres que se sentem embaraçadas ou envergonhadas em relação ao próprio corpo têm menos experiências sexuais e são menos assertivas sexualmente.

"Seduza-a com palavras suaves todo o tempo para aumentar a auto-estima dela", diz Mabel Iam. Claramente você só tem a ganhar com esse flerte. Se você adora como ela fica quando está nua – e você adora, certo? – partilhe essa informação com ela.

QUEM USA SHORTS CURTOS?

Depilar ou não depilar? – para muitas mulheres, essa é a questão. Alguns homens ficam excitados quando ela está totalmente depilada; outros preferem um matagal no qual eles possam passar os dedos. Ou você pode ter o melhor dos dois mundos – as ex-playmates Deborah Driggs e Karen Risch, coautoras de Hot pink: the girl's guide to primping, passion and pubic fashion,* *dizem que há uma nova tendência quanto a moda de depilação púbica: parte de cima natural e totalmente depilada embaixo.*

Existem precedentes históricos para todo o tipo de expressão artística feita lá. Imagens explícitas das antigas artes chinesa e indiana revelam vulvas orgulhosamente. Na Europa medieval, a total ausência de pelos era também prática comum – provavelmente para conter epidemias de piolhos. E, é claro, há à depilação no estilo brasileiro, país a quem devemos agradecer pois deixa praticamente tudo depilado lá embaixo.

Seja qual for a sua preferência, o sexo oral será mais fácil se os pelos logo acima do clitóris forem mantidos curtos. Isso, obviamente, é algo que vocês podem fazer juntos. Na verdade, você pode tomar a boa aparência pubiana como ponto de partida para dobrar a dose: mais de 67% das mulheres que entrevistamos disseram que se depilariam se o homem pedisse (e 55% já se depilaram totalmente pelo menos uma vez). "Isso ajuda a pavimentar o caminho para mais brincadeiras e experimentação", diz Candida Royalle, uma produtora de filmes adultos e veterana dessa indústria, que sugere às mulheres oferecerem-se para aparar os pelos deles primeiro (95% dos homens disseram que topariam ter seus pelos aparados. Isso faz, incidentalmente, o pênis parecer maior).

Se ela ficar nervosa, lembre-a de que, na Grécia antiga, aparar os pelos pubianos para chegar ao formato desejado era a norma. E, enquanto você estiver por lá, divirta-se. Se ela ficar completamente depilada, você pode fazer experiências com desenhos, joias e enfeites para grudar.

* Sem título em português. Tradução livre: *Rosa quente: o guia feminino para adornar e seduzir com a moda púbica.* (N.E.)

Hot Pink: the girl's guide to primping, passion and pubic fashion é um eBook disponível no endereço <www.hotpinkbook.com>. Se você quiser enviar um e-mail sexy, um link para esse site resolverá; diga a ela para escolher algo de que goste, e você irá ajudá-la a implementar a escolha dela à noite. E não se esqueça de deixá-la ser recíproca.

Alguns outros produtos de que você pode gostar ao embarcar nesse projeto: Barbeador com proteção da marca Schick. Usa lâminas ultrafinas e seguras para dar a ela um barbeado rente sem medo. Shave Coochy. Loção pós-barba extrassuave, que não resseca a pele, para suas partes mais íntimas. Ambos estão disponíveis em <www.shopinprivate.com>.

Capítulo 6

FAÇA DELA A MULHER MAIS FELIZ DO MUNDO

Cuide dela para que o sexo seja perfeito

Em nossa pesquisa, os homens italianos – que não são famosos pela modéstia – relataram provocar orgasmos em suas mulheres com mais frequência do que o fazem todos os outros. "Homens italianos sempre consideraram dar prazer um teste à própria virilidade", diz Laura Rivolta, especialista, psicóloga e sexóloga da Universidade de Milão. "Seja um perfeito terno Armani, uma fantástica ópera ou uma bela mulher, nós somos uma cultura que aprecia e endeusa a beleza."

Qual é o segredo dos italianos? Bem, talvez haja alguma pista nas palavras de Paolo Mantegazza, proeminente neurologista italiano, fisiologista e antropólogo, que, em 1885, publicou o livro *The sexual relations of mankind*:* "Há mais e melhor amor na Itália do que no resto do mundo porque o nosso é o país da beleza e da arte".

Ou talvez seja por que eles fazem disso sua prioridade. "Os homens italianos gostam da ideia de satisfazer todas as mulheres com quem dormem", diz Chiara Simonelli, Ph.D, professora de Universidade de Roma. "Eles passam bastante tempo pensando e falando (e se gabando) sobre sexo." Ela afirma que eles "têm uma boa atitude em relação ao sexo" – divertida e com bom senso de humor.

Eles também são românticos incorrigíveis, e isso se traduz em dar às suas mulheres muita atenção na cama. "Os italianos precisam

---

* Sem título em português. Tradução livre: *As relações sexuais da humanidade.* (N.T.)

seduzir sua mulher todos os dias", diz Emmanuel A. Jannini, M.D., professor de endocrinologia e sexologia médica do Departamento de Medicina Experimental da Universidade L'Aquila. Atitude é tudo, ele diz. "Os homens italianos entendem que a vida foi criada para os prazeres. O modo de ser italiano consiste em obter prazer a partir do prazer dela."

Mas existe uma essência para dar suporte a todos esses corações e flores – o doutor Jannini, por exemplo, é um renomado especialista mundial no ponto G. O que nos leva ao tópico em questão. Falamos sobre estimulação oral e digital. O que restou? Oh, sim – penetração (não se esqueça de cruzar as referências do que encontra aqui com a lista de posições do capítulo 7). Então, vamos falar sobre sexo, e vejamos que dicas e truques os italianos e suas contrapartes internacionais podem partilhar conosco. E já que estamos nesse assunto, daremos a você um guia de compras para alguns brinquedos sexuais que facilitarão que ambos gozem quando estiverem juntos.

Estatísticas rápidas

Porcentagem de homens que relataram levar sua mulher ao clímax todas as vezes.

1.Itália: 60%
2.Hungria: 58%
3.Filipinas: 54%
4.Indonésia: 53%
5.Holanda: 50%
6.Estados Unidos: 43%
Média mundial 43%

OS DETALHES DA PENETRAÇÃO

Deixe-a assumir a liderança

Um estudo da Universidade Estadual de Illinois descobriu que a satisfação sexual é maior em relacionamentos nos quais a mulher inicia o sexo regularmente. Veja mais informações no capítulo 9 sobre como fazer esse milagre acontecer.

Respire

"Dizem que o sexo está todo na sua cabeça – eu digo que isso é sexo ruim!", afirma Charla, uma praticante tântrica que se especializou na arte

O MOVIMENTO DO OCEANO

A especialista inglesa Kesta Desmond, autora de Pure Kamasutra, diz que a maneira com a qual você move o seu pênis dentro de sua amante é uma importante habilidade sexual, de acordo com o Kama Sutra. Existem nove maneiras diferentes! Ela afirma que as três melhores são:

- *Mover-se como uma batedeira. Quando ambos estiverem realmente excitados, segure seu pênis na sua mão e use a glande para massagear o clitóris dela em um movimento circular. Uma rota garantida para que muitas mulheres – e homens – cheguem ao orgasmo!*
- *Perfurar. Penetre a vagina dela em um ângulo alto – de forma que o corpo de seu pênis fique paralelo à vulva dela em vez de em ângulos direcionais à ela. Agora estoque. Isso fornece enorme quantidade de fricção no clitóris.*
- *Causar um vendaval. Depois de penetrá-la, retire o pênis completamente, espere uma fração de segundos e enfie-o dentro dela novamente. Ótimo para sexo vigoroso com um elemento de surpresa.*

da massagem erótica e é a autora de *Erotic massage: sensual touch for deep pleasure and extended arousal*. "Precisamos livrar nossa cabeça de quaisquer pensamentos e mergulhar em nosso corpo... É por isso que a respiração é o primeiro fundamento para um bom sexo. Você não consegue fazer um sexo de qualidade se estiver respirando da maneira que costumo denominar "computadorizada": curta, rasa, autonômica. Você não consegue sustentá-la. É necessário fazê-la fluir, respirar lenta e profundamente, para silenciar a conversação que há em sua cabeça". Ela recomenda manter sua barriga relaxada e a respiração audível. Também conhecida como respiração sibilante (ou, de maneira menos tradicional, respiração "Darth Vader"), essa é uma respiração que produz um som alto pelo nariz, com a boca fechada e a garganta levemente contraída. Imagine que você está tentando dar uma baforada em seus óculos para limpá-los, mas com a boca fechada. Se você a executar corretamente, ela será audível para a pessoa que estiver ao seu lado.

Peça permissão

Antes de você penetrá-la, pergunte se tudo bem. "Algumas mulheres acham incrivelmente adorável", diz Barnaby Barrant, Ph.D, presidente da Associação Americana dos Educadores, Conselheiros e Terapeutas Sexuais. "Isso dá a elas uma sensação de respeito. Proporciona segurança para que relaxem." E quando a estiver penetrando pela primeira vez, beije seus lábios ou acaricie sua face.

Aumente a intimidade

Quer deixá-la selvagem de desejo? Olhe direto nos olhos dela durante o sexo em vez de ficar assistindo o que está acontecendo lá embaixo. Adicione um pouquinho de narrativa à ação e peça a opinião dela também. A combinação de contato visual e diálogo – fazendo uma conexão direta durante o sexo – gera uma enorme excitação nas mulheres.

"Fazer contato visual eletrizante durante o ato sexual com alguém é uma das experiências mais maravilhosas", diz Maria, da Itália. "Olhar profundamente nos olhos dele enquanto ele está dentro de mim é intensamente erótico. Os olhos dele dizem muito também, quando ele está feliz, triste ou excitado, quando suas pupilas dilatam pela luxúria... Para mim, ser sexualmente íntima de alguém significa estabelecer uma conexão em um nível muito mais elevado. Olhar para alguém que corresponde ao meu olhar é algo que realmente me excita."

Diminua a velocidade

Faça sexo normalmente, mas a passo de tartaruga. Em vez de passar 30 segundos lambendo os mamilos dela, passe 3 minutos. Aumente o tempo das preliminares ao máximo possível. Uma vez que esteja de fato dentro dela, faça com que cada estocada seja o mais lânguida e lenta possível. Quando perceber que está para gozar, tire fora e dê um tempo focando em alguma outra parte do corpo dela. Somente acelere no momento em que não der mais para aceitar "lento" como resposta.

Vá até a metade do caminho

Como já mencionamos antes, a maioria das terminações nervosas da vagina está localizada na terça parte dela, a área que a maioria de nós se encontra bem equipada para acessar. "Um homem que aprende a excitar uma mulher logo na abertura – ao colocar o pênis até a metade do caminho e puxá-lo de volta – é tido como um amante melhor do que aquele que enfia tudo lá dentro como se estivesse perfurando para achar petróleo", diz Mark Elliott, diretor do Instituto de Saúde Psicológica e Sexual de Columbus, Ohio.

Um homem comum tem melhores chances de atingir esse terceiro segmento entrando na mulher por cima, enquanto ela deita na cama com as pernas na posição horizontal. Isso reduz a profundidade da penetração, evitando que a pélvis de ambos se encostem totalmente. Além disso, quando estendidas, as pernas dela tensionam mais os lábios vaginais, o que melhora a estimulação para ambos.

Mude de marcha

Resista à tentação de estocar forte, rápida e profundamente, em um padrão um-dois repetitivo. Em vez disso, seja mais criativo: misture estocadas lentas e profundas, com outras rápidas e rasas. Judite, uma contabilista, da Hungria, nos conta: "Meu marido me instiga ao não ir até o final. A sensação é maravilhosa quando ele finalmente enfia".

Comece com estocadas mais rasas, que miram o primeiro terço da vagina, mas não crie muito estímulo na cabeça do seu pênis. Quando a excitação dela aumentar, adicione uma média maior de estocadas profundas. Entre devagar e puxe rápido; as retiradas rápidas irão gerar ainda mais sensações no clitóris dela.

Ou tente a técnica rápido-lento-rápido. Enfie rapidamente, diminua a marcha por um minuto inteiro e então dê a ela uma profunda e surpreendente estocada. Os músculos dela irão relaxar durante os movimentos gentis e a estocada final irá penetrar na área mais profunda da vagina, causando espasmos e convidando a um orgasmo.

Use suas mãos

Use suas palmas para pressionar e gentilmente dar pancadinhas nos seios dela. Use-as para tocar o clitóris dela ou estimular suavemente o seu ânus. Passe-as por toda a extensão do corpo dela. Coloque seus dedos dentro da boca dela. Acaricie seus cabelos.

O toque final

Assim que ela começar a gozar, beije-a.

POR QUE NÃO?

Experimentar sexo anal é algo que cada vez mais casais estão fazendo. Afinal, por que não? O ânus, a vizinhança mais próxima dos genitais, é rico em terminações nervosas bastante sensíveis e em interconexões com os mesmos músculos e nervos que fazem com que todo o resto lá embaixo seja tão bom.

Talvez esse seja território inexplorado para alguns de vocês, então nós conversamos com Em e Lo, autoras de Rec sex, para saber o básico.

- *Regra 1: Use lubrificante.*
- *Regra 2: Somente no caso de você pular a primeira regra, é realmente uma boa ideia utilizar lubrificante e em grande quantidade. "Cuspir simplesmente não funciona", diz Em.*
- *Regra 3: É para valer. Use ainda mais lubrificante do que você pensou em usar. Não seja mesquinho com isso, cara.*

Pegou? Bom. Aqui vão algumas outras sugestões para ajudá-lo em sua jornada:

- *Comece no banho. Isso elimina quaisquer preocupações com higiene que ambos possam ter. E caso alguma se apresente, será bastante fácil lidar com ela.*

- *Devagar com ele. Em aconselha de maneira veemente a tomar cuidado com a manobra "oops". "Comece devagar e com calma", concorda Lo. O que significa isso? Esfregando do lado de fora, usando bastante lubrificante, introduza um dedo. Gradualmente.*
- *Se vocês decidirem levar isso ao próximo nível, como a penetração, Em implora que se lembrem de que "o ânus perdoa muito menos do que a vagina. Ele não se lubrifica sozinho, ele não aumenta de tamanho com a excitação e o tecido é muito mais delicado". Mesmo que ela adore quando você é agressivo durante a penetração vaginal, é melhor mudar a sua abordagem na porta de trás.*
- *Faça sexo seguro. Lembre-se de que o sexo anal é o ponto de maior risco quando se trata de DSTs e HIV.*
- *Nada de mergulhos duplos. Não faça isso. Se estiver usando camisinha, use uma para a porta de trás e outra para todo o resto. Se estiver sem, lave-se cuidadosamente, lave as mãos e qualquer outra coisa que tanha entrado em contato. Não se trata apenas de uma consideração estética. Bactéria fecal na boca dela pode fazer com que ela fique doente, e em sua vagina, pode causar uma séria infecção urinária. O que, é desnecessário dizer, reduzirá substancialmente as chances de uma reprise (se ela tiver tendência a desenvolver infecções do trato urinário, sugira que ambos tomem banho juntos depois do ato; o lubrificante tende a se espalhar e causar problemas, mesmo que vocês sejam cuidadosos).*
- *Use a sua outra mão. Se você se certificar de fazer algo que ela realmente gosta com a outra mão, estará criando uma associação positiva.*
- *Dê e você irá receber. "Em nossa própria pesquisa não científica, algo que os caras gostariam que as mulheres fizessem com mais frequência é colocar um dedinho lá atrás", diz Lo. É claro! A massagem da próstata não é somente boa para você (e ela é) – ela é uma sensação ótima para muitas mulheres. Vamos encarar os fatos, não é como se alguém estivesse fazendo sexo com sua orelha ou qualquer outra área não relacionada. Como Lo pontua, as terminações nervosas do assoalho pélvico estão*

todas interconectadas e a próstata é responsável pela fabricação da ejaculação; você poderia até pensar nela como a raiz do pênis. E ainda assim, o tabu contra a apreciação dessa atividade prevalece. Os especialistas sugerem que você deixe tudo isso de lado e pense na questão como se fosse apenas mais um movimento em suas brincadeiras, outra posição ou outro truque de língua. "Não existe uma terminação nervosa gay. Se a sensação é boa, por que você não vai fazê-la?"

Quer tentar? Banho primeiro, e depois vamos passar de novo pelas regras um, dois e três citadas anteriormente. Use lubrificante, e em grande quantidade. Peça para ela começar com um dedinho. E depois apenas curta as fantásticas sensações.

FINGIR

De acordo com Al Cooper, Ph.D, o diretor clínico do Centro Marital e de Sexualidade de San Jose, dois terços das mulheres de um estudo admitiram que ocasionalmente fingem o orgasmo. Por que tantas mulheres mentem assim para nós? Parece que quando perguntamos "Foi bom para você?", o que elas escutam é "Diga-me o quanto isso foi bom". As mulheres mentem para nutrir nossos egos, quando elas acham que estão demorando demais ou para evitar análises quando elas não chegam ao clímax. Se suspeitar que sua parceira está fingindo regularmente em benefício seu, então é necessário que você remova a pressão que ela está sentindo em validar a relação para você.

Estatísticas rápidas

Cinco principais países em que os homens relataram "ter certeza" de que suas parceiras estavam fingindo:
1.Espanha: 14%
2.República Tcheca: 11%
3.México: 10%
4.China: 6%
5.Romênia: 5%
6.Estados Unidos: 5%

Infelizmente, não há maneira fácil de saber se a sua parceira está sendo honesta sobre seu nível de prazer. Alguns homens acreditam saber se a parceira está tendo um orgasmo ao prestarem atenção às contrações do corpo dela; contudo, se você quiser realmente percebê-las, é mais provável que consiga fazê-lo com um dedo, uma vez que o pênis não é tão sensível a variações de pressão como você possa achar. Mas mesmo um dígito inserido lá não é à prova de falhas. Se ela for sexualmente astuta e realmente tiver a intenção de enganá-lo, ele sempre poderá fingir as contrações.

Por outro lado, não a acuse de fingir somente por que aquilo não "pareceu" um orgasmo para você. Por exemplo, enquanto algumas mulheres cantam Carmen, outras são absolutamente silenciosas. E apesar de ficar molhada, ter contrações musculares e esticar os membros serem sinais comuns de orgasmos dela, essas não são evidências incontestáveis.

Pesquisadores da Universidade Groningen, na Holanda, usaram scans para mostrar que certas áreas do cérebro são estimuladas durante o orgasmo, mas não se ativam quando a mulher o finge. Se você não tem um scanner cerebral, a melhor alternativa para bancar o Sherlock Holmes é fazer a direta, mas sempre bem-vinda pergunta: "Você gozou?" E se você tiver suas dúvidas, você pode seguir com um comentário perfeitamente cronometrado como, "...por que, se ainda não gozou, não há nada que eu gostaria mais de fazer do que continuar".

"Se ela for uma pessoa com quem você se importa, não a deixe escapar assim", diz Logan Levkoff, Ph.D, um educador sexual da cidade de Nova Iorque. "Diga: 'Eu tenho a sensação de que você não está gostando disso tanto quanto poderia. Diga-me o que posso fazer para melhorar as coisas'". Ao descobrir o que ela quer, você a ajudará a chegar lá.

Staci Keith, em seu livro *Drive your woman wild in bed,** recomenda uma técnica que ela chama de "orgasmo atrasado", que consiste em você pedir à sua parceira que ela resista ao orgasmo o máximo que puder enquanto você faz sexo oral. Ao remover a pressão do desempenho e de satisfazê-lo, você remove a razão para a encenação. O resultado costuma ser um clímax genuíno e ressonante. Ah! Estudos mostram que leva de 15 a 40 minutos para que uma mulher chegue a um orgasmo.

* Sem título em português. Tradução livre: *Enlouqueça sua mulher na cama.* (N.T.)

Estatísticas rápidas

Cinco principais países em que os homens relataram "ter certeza" de que suas parceiras nunca fingem:
1.Holanda: 58%
2.Portugal: 56%
3.Eslovênia: 54%
4.Itália: 48%
5.Indonésia: 45%
6.Estados Unidos: 34%

Um ponto importante a ser lembrado é que você não deve superestimar a importância de um orgasmo. Uma vez que o orgasmo é um fim em si para nós, assumimos que ele também o seja para as mulheres. E, inconscientemente, as induzimos em direção a essa mesma conclusão. Mas as mulheres não necessariamente precisam chegar ao clímax para sentirem que o sexo foi ótimo.

"Eu não preciso gozar todas as vezes para que o sexo seja fantástico", confirma Perla, uma enfermeira filipina. "Às vezes, eu sinto como se fosse morrer se eu não tiver um. Noutras, me sinto bastante satisfeita, mesmo que não tenha chegado ao clímax. Meu namorado costuma ficar chateado se eu não o deixo prosseguir, mas a verdade é que quando digo para ele que estou indo dormir completamente feliz, estou sendo sincera.".

"Às vezes, o sexo terminou e eu estou perfeitamente contente – quase num pós-orgasmo, mesmo sem ter um", concorda Leonie, uma dona de casa francesa. "Mas em outras ocasiões, ele para e eu penso, 'Que diabos? Você não vai me deixar aqui assim, vai?', mas eu sei que não é razoável de minha parte esperar que ele consiga saber qual é a diferença. Então, agora eu lhe digo – normalmente de maneira não verbal – beijando seu pescoço ou movendo meus quadris – de que eu ainda não terminei".

NADA DE SEXO, POR FAVOR, NÓS SOMOS INGLESES*

É o que diz o nome do programa mais antigo da área de West End, em Londres. Na verdade, apesar de os italianos alegarem deter o

* Do original *"No sex, please, we're british"*. Trata-se de uma peça teatral britânica cômica, escrita por Alistair Foot e Marriott Anthony e encenada pela primeira vez em West End, Londres, em 1971. Foi reprovada por unanimidade pelos críticos, mas foi encenada durante quase uma década e sempre com 100% de audiência no teatro londrino. A peça não teve o mesmo sucesso com o público americano, sendo desempenhada apenas 16 vezes na Broadway no início de 1973. (N.E.)

recorde em manter suas donas de casa felizes, os ingleses se mostram muito mais divertidos e participativos do que qualquer um poderia ter imaginado. E nada torna isso mais evidente do que seus brinquedos sexuais liberais. Você não acredita? Deixe-nos mostrar-lhe duas exibições para convencê-lo:

Prova A: Revista Good Housekeeping – sabe aquela revista que você compra no supermercado, que tem aqueles artigos criativos de Natal? Sabe aquele "Selo de Aprovação" da Good Housekeeping e que pode ser encontrado em Metamucil e em ferros de passar roupa confiáveis? Na Inglaterra, eles testam vibradores. É isso aí: bem ao lado das opiniões dos consumidores sobre aquecedores e liquidificadores, a Good Housekeeping britânica testa brinquedos sexuais. As categorias incluem os melhores para estimulação do clitóris, estimulação vaginal e os melhores para todos os gostos (o mais procurado é o Rabbit – Coelho – se é que nos entende).

Ainda não está convencido? Tudo bem, deixe-nos desvelar a prova B: Vamos dizer que você foi ao shopping center para fazer compras com sua queridinha na Inglaterra. Ela para na loja de cosméticos para comprar alguns cremes para o rosto e hidratantes para o corpo, depois, na loja ao lado, para comprar sapatos, e, por fim, entra em uma alegre, brilhante e divertida loja Ann Summers – uma das 134 – para adquirir um vibrador, um lubrificante e uma fantasia picante de Mamãe Noel para acompanhar as outras compras.

Jacqueline Gold, CEO da Ann Summers, praticamente inventou o conceito do chá de cozinha "erótico" nos anos 1970, e, com ele, revolucionou o negócio de brinquedos sexuais na Inglaterra. Nessas festas em que somente mulheres entravam, as senhoras podiam não apenas comprar lingeries e vibradores na privacidade de seus próprios lares, como também conversar sobre seu uso. Elas o faziam e ainda o fazem, com números recordes.

Você não seria o primeiro turista a ficar desconfiado, mas essa atitude claramente divertida que os ingleses chamam de "ajuda para o sexo" é algo que vale a pena trazer para o nosso contexto. Portanto, nós da *Men's Health* ligamos para uma inglesa, Sarah Hedley, autora de *Sex by numbers*, para perguntar sobre alguns conselhos de como superar a sensação de ficar constrangidos e impressionados, de modo que possamos levar para casa um pouco dessa mágica britânica para melhorar a satisfação de nossa parceira.

Sente-se ameaçado?

Mulheres adoram brinquedos – o que, para você, pode ser parte de um problema. Ela vê isso como uma maneira para se manter quente à noite, quando você não está, ou então um aparelho para apimentar a sua vida amorosa. Você não consegue evitar vê-lo como um intrometido – do tipo alto, moreno e bonitão. "Minha mulher levantou a questão algumas vezes, mas não consigo me habituar à ideia", diz Witold, que trabalha para uma companhia aérea na Polônia. "Ela diz, 'Nós usamos lubrificantes e lingeries. Qual é a diferença?', mas eu estabeleço os limites".

Você não está sozinho, Witold. "Muitos homens ainda sentem um profundo medo de serem substituídos", diz Robin Milhausen, Ph.D, professora associada da Universidade de Guelph, no Canadá, e apresentadora do *talk show Sex, Toys and Chocolate*, um show de TV sem censura que fala sobre sexo. "Mas, em minha experiência, as mulheres não vêem a coisa dessa maneira. Brinquedos sexuais podem fazer um monte de coisas, mas eles não são substitutos para os homens! Um brinquedo sexual jamais irá perguntar como foi seu dia, ou lhe fazer uma massagem nas costas".

> **Abrace a paixão que as mulheres têm por brinquedos. Eles podem melhorar o compartilhamento de sua vida amorosa.**

Abrace a paixão que as mulheres têm por brinquedos; eles podem melhorar o compartilhamento de sua vida amorosa. "Mulheres que se masturbam conhecem o próprio corpo e normalmente são capazes de chegar ao orgasmo mais rápido com um parceiro do que aquelas que não o fazem", diz Diana Wiley, Ph.D, sexóloga que mora em Los Angeles. E nada torna um homem um amante melhor, do que sua dedicação ao prazer das mulheres, usando quaisquer meios que forem necessários. Que diabos, quem sabe ela até deixe você olhar.

Se ela estiver incerta

E se você estiver entusiasmado para incorporar um desses brinquedos, mas a sua parceira não estiver tão certa assim? Não desconsidere o assunto simplesmente, diz Ann Semans da Good Vibrations, a seminal (desculpe o trocadilho) loja de artigos sexuais de São Francisco. Converse sobre as possibilidades primeiro, talvez leia com atenção um catálogo ou um site da Internet junto com ela, então efetuem a compra juntos também.

Se for um vibrador, uma boa ideia é começar fazendo massagens um no outro, no corpo e nas costas. "Aborde isso como um experimento, uma nova avenida de prazeres que vocês estão conhecendo juntos", diz Cathy Winks, coautora de *The Good Vibrations guide sex.**

Outra abordagem: dê a ela um pacote de presente com diferentes tipos de lubrificantes, óleos para massagem, tintas para a pele, que ela possa usar a vontade (a Good Vibrations tem um kit chamado *Friday Night Delight,*** com sabonetes em forma de bolinhas, óleo corporal de manga com laranja, loção de massagem, creme corporal sabor trufa de chocolate com amora e um vibrador modelo *Magic Touch*).*** Deixe que ela brinque com eles, e diga-lhe para trazer seus novos brinquedos consigo quando estiver pronta. Ou comece devagar – lubrificante e uma venda, talvez, e pergunte se tem alguma outra coisa que ela gostaria que você tirasse da cartola da próxima vez.

Se ambos puderem superar quaisquer embaraços que possam sentir, e satisfazer a curiosidade (e você tem de admitir que está curioso), vocês estarão abrindo a porta para um mundo muito excitante. Você começará a perceber cada vez mais pacotes para adultos ao lado

* Sem título em português. Tradução livre: *As boas vibrações guiam o sexo.* (N.T.)

** Sem título em português. Tradução livre: *Prazer de sexta à noite.* (N.T.)

*** Sem título em português. Tradução livre: *Toque mágico.* (N.E.)

da cama. "Assim que se acostumam com a ideia, os caras adoram vibradores", diz Sue Johanson, principal educadora sexual do Canadá e apresentadora do programa *Falando de sexo com Sue Johanson*. "Se ela o pegar e o esfregar no corpo do seu pênis bem gentilmente – ao redor do corpo, sobre a cabeça e testículos – você sentirá algo bastante estimulante". Lubrificantes ajudam.

E esse tipo de brinquedo é ótimo para apimentar relacionamentos longos, que caíram naquela rotina tradicional. "Se você está com alguém há 20 anos, é necessário ser criativo na sua vida sexual", diz Gina Ogden, Ph.D, terapeuta sexual, de Cambridge, Massachusetts. Brinquedos sexuais podem adicionar um pequeno e apimentado prato ao seu menu amoroso.

VÁ ÀS COMPRAS

Para um marinheiro de primeira viagem, adquirir um acessório sexual pode ser intimidador, e até arriscado. Existe simplesmente uma incrível quantidade de brinquedos sexuais disponíveis e, de certo modo, o

AS COISAS QUE FAZEMOS POR AMOR

Os homens nas Filipinas e em Bornéu fazem um pequeno corte ou furo na pele de seus pênis, através do qual uma varinha pode ser inserida antes da penetração, diz Don Voorhees, em seu divertido livro de curiosidades sobre sexo, Quickies. Essa varinha, que tem aproximadamente 5 centímetros de comprimento, feita de ouro ou marfim, e contendo uma pequena elevação na parte superior, é considerada um sensacional estimulante para a parceira. Asiáticos que moram ao sudeste do continente também inserem pequenas bolas de ouro ou de prata, chamadas de "pedras das cócegas", bem abaixo da pele do pênis, para o prazer de suas parceiras. Os homens de Burma às vezes amarram pequenos sinos ao redor do pênis, que produzem um som baixo quando caminham.

volume de possibilidades pode tornar o processo de seleção bastante difícil. Alguns produtos vêm com as mesmas baterias baratas que acompanham aqueles brinquedos que nos são dados de brinde em caixas de cereais; outros são tão complicados quanto nó de marinheiro e poderosos o suficiente para moerem seus dentes molares.

Aqui estão algumas dicas que simplificam as informações sobre os brinquedos sexuais; uma pesquisa em algumas das últimas novidades em acessórios sexuais no mundo.

Os básicos

Existem três tipos básicos de brinquedos sexuais para ela: aquele para o clitóris, aquele para a vagina ou para o ânus (nunca se deve utilizar o mesmo brinquedo em ambas as áreas por causa dos riscos de infecção) e aquele tipo para ambos. Nesses, há duas funcionalidades diferentes: o tipo que vibra, e o que não vibra. E você pode usar qualquer um deles (ou todos) em si mesmo. Em somatória, há alguns brinquedos desenhados para você, como anéis para o pênis e massageadores da próstata.

Viu, não foi fácil?

O que obter

Talvez sua namorada já tenha um brinquedo que goste de usar. Uma pesquisa recente mostrou que 20% das mulheres se masturbam uma vez por semana, e que 60% das mulheres usam aparelhos sexuais para fazê-lo.

Se ela não tiver, você pode convidá-la para dar uma volta em uma *sex shop* como as duas Babelands, em Nova Iorque, a Grand Opening, em Boston ou a Good Vibrations, em São Francisco. Todas elas passam longe daquelas *sex shops* sórdidas e nojentas do passado. Clientes são recepcionados por uma equipe bem-humorada e instruída, que deseja que você se sinta bem com o que for adquirir. Fazer perguntas e tocar a mercadoria não é somente permitido, como também esperado.

A visita a uma dessas lojas pode vir a ser uma experiência erótica em si. Você irá encontrar brinquedos e práticas que ainda não conhecia – e, certamente, isso lhe dá uma desculpa para falar em colocar em prática algumas fantasias que até então estavam ocultas. "Em uma viagem a Nova Iorque, levei meu marido à loja de uma amiga, no Soho", diz Marta, professora, da Guatemala. "Eu acho que a ideia de exibir nossa sexualidade assim foi tremendamente excitante para ele".

Se uma excursão pública não é o que mais lhe apetece, você ficará satisfeito em saber que todas essas lojas têm comércio on-line e também um catálogo eletrônico para pedidos por e-mail. Quase tudo o que o seu pequeno coraçãozinho pervertido quiser ele encontrará lá, e o produto pode lhe ser entregue embrulhado em um discreto papel marrom, em poucos dias. Alguns casais adoram o jogo da espera: "Nós nunca tivemos problemas em esperar – nós sempre fazemos um sexo maravilhoso na noite em que escolhemos e pedimos o produto", diz Laura, uma funcionária do correio, da Inglaterra.

Aqui vai um resumo dos tipos específicos disponíveis para a sua escolha.

Vibradores

Para um iniciante, não existe brinquedo sexual melhor que um vibrador. Mais do que uma adorável ferramenta de prazer para as mulheres, o vibrador se desenvolveu ao longo dos anos, e, levar um deles para o quarto traz para mais perto aquele elusivo orgasmo simultâneo. "Se uma mulher usar um vibrador para o clitóris, ela pode atingir o clímax enquanto seu parceiro estiver dentro dela", diz Candida Royalle, uma produtora de filmes adultos e atriz veterana da indústria.

A doutora Milhausen sugere o Ultraviolet, da My Pleasure (<www.mypleasure.com>). E se sua parceira já o fez alguma vez assistir *Sex and the City*, você já deve ter ouvido falar do Rabbit, um verdadeiro multitarefa, incluindo um corpo rotatório com "pérolas", que atuam na sensível abertura vaginal, enquanto as orelhas de coelho tocam o clitóris. Peça a ela que se deite e aguarde... a chegada do coelhinho.

E quando vocês três estiverem no quarto, o que fazer? As oportunidades são infinitas: você pode utilizá-lo no começo, para aquecê-la; durante, para suplementar o bom trabalho que esteja fazendo; ou, ainda, após, você já percorreu todas as esquinas do corpo dela, mas ela ainda precisa de uma pitada de algo mais. Tente essas ações.

Experimente as posições

Ele pode ficar sobre ela. Ela pode ficar sobre ele. Ele pode ficar entre vocês – você vai receber todos os vestígios das vibrações, e a estimulação no clitóris direta aumenta muito as chances de que ambos gozem juntos.

Viaje

Não o restrinja ao clitóris e à vagina; toda a área pubiana é sensível às vibrações. Coloque-o entre as nádegas dela. Passe-o sobre o monte pubiano. Se ela gostar de estimulação nos mamilos – ou se você gostar – isso pode ser um uso bastante satisfatório para o produto. Você pode pressioná-lo (ou pedir que ela o pressione) contra seu períneo, seu escroto, a base do seu pênis, seu ânus, seus mamilos ou axilas (apenas lembre-se de que, para evitar espalhar germes que possam causar infecções, é necessário lavar o brinquedo imediatamente após contato anal, antes de usá-lo de qualquer outra maneira).

Pode ser que ela também curta a sensação de ter o brinquedo dentro de si enquanto recebe estimulação no clitóris. Mas lembre-se: se ela não consegue gozar tendo sexo com você, não é mais provável que ela goze fazendo sexo com o vibrador. Tente usá-lo dentro dela, enquanto encontra outras maneiras de estimular seu clitóris.

Crie uma barreira

É legal adquirir um modelo com variação de velocidades, mas até mesmo a menos intensa pode ser demais para algumas pessoas (ou para determinadas situações, como logo após ter um orgasmo). Quando uma sensação mais indireta for indicada, crie uma barreira, utilizando uma peça de roupa, um lençol enrolado, ou sua mão.

"Minha forma favorita de masturbação no momento é com meu vibrador sobre um par de calcinhas de algodão. Delicioso!", diz Emma, uma publicitária inglesa.

Você está aí?

Adormecimentos acontecem – e acontecem ainda mais rápido com um vibrador. Não tem problema – dê a ela alguns minutos para se recuperar, mude para outro modo de estimulação (uma língua pode ser muito prazerosamente "real" após todo esse zunido), ou então dê um tempo a ela.

Próteses

A diferença entre um vibrador e uma prótese é que o segundo não se move (apesar de alguns serem ocos, de modo que você possa introduzir um pequeno vibrador dentro deles e obter ainda mais sensações). A palavra "prótese" é traduzida em inglês como dildo, que provavelmente deriva do termo italiano diletto, que significa "deleite", e é precisamente o que eles fazem. Eles estão disponíveis em uma variedade de cores, comprimentos, materiais e espessuras.

Anéis penianos

Esses brinquedos são apertados contra a base de seu pênis, ou de seu pênis e do saco escrotal. Existem, literalmente, centenas de variações do tema; é uma boa ideia encontrar um que seja ajustável e lavável, e lubrificante é um ótimo adicional. Eles podem ser encontrados em quase qualquer material existente – incluindo couro, metal e tecido – e normalmente vêm com um anexo – às vezes um que vibra – para o prazer dela.

Mike Perring, M.D., o médico diretor da Optimal Health of Harley Street, em Londres, recomenda o uso de um anel peniano caso torne-se mais difícil sustentar uma ereção com a idade. Um anel não impede que o sangue passe, mas o impede de sair, o que pode ajudar. Mesmo se mantê-lo rijo não for um problema, você pode utilizá-lo para tornar sua ereção mais rígida, mais comprida e por mais tempo – uma sensação que por si só pode ser prazerosa.

A Goodvibes.com vende o anel descartável *Screaming O Vibrating* e o anel de couro ajustável. Nenhum anel peniano deve ser usado por mais de 30 minutos – ou sérios danos podem resultar daí. Retire-o imediatamente – independentemente do tempo que o estiver usando – se começar a sentir dor ou se ele apertar demais.

Bolas Ben Wa

Geralmente feitas de metal, essas bolas (que originalmente vêm da China, mas também aparecem de maneira proeminente na arte erótica do Japão antigo) podem ser usadas por ela o dia inteiro para uma carga erótica. Como bônus adicional, elas também exercitam o músculo pubococcígeo* dela, tornando-a mais orgásmica e mais capaz de "agarrá-lo".

Bolas Duo Tone

Pares de bolas dentro de pares de bolas em uma corda que ela (ou você) pode inserir dentro da vagina. Eles se movem quando ela se move, para seu grande deleite. É ótimo levar esse truque para uma balada – a especialista britânica Sarah Hedley recomenda uma noite de dança – mas se vocês ficarem em casa, pode ser mais divertido deixar uma das bolas pendurada, enquanto ambos preparam o jantar juntos, de modo que a bola dentro dela seja a motivação de toda a deliciosa tensão e dos movimentos.

Plugue anal

Qualquer um de vocês pode utilizar esses aqui antes ou durante o sexo. Eles vêm em uma variedade de cores e tamanhos; divirta-se escolhendo um. É importante selecionar um que tenha uma base externa larga – pois as coisas podem ser sugadas para dentro do ânus (e elas são), o que necessitaria de uma visita ao pronto-socorro. Essa é a verdade, rapazes.

---

* Também é conhecido como PC, é um músculo encontrado em ambos os sexos, que se estende desde o osso púbico até o cóccix e que forma o assoalho da cavidade pélvica, apoiando os órgãos pélvicos. (N.E.)

Massageadores de próstata

O massageador de próstata Aneros MGX foi originalmente criado como um instrumento médico, mas começou a ser usado com tanta frequência com outros propósitos, que agora se encontra disponível no mercado. É anatomicamente desenhado para trabalhar junto com suas contrações naturais, para lhe dar uma massagem na próstata que você jamais esquecerá. É um pouco caro, e provavelmente não seria sua melhor escolha para uma rapidinha – ele precisa de muito tempo (sem contar de lubrificante) para funcionar. Mas esse massageador é tão amplamente popular que ganhou um grupo de discussão no Yahoo! dedicado a ele, e os testemunhos na internet descrevem experiências quase religiosas. O melhor de tudo é que ele foi desenvolvido para ser usado sem as mãos; apenas insira, deite-se e curta a viagem.

Bolinhas anais

Uma corda de bolinhas (ou um bastãozinho com protuberância, às vezes gradualmente maiores) que você pode inserir no reto. Para resultados excepcionais, remova-as no momento em que estiver tendo um orgasmo.

MATÉRIA-PRIMA

Brinquedos sexuais são feitos de diversos tipos de materiais. Nós pedimos que a especialista inglesa Sarah Hedley, autora de Sex by numbers, nos auxiliasse na explicação do que cada um significa.

BORRACHA *(Também conhecido como geleia)*

- *Esses brinquedos são confortáveis e baratos. Mas têm um forte cheiro de borracha, e descobriu-se que alguns deles contêm ftalatos – produtos químicos usados no PVC para torná-lo mais macio e flexível – que são tóxicos e prejudiciais à saúde. O Greenpeace holandês pediu que uma organização independente testasse oito tipos diferentes de brinquedos sexuais, incluindo próteses e vibradores, para ver se eram encontrados ftalatos. De maneira bastante preocupante, sete dos oito continham a substância, e em doses altamente perigosas. Antes de comprar, certifique-se de que o brinquedo no qual está interessado não a contém.*

- *Lubrificante: use produtos à base de água ou de silicone (não use produto à base de óleo).*
- *Limpeza: brinquedos de borracha são porosos, o que significa que usar uma camisinha neles é a única maneira de mantê-los livres de germes. Eles podem ser limpos com água e sabão.*

SILICONE

Um pouco mais caro que os de borracha, esses brinquedos não são porosos e são fáceis de limpar e, na verdade, podem até ir ao lava-louças, desde que não usem baterias. A melhor coisa sobre silicone é que ele aquece rapidamente e mantém esse calor. Se você tiver alergia a látex, tenha certeza absoluta de que o brinquedo não contém látex em sua composição; muitas vezes os dois materiais são combinados.

- *Lubrificante: use produtos à base de água (não use produto à base de silicone ou de óleo).*
- *Limpeza: a maioria dos produtos de silicone podem ser limpos com água e sabão. Eles podem ser desinfetados no lava-louças (somente na prateleira de cima) ou fervidos por um minuto ou dois.*

MATERIAL DURO

Existem também brinquedos em plástico duro, vidro, acrílico ou metal. Verifique a resistência do vidro.

- *Lubrificante: qualquer tipo.*
- *Limpeza: brinquedos de vidro e metal podem ser fervidos ou colocados no lava-louças (se não tiverem baterias). Como os outros, é melhor checar as instruções de limpeza e desinfecção na hora da compra.*

NÃO TERMINA ATÉ QUE CHEGA AO FIM

No Kama Sutra, existe um lembrete de que é falta de educação dormir muito rapidamente após fazer amor. "No final do ato sexual, os amantes devem, modestamente, e sem olhar um para o outro, ir separadamente ao banheiro. Após isso, eles se sentam em seus lugares e comem algumas folhas de bétel,* e o homem precisa aplicar com as próprias mãos um unguento de sândalo (ou de algum outro tipo) no corpo da mulher. A seguir, ele precisa abraçá-la com seu braço esquerdo e, com palavras gentis, convencê-la a beber uma bebida que segura em sua mão direita, ou, então, ele deve lhe dar água para ela se refrescar. Eles podem comer doces ou qualquer outra coisa de acordo com suas preferências."

Mas cair no sono é tão gostoso!

Existe uma razão biológica para isso, explica Marianne Legato, M.D., autora de *Why men never remember and women never forget*, que mora em Nova Iorque. "A ocitocina é um hormônio que promove união; ele é tão poderoso que os pesquisadores até o chamam de o "hormônio do amor". Tanto homens quanto mulheres liberam ocitocina na corrente sanguínea após o orgasmo. Mas uma vez que ela encontra os outros hormônios que já estão lá, os caminhos divergem dramaticamente, e com resultados opostos. O estrogênio no sangue da mulher aumenta e intensifica os efeitos da ocitocina; sua pressão sanguínea dobra, e ela se sente relaxada e nas nuvens – e com um desejo intenso de continuar se unindo pelo aconchego, pela movimentação e pela conversa.

Em contraste, a testosterona em nossa corrente sanguínea (tremendamente elevada por causa da atividade sexual) neutraliza a ocitocina, e, com ela, o impulso de se aconchegar. Em um estudo da pressão sanguínea e da ocitocina feito pela Universidade da Carolina

* Mastigatório tônico feito da noz-de-areca, após descasque, cozimento, trituração e secagem, misturada a leite de cal, por vezes a tabaco, cardamomo ou outra planta aromatizante, e enrolado na folha do bétele (erva); atambor. É intensa e extensamente usada pelas populações do Sudeste asiático; provoca uma espécie de embriaguez, deixa a boca temporariamente tingida de um tom acastanhado e os dentes escurecidos, embora não os pareça prejudicar. (N.E.)

do Norte, os homens mostraram não ter aumento na produção de ocitocina após se acalmarem, provavelmente por causa do bloqueio da testosterona.

A doutora Legatto sugere um acordo em comum, caso ela esteja no modo pleno de aconchego e você esteja achando difícil até mesmo lembrar-se do próprio nome: "Saiam da cama por uns dez minutos antes de cair no sono. Levem um lanche para a cama ou acaricie os cabelos dela enquanto assistirem televisão juntos".

Os taoístas, é claro, diriam que ficamos cansados desse jeito após gozarmos por que nós gastamos o nosso *chi*. "As pessoas sempre perguntam como eu soube que minha mulher era a escolhida. A resposta verdadeira? Eu acordei duas horas após a melhor transa de toda a minha vida, e ainda estava rijo dentro dela", diz Angelo, um varejista italiano. "Nós adormecemos juntos – um sobre o outro – sem dizer uma só palavra."

Como a história de Angelo prova, a coisa mais importante é que vocês estejam juntos. Façam qualquer coisa que os mantenha em sintonia.

Capítulo 7

EXPERIMENTE AS MELHORES POSIÇÕES DO MUNDO

Utilize nosso Sistema de Posicionamento Global

O comunismo desencorajou o sexo na Hungria. Pelo menos, é o que diz a teoria. Até a libertação do país, em 1989, "os homens não tinham acesso a revistas como Playboy ou Hustler, versões completas do Kama Sutra ou mesmo web sites de pornografia", diz Agnes Beregszászi, colunista sexual húngara. "Agora que as revistas e os sites estão disponíveis, os homens húngaros estão expostos a muitas ideias novas, e estão tremendamente ávidos para realizar coisas diferentes na cama".

E tanto é que nossa pesquisa internacional revelou que os homens húngaros são os que tentam o maior número de posições durante o sexo. É claro que, se tivessem sido deixados à própria sorte, os famintos húngaros teriam descoberto a maior parte dessas configurações por conta própria. Certamente, uma disposição para tentar novas posições, para experimentar o que nos faz sentir bem e com o que nos faz realmente sentir muito, muito bem – é a marca de todo bom amante.

O que se segue neste capítulo não deve ser considerado como algum esforço de imaginação, mas, sim, como uma visão geral das opções que estão disponíveis para você. Na verdade, nós esperamos que você considere isto um desafio. Cada casal é diferente. Algumas posições são melhores para determinadas pessoas, dependendo do biótipo delas, preferências, e se gostam ou não de assistir ao que está acontecendo.

Na maioria dos antigos livros e manuais ilustrados, as posições eram sequenciadas, de modo que uma desse naturalmente prosseguimento a outra, e assim sucessivamente. Dessas simples combinações, as permutas e outras combinações são virtualmente ilimitadas, esbarrando apenas em suas habilidades físicas e naquilo que lhe gera prazer. Esperamos que você comece com uma das posições que sugerimos e então leve-a para dar uma volta ao mundo! Dedique-se a encontrar uma maneira de adicionar, modificar e ir à loucura para encontrar o que funciona melhor para ambos à noite.

CONVERSANDO COM ELA SOBRE O ASSUNTO

Na *Men's Health*, geralmente respondemos a algumas versões da seguinte pergunta: "Eu quero experimentar diferentes posições na cama. Como posso convencer minha mulher/namorada/parceira a entrar nessa comigo?"

Aqui vão algumas sugestões.

Leia tudo a respeito

Um Kama Sutra ilustrado pode ser realmente algo muito bonito de se contemplar – e olhá-lo juntos pode ser tanto educativo, quanto excitante. Faça dele um presente sexy – embalado com um belo papel – e deixe-o debaixo do travesseiro dela, ou dê como um último presente de Natal, depois que as crianças tiverem ido para a cama. Ao lerem juntos, você pode perguntar a ela se gostaria de tentar algo.

Vale a pena lembrar que muita arte erótica não existe apenas como um recurso didático (insira o pino A no buraco B), mas também para aumentar o

> **Estatísticas rápidas**
>
> *Número médio de posições no arsenal sexual do homem:*
> *1.Hungria 8.2*
> *2.Argentina 5.7*
> *3.Espanha 4.6*
> *4.Brasil 3.9*
> *5.Grécia 3.8*
> *6. Estados Unidos 2.7*
> *Média mundial 3.3*

tesão. Mesmo que você se atenha às suas práticas preferidas e habituais e nunca se aventure a fazer o "canguru perneta", você poderá ficar inspirado.

Se você preferir uma versão atualizada, experimente o *Anne Hopper's Kama Sutra,** que utiliza ótimas fotografias.

Faça transições sem interrupções

Várias posições que você irá encontrar neste capítulo são fáceis de mudar a partir de posições mais tradicionais, como o papai-e-mamãe ou de ladinho. Mexa a (parte que você quiser) levemente, e veja qual a reação que consegue após algumas estocadas. Se ela entrar na sua, você irá perceber; se ela ficar quieta ou parecer desconfortável, é melhor você recomeçar.

Tome cuidado: ela não quer ser jogada de um lado para o outro como uma boneca de pano. E se você pressentir que ela está prestes a gozar, fique firme! "Diferentemente dos homens, as mulheres podem perder um orgasmo quase na eminência de tê-lo", diz Ian Kerner, Ph.D, terapeuta sexual e autor de *She comes first*.

Se você encontrar resistência, descubra o motivo

"As mulheres tendem a ser muito mais ansiosas em relação ao caminho para o próprio orgasmo", diz Christine Webber, psicoterapeuta inglesa e colunista sexual da *Netdoctor UK*. "Ela pode estar evitando uma posição por que sabe que não será fácil para ela gozar daquela forma".

Webber recomenda que você fale sobre o assunto, dizendo algo como "Pode ser que seja difícil para nós gozarmos deste jeito, mas que tal vermos se nós gostamos dessa posição tentando-a um pouquinho?". Prometa que se ela não for confortável, vocês irão mudar imediatamente.

---

* Sem título em português. Tradução livre: *O Kama Sutra de Anne Hopper.* (N.E.)

Ponha uma venda em si mesmo

Muitas mulheres inseguras em relação ao próprio corpo ficam restritas à posição do papai-e-mamãe por que dessa maneira você não consegue ver o corpo dela. Nós sabemos que, no calor do momento, vê-la é uma bênção, e não uma desvantagem. Mas ela não consegue escutar isso, do mesmo modo que você não escuta coisas como "abaixar o tampo da privada".

Algumas das posições neste capítulo realmente testarão a força física dela. Se luzes suaves e elogios o tempo todo não for suficiente e houver algo que você realmente queira tentar, diga a ela que você usará uma venda. Se você não puder vê-la, ela fará muito mais com você, para você e por você.

Seja sensível

Esteja ciente de que há um aspecto psicológico para muitas das posições. Estar por cima, por exemplo, pode fazer com que ela se sinta muito mais poderosa, enquanto o estilo cachorrinho pode fazê-la sentir-se inferiorizada.

Deixe claro para ela que você entende que o que acontece entre vocês dentro do quarto é diversão, uma zona isenta de culpas, se preferir. "Enquanto houver respeito e comunicação, tudo pode fazer parte do jogo", diz Julianne Balmain, coautora de *The Kama Sutra deck: 50 ways to love your lover,** que mora em São Francisco. "O quarto deve ser um lugar para o qual possamos fugir da 'vida real'. Muitas vezes as coisas que queremos não são politicamente corretas. Uma mulher quer um parceiro que entenda que gostar de apanhar e ter os cabelos puxados na cama não é uma tradução para a maneira com a qual ela quer ser tratada em todo o resto do relacionamento", ela diz.

"Eu e um antigo namorado costumávamos falar lascivamente um com o outro – sobre que tipo de ninfeta eu era, e como eu queria transar com todos os amigos dele. Isso nos excitava e eu adorava. Então,

---

* Sem título em português. Tradução livre: *O deque do Kama Sutra: 50 maneiras para amar o seu amor.* (N.T.)

certa noite tivemos uma briga e ele fez um comentário muito feio sobre mim, baseado em algo que eu havia dito durante os nossos momentos íntimos", diz Christophe, editora de uma revista em Paris. "Eu terminei o relacionamento no dia seguinte e nunca me arrependi. Para mim, alguém que usa algo que fizemos juntos na intimidade contra mim durante uma briga não é alguém com quem eu gostaria de estar".

Faça-a gozar

Um bom sexo é a cereja que falta no bolo, certo? Muitas mulheres precisam de estimulação clitorial direta para ter um orgasmo, e há algumas maneiras de fazer com que isso aconteça durante o sexo. Você pode fazer isso usando a base de seu pênis e o osso pélvico. Você pode fazê-lo com suas mãos ou com um vibrador. Ela pode fazê-lo com as próprias mãos ou com um vibrador. Não interessa como aconteça, contanto que aconteça.

E talvez a melhor maneira para tirá-la da própria zona de conforto seja primeiramente indicar que você está disposto a ir além também. Se há algo que você gostaria de tentar, então por que não barganhar com sua parceira? Diga que se ela concordar em tentar a posição da "página 217", então você finalmente irá concordar em usar aquele brinquedo que há na "página 196".

UMA NOTA PARA OS QUE SÃO LITERAIS DEMAIS

> **DEIXE CLARO PARA ELA QUE VOCÊ ENTENDE QUE O QUE ACONTECE ENTRE VOCÊS DENTRO DO QUARTO É DIVERSÃO, UMA ZONA ISENTA DE CULPAS.**

Ao longo deste capítulo, nos referimos à superfície que você está deitado como uma "cama". Na prática, deve ou não haver um colchão, cabeceira etc. envolvidos em seus procedimentos pessoais. Sexo em uma cama é legal, mas há outros lugares a serem visitados (veja no Capítulo

Estatísticas rápidas

Qual sua posição sexual favorita?
Papai-e-mamãe:
Ele 21% / Ela 36%
Cachorrinho:
Ele 40% / Ela 26%
Cavalgada:
Ele 33% / Ela 30%
De ladinho:
Ele 4% / Ela 6%

12 se precisar de algumas sugestões). Então, apenas para sermos claros: o nosso uso da palavra cama é apenas um atalho para a própria conveniência desta narrativa – não uma sugestão. Sinta-se livre para substituí-la por "prateleira da geladeira", "maca da enfermaria", "lustre da sala" ou seja lá o que funcione para vocês.

VELHOS CÃES ASIÁTICOS CONHECEM MUITOS TRUQUES

Existem centenas de fontes imbatíveis para buscarmos novas posições sexuais em culturas ricas e antigas.

O primeiro, o *Kama Sutra*, você provavelmente ao menos já ouviu falar – afinal, ele é quase sinônimo de um catálogo de posições sexuais. Isso sem contar o fato de que nós já o mencionamos diversas vezes ao longo deste livro. Em seu livro *Reflexologia sexual: o Tao do amor e do sexo* (Cultrix, 2002), Mantak Chia faz referência à arte secreta da Câmara de Jade, um antigo texto Taoísta no qual "A donzela enigmática desvela a arte do quarto para o Imperador Amarelo". Nela estão destacadas "As quatro realizações", "As nove essências", "Os cinco desejos", "Os cinco sintomas", "Os dez movimentos" – e, sim, "As nove posturas". Ao longo deste capítulo, incluímos alguns dos nomes secretos que as donzelas davam para essas posições, que são bastante bonitos, apesar de improváveis!

Outra fonte principal é *Os campos perfumados* (WMF Martins Fontes, 1994), originalmente escrito em árabe por Muhammad ibn Muhammad AL-Nafzawi em algum momento do século XV. Ele foi traduzido para o francês e para o inglês, no século XIX.

Os campos perfumados contém, dentre outros detalhes, uma lista de trinta nomes antigos bem legais para o pênis (o transtorno e o assustador foram nossos favoritos), uma lista de nomes pelos quais você pode chamar as genitais de animais, os quais poderão certamente vir a calhar um dia, tratamentos para disfunções sexuais e remédios caseiros para aumentar o tamanho do pênis, nenhum dos quais nós endossamos.

Alguns dos conselhos de *Os campos perfumados* caem em uma categoria duvidosa; por exemplo, não temos muita certeza se você pode fazer com que um leão fuja simplesmente por expor suas genitálias para ele, e caso acontecesse com você, certamente não recomendaríamos essa ação como sua primeira linha de defesa. Entretanto, *Os campos perfumados* contém um guia ilustrado com pelo menos 11 posições sexuais essenciais, as clássicas.

A primeira, claro, é a posição papai-e-mamãe. E, de acordo com os resultados da pesquisa que conduzimos no site <www.menshealth.com>, este é o movimento mais usado por 42% dos homens em todo o mundo. Então, vamos começar por aqui.

A posição papai-e-mamãe

Também conhecida como: Vênus Observa e Fênix Brincando

Como fazer: a sua parceira está deitada de costas; você está entre suas pernas.

Por que você gosta: é confortável e tem bastante fricção.

Por que ela gosta: apesar de esta ser uma posição difícil para ela gozar – uma das mais difíceis, na verdade – ela ainda gosta por que tem a sensação de intimidade. Vocês podem se beijar ou se olhar nos olhos.

Apimentando!

Uma posição, um milhão de variações. Tudo bem, talvez não um milhão, mas muitas. O que ela faz com suas pernas – e o que você faz com seu corpo – realmente influencia no que ambos sentirão.

A saber:

- Quando ela mantém os joelhos altos e as pernas separadas, você é capaz de fazer movimentos mais profundos e lentos, que geram menos fricção.

- Entretanto, quando ela cruzar os pés e os prender nas suas costas, você irá realmente sentir como se ela estivesse segurando-o. Esta posição é chamada O Pinheiro (Os antigos taoístas se referiam a esta posição como "Abrigando o Pinheiro Reclinável").
- Se ela levantar uma perna, a inclinação resultante em sua pélvis irá colocar o ponto G diretamente na linha de fogo.
- Se ela for flexível, empurre as coxas dela na direção do tronco, de modo que as pernas fiquem mais ou menos esticadas para trás e paralelas com a cama, com os joelhos próximos das orelhas dela. *Os campos perfumados* denomina esta como a Segunda Posição e recomenda para os, bem, os pouco favorecidos. Ainda que você não seja, irá gostar da profundidade que esta posição lhe permite chegar, e também terá a melhor vista das nádegas dela, sem virá-la. Uma coisa é certa, você irá fazer um estudo das cavernas com esta posição, então ela pedirá que você seja bastante cuidadoso com relação à profundidade e ao ângulo de entrada, principalmente se as coisas esquentarem.
- Puxe as coxas e nádegas dela para cima de modo que elas descansem sobre seu colo. Isto não é muito confortável para as costas dela, mas funciona fantasticamente para a parte que importa.
- Para mais estímulo, faça com que ela abaixe os joelhos de modo que fique deitada reta na cama. Precisa de mais fricção ainda? Você conseguirá se ela fechar as pernas e você colocar seus joelhos paralelos ao corpo dela.
- Para uma variação muito íntima e surpreendentemente quente, pare de se mover, ou quase. Use apenas os menores movimentos para manter a ereção. Na sexualidade taoísta, isto é chamado de Oração da Manhã, e a meta é estabelecer completa conexão física e mental e atingir um estado sexualmente meditativo. Vale a pena tentar.
- Uma técnica conhecida como TAC (sigla para Técnica de Alinhamento do Coito) permite que você estimule o clítoris dela com o seu osso púbico e a própria base de seu pênis. Na posição

papai-e-mamãe, deite-se de forma que seu peito fique em pleno contato com o dela. Você sentirá como se estivesse cavalgando levemente mais alto no corpo dela, do que geralmente o faria nesta posição. Usando pequenos movimentos, vá para frente e para trás. Ela pode enrolar as pernas ao seu redor para dar a ela a alavanca para puxar de volta. Esta é a décima primeira posição de *Os campos perfumados*, chamada de Tocando as Solas, por que tentar tocar as solas de seus pés nos dela colocará a sua pélvis na posição certa. Muitas mulheres incapazes de gozar na posição convencional gostam muito da TAC: "Esta é a única maneira que eu consigo gozar somente com ao penetração", diz Mary, enfermeira australiana. "Sem exagero, isso mudou minha vida!".

- Se ela concordar e tiver boa flexibilidade, você pode considerar mover a cabeça dela e parte superior das costas até que elas fiquem fora da cama. Ela pode apoiar as mãos no chão (similar à posição da roda, na Ioga) para dar suporte. Muitas mulheres relatam que o orgasmo de ponta-cabeça não tem comparação.

MUITAS MULHERES RELATAM QUE O ORGASMO DE PONTA-CABEÇA NÃO TEM COMPARAÇÃO.

- Ela se deita sobre uma superfície mais alta (como uma mesa, talvez) deixando as nádegas quase na beirada; você fica no chão com os pés dela ao redor de seus ombros. Ter os seus pés no chão fornece bastante poder às suas estocadas, e também proporciona uma sensação bastante dominante (esta posição é conhecida como o Voo das Gaivotas ou Gaivotas ao Vento).
- Muitas posições sexuais podem ser amplamente melhoradas com a adição de grandes quantidades de óleo aquecido. Mas isso faz maravilhas pela posição papai-e-mamãe em especial. Óleo de massagem é o melhor, mas qualquer óleo vegetal poderá servir (cuidado para evitar que o óleo escorra para a sua área genital se estiver usando camisinha. Lembre-se de que óleo e látex não se misturam).

FESTA DO TRAVESSEIRO

Uma das maneiras mais fáceis de revolucionar a posição papai-e--mamãe está logo à vista em qualquer cama: o travesseiro.

O que você está esperando? Posicione o travesseiro sob os quadris dela, de modo que a pélvis dela faça uma curvatura em direção a você. Você pode ficar de pé ou ajoelhar entre as pernas dela. Se ela gostar, ela pode abrir os joelhos amplamente e cruzar seus tornozelos atrás de suas pernas (isso é chamado às vezes de Posição Borboleta).

Se você gostar da maneira como isso funciona, é provável que queira conhecer alguns suportes. Liberator Shapes (<www.liberatorshapes.com>) são travesseiros de veludo que vêm em uma variedade de formatos – triangular, em declive, cubo e meia-lua, entre outros – que você pode incorporar. O triangular em particular é desenhado para dar a você um "melhor orgasmo" pela inclinação pélvica em um ângulo de 26°, maximizando o contato entre seu corpo e o clítoris dela.

Segurando nos ombros

Também conhecido como: Wild Horses Leaping.*

Como fazer: você está por cima; as pernas dela estão para o alto, apertadas contra seu torso, seus pés em volta de suas orelhas.

Por que ela gosta: se ela deslizar seus pés para baixo de forma que eles fiquem plantados em seu peito, ela pode realmente controlar como você acerta seu ponto G.

Por que você gosta: esta posição estreita a vagina, então ela parece mais apertada. Ou você se sente maior, seja o que for. Esta também é uma boa posição para você encher suas mãos com duas nádegas perfeitas e redondas.

---

* Tradução livre: Montaria Feroz. (N.E.)

Experimente...

- Balance lado a lado ou em um movimento para cima e para baixo. Se ela for bem flexível, você pode tornar esta posição bastante íntima ao se abaixar para que vocês fiquem face a face.
- Se ela fizer Ioga, ela pode ficar na posição conhecida como Invertida sobre os Ombros, na qual as mãos dando suporte às costas, e a maior parte do peso do corpo é depositada sobre suas escápulas e pescoço. Ela não deve mover o pescoço de um lado para outro nesta posição, então, não a balance demais. E tome cuidado, pois esta posição permite uma profunda penetração.

Fazendo o "DOG"

Também conhecido como: As Voltas do Dragão

Como fazer: não confundir, é claro, com o estilo cachorrinho, o que é outra coisa completamente diferente; este DOG é a sigla para "Dual-Orgasm Position" [Posição do Orgasmo Duplo]. Na posição papai-e-mamãe ela tem uma perna para cima outra esticada na cama. Você direciona suas estocadas para a parte interior da coxa cuja perna está levantada. Esta é uma boa variação da posição Segurando nos Ombros, e uma boa opção se ela for pouco flexível.

A aranha

Como fazer: sente-se na cama ou no chão, com suas pernas esticadas à sua frente. Incline-se para trás por volta de 15 graus, apoiando-se em seus braços. Peça a ela que se sente de frente para você e ajude-a a se abaixar sobre seu pênis, enquanto ela se inclina para trás e sustenta o próprio corpo com os braços apoiados atrás de si. Os joelhos dela devem estar flexionados e próximos aos seus ombros. Como alternativa à posição papai-e-mamãe, sente para trás e puxe-a em sua direção enquanto ambos elevam as nádegas.

Por que ela gosta: esta é uma das poucas posições em que a união dos órgãos sexuais é visível para ambos os parceiros", diz Mahinder Watsa, um terapeuta sexual indiano. "Isso se traduz em aumento da excitação sexual".
Por que você gosta: "Fisicamente, permite que ela sinta um estímulo mais profundo, intenso e íntimo do que o papai-e-mamãe, com menos fricção", diz Candida Royalle, uma produtora de filmes adultos e veterana da indústria.

O "X"

Como fazer: deite-se na cama ou no chão com as pernas separadas à sua frente. Ela senta de pernas abertas com uma de suas coxas sob você e a outra sobre você, e então ela se inclina até que o seu corpo fique entre as pernas dela. Segurem as mãos um do outro para dar apoio e capacitar o movimento.
Por que você gosta: não há muita movimentação, então isso desacelera você. E não há nada melhor se você for um cara que adora pernas ou pés.
Por que ela gosta: as coxas dela estão em uma ótima posição para executar um delicado processo de fricção clitorial.

Ela por cima

Você deitado

Também conhecido como: Fish Linking Scales*
Como fazer: deite-se de costas, com as pernas juntas. Ela se senta sobre você com as pernas abertas e os joelhos sobre a cama.
Por que você gosta: por causa da vista. E ter menos controle do que você geralmente tem pode ser relaxante.

* Tradução livre: Ligação das Escamas do Peixe. (N.E.)

POSIÇÕES DE GRAVIDEZ

Muitos casais realmente adoram fazer sexo durante a gravidez. E apesar de nós escutarmos falar de mulheres cujo apetite sexual é diminuído durante esse período, os impulsos dos hormônios podem muito bem ir para a direção oposta, tornando-a consideravelmente mais interessada do que de costume. "A única coisa na Terra que poderia convencer-me a ter outro filho seria o sexo na gravidez", diz Mark, um escritor da África do Sul.

A mudança no corpo dela pode ser revigorante, especialmente em uma relação de longa duração. "Era como ser infiel. Ela costuma ser muito magrinha, agora de repente tem todos esses peitos e quadris", diz Alejandro, de Madrid. "E, para mim, ela cheirava e tinha um sabor diferente também. Eu digo a ela que deveríamos ter outro bebê, para que eu possa visitar a minha amante".

Se ela estiver nos últimos meses de gravidez:

- Faça com que ela se deite de costas, enquanto você deita ao seu lado, próximo a seu corpo. Se você for destro, deite do lado esquerdo. Ela levanta a perna direita e você passa a sua perna esquerda entre as pernas dela e a penetra pela lateral.
- Ou faça com que ela se deite de costas na beirada da cama com os joelhos flexionados, apoiando os pés no chão. Desse modo você pode se sustentar sobre os joelhos e penetrá-la sem colocar peso sobre sua barriga.
- Outra opção, claro, é tê-la em cima de você. Assim ela controla a profundidade da penetração e a velocidade com que cada evento prossegue.

É uma boa ideia conversar sobre sexo com o médico durante o acompanhamento pré-natal; Se você tiver dúvidas, é melhor perguntar. E, se a sua mulher estiver em gravidez de risco, você deve evitar a penetração. Na verdade, qualquer excitação sexual, incluindo brincar com os mamilos, pode rapidamente liberar ocitocina, um hormônio que dispara contrações.

Por que ela gosta: ela pode se mover em círculos em vez de para frente e para trás, ou fazendo uma vibração lateral, o que diversos casais consideram muito sexy. Ela pode se inclinar para a frente ainda mais e friccionar o clítoris em seu osso pubiano (no dia seguinte você pode sentir essa área um pouco sensível – também conhecida como a contusão mais sexy da face da Terra).
Com o que temos de tomar cuidado: essas posições, há muita coisa para olhar, e não muito para cuidar. Exceto isso: quando ela fica muito excitada nas posições em que está por cima – como é provável que aconteça! – ela pode ficar um pouco descuidada e, se ela cair errado sobre sua ereção, isso pode não só arruinar a diversão, como também causar sérios problemas mais tarde. Então, caso ela esteja completamente perdida em êxtase, fique esperto, apenas para se certificar que ninguém irá se machucar.

Cavalgada

Como fazer: deite-se de costas, com sua parceira sentada sobre você de pernas abertas. Ela arqueia as costas para trás em um ângulo invertido de 45°, apoiando o peso do corpo nas palmas das mãos. Você levanta seus quadris, penetrando-a gentilmente e estimulando as paredes superiores da vagina dela.
Por que você gosta: por que você compartilha o controle da velocidade e da profundidade e tem mais controle sobre quando irá gozar do que se ela estiver fazendo todo o movimento. Fora isso, a vista é fantástica, assim como os dedos dela nos seus testículos.
Por que ela gosta: você tem bastante acesso ao clítoris dela e ela tem um bom controle sobre a profundidade e a velocidade de suas estocadas. "Isso aumenta significativamente as chances de ela ter um orgasmo", diz Judith Seifer, Ph.D, professora de saúde sexual do Instituto para Estudos Avançados da Sexualidade Humana, em São Francisco.

Cowgirl – Yee-haw!

Como fazer: ela se senta com as pernas abertas e com os pés inteiramente apoiados sobre a cama, agachando-se sobre seu pênis. Você apoia seus cotovelos na cama, e usa suas mãos para dar suporte aos quadris dela, levantando-a para encontrar cada estocada (esse seu suporte é chamado de cowgirl's helper [ajudante de cowgirl], mas você pode chamá-lo de cowboy se isso o fizer sentir-se melhor).

Por que você gosta: isso lhe permite uma visão tripla de todos os bens dela. E a posição dela significa que as nádegas dela vão ficar o tempo todo arremetendo contra seus testículos, se você gostar desse tipo de coisa.

Por que ela gosta: muito controle. Mas para ela manter essa posição por um longo período são necessárias pernas muito fortes, então, certifique-se de que você está fazendo sua parte.

A POSIÇÃO COWGIRL LHE PERMITE UMA VISÃO TRIPLA DE TODOS OS BENS DELA.

Cowgirl invertida

Também conhecida como: Patos Selvagens Voando para Trás.*

Como fazer: ela se senta sobre você, de costas, e pés contra a cama.

Por que você gosta: a vista.

Por que ela gosta: estimulação no ponto G.

Cowgirl invertida com pernas estendidas

Também conhecida como: O Lustre Italiano. Nós não temos a menor ideia de por que ela ter recebido esse nome, e ficamos embaraçados demais para perguntar a um italiano de verdade. Existe também um rumor circulando pela internet de que a mulher queima 972 calorias. Vamos fazer um trato: nós dizemos a você como fazer e o resto é por sua conta, ok?

---

* No original: *Wild Ducks Flying Backwards.* Este é o título de um livro do escritor Tom Robbins, publicado em 2005. (N.E.)

Como fazer: você deita de costas, olhando para cima, e ela está sobre você olhando para o alto, com as pernas estendidas e seu peso repousando sobre os braços.
Por que você gosta: a esquisitice?
Por que ela gosta: além do fato de ser um trabalho absurdo de tríceps?

Cowgirl preguiçosa

Como fazer: ela está na posição de cowgirl invertida, mas em vez de se sentar por cima, ela se deita. Como ela não pode se mover muito, nesta posição você faz a maior parte do trabalho com seus quadris.
Por que você gosta: você tem bastante acesso à frente do corpo dela. E, ao contrário da cowgirl invertida, você controla o fluxo da ação.
Por que ela gosta: você tem bastante acesso à frente do corpo dela.

A amazona

Como fazer: chegar nesta posição dá algum trabalho, mas quando se consegue é bem divertido. Deite-se de costas e traga seus joelhos em direção ao seu tórax. A sua parceira irá literalmente sentar-se sobre suas coxas, de frente para você, enquanto se abaixa em direção à sua ereção, posicionando os pés em cada lado de seu abdômen. Então você enrola suas pernas ao redor da cintura dela. Dar as mãos pode ajudá-la a manter-se equilibrada ou ela pode tentar alcançar seus testículos com as mãos.
Por que você gosta: é legal deixar alguém dirigir de vez em quando, não é?
Por que ela gosta: "Esta é uma boa posição para mulheres que não têm os músculos quadríceps fortes o suficiente para conseguirem ficar por cima por muito tempo", diz Laura Muller, uma conselheira sexual brasileira e autora de *500 perguntas sobre sexo* (Objetiva, 2009). "Isso permite que a mulher controle a penetração e também deixa uma de suas mãos livre para acariciar o clítoris".

COMPITAM PELA POSIÇÃO

Você está por cima. Ela quer estar. Mas vocês vão conseguir rolar apenas algumas vezes antes de um dos dois ir parar no chão. Tente se deitar ao longo da largura da cama, em vez de no comprimento. Vocês podem rolar várias e várias vezes sem cair no chão. Bem, pelo menos não vão cair tão rápido.

O trapézio

Como fazer: você se senta com as pernas abertas e ela se senta sobre você. Você segura os punhos dela enquanto ela relaxa o corpo e se inclina para trás até cair completamente. "É importante que a mulher esteja plenamente relaxada, e sucumba totalmente ao seu amante, enquanto ele a puxa em sua direção, provocando uma necessária fricção para o ato sexual", diz Mabel Iam, psicoterapeuta argentina, apresentadora de televisão e autora de *Os segredos do amante perfeito.*
Por que você gosta: é muito sexy ter todo este controle.
Por que ela gosta: é muito relaxante abrir mão de todo esse controle.

O confronto direto

Também conhecido como: Macaco Barulhento Abraçando a Árvore.*
Como fazer: você senta em uma cadeira, ela senta sobre seu colo de frente para você.
Por que você gosta: o fato de as pernas dela se apoiarem sobre você significa que ela pode cavalgar de maneira selvagem. Faça isso em frente a um espelho e terá uma visão bastante erótica das costas e das nádegas dela.
Por que ela gosta: ela está por cima. Mas suas pernas têm apoio e por isso ela pode permanecer por um longo tempo assim, diferente de outras posições que requerem o uso de bastante força nas pernas.

* No original: *Humming ape embracing the tree.* (N.E.)

Também é uma boa maneira de ela lhe dar uma lição não verbal do tipo de ritmo que ela gosta. Fora isso, suas mãos estão livres.

FAÇA O CONFRONTO DIRETO EM FRENTE A UM ESPELHO E TERÁ UMA VISÃO BASTANTE ERÓTICA DAS COSTAS E DAS NÁDEGAS DELA.

O homem cadeira

Como fazer: você se senta ereto com suas pernas estendidas e os braços para trás apoiando seu corpo. Ela se senta sobre você e então coloca as pernas em cima de seus ombros, inclinando-se para trás e tendo os braços como suporte.
Por que você gosta: por causa da sensação das coxas e das nádegas dela contra o seu torso e por poder assistir.
Por que ela gosta: por causa da estimulação no ponto G.

Você por trás dela

Estilo cachorrinho

Como fazer: ela está apoiada sobre as mãos e os joelhos. Você se ajoelha por trás e a penetra.
Por que você gosta: "É a posição mais excitante para os homens, por que é a mais primitiva", diz Linda Banner, Ph.D, terapeuta sexual de San Jose, Califórnia, e autora do livro *Advanced sexual techniques.** Incline o seu pênis para cima para obter mais fricção.
Por que ela gosta: o ângulo permite uma penetração profunda, o que aumenta as chances de estimular o ponto G dela, principalmente se você inclinar o pênis um pouco para baixo. Fora isso, suas mãos estão livres para tocá-la. Ela pode direcionar o ângulo de entrada abaixando e subindo o peito na direção da cama, e também pode mover os quadris – seja de um lado para o outro, ou forçando de encontro a você.

* Sem título em português. Tradução livre: *Técnicas sexuais avançadas.* (N.T.)

Com o que temos de tomar cuidado: ambos adoram quando você realmente agarra os quadris dela e manda ver. Mas tenha cuidado, pois apesar de você poder ir bem fundo, no ângulo errado pode acertar o colo do útero. "É como ser chutado no saco", diz sucintamente a bartender Allie, de Edimburgo. O estilo cachorrinho também não é recomendado para mulheres com histórico de dor nas costas.

Esta também pode ser uma posição complicada do ponto de vista emocional. Pode deixá-la nervosa pelo mesmo motivo que o deixa tão excitado: ela é primitiva. Não há contato visual, nem suavidade. Não há nada sequer próximo de um aconchego. "Eu preciso me sentir muito confortável com alguém para tentar o estilo cachorrinho", diz Allie. "Ela pode dar a sensação de submissão. É claro que é exatamente isso que eu gosto nela quando estou com alguém em quem confio".

O cachorro que abaixa

Também conhecida como: Tigre Branco.

Como fazer: assim como no estilo cachorrinho, ela fica longe do seu corpo, enquanto você entra por trás. Mas, em vez de ficar apoiada sobre as mãos, de modo que suas costas se mantenham retas como uma mesa, ela se abaixa, apoiando-se nos cotovelos, com seus quadris e nádegas elevados.

Por que você gosta: esta posição cria uma combinação confortável, "fazendo com que você se sinta maior", diz Rebecca Rosenblat, terapeuta sexual canadense e autora de *Seducing your man.**

Por que ela gosta: penetrando-a levemente, a parte inferior de seu pênis massageia a parede vaginal bem onde o ponto G está localizado. ***Bônus:*** "Esta posição alonga a parede vaginal", diz Pedro Otero, sexólogo espanhol, "o que, por sua vez, a aperta ao redor do seu pênis e dá a ela a sensação de que você é maior".

Se ela não estiver totalmente abaixada sobre o colchão, seus mamilos irão se esfregar nele a cada estocada.

---

* Sem título em português. Tradução livre: *Seduzindo seu homem.* (N.T.)

Experimente...

Mova os seus quadris de um lado para o outro em adição ao movimento de empurrar para dentro dela.

O ESTILO CACHORRINHO PODE DEIXÁ-LA NERVOSA PELO MESMO MOTIVO QUE O DEIXA TÃO EXCITADO: ELA É PRIMITIVA.

Mergulhando de barriga

Também conhecido como: A Cigarra no Galho
Como fazer: ela se deita de bruços. Você entra por trás. Você pode tanto estender seus braços para deixar o peso fora do corpo dela, quanto descansar seu peito sobre suas costas (ao menos parcialmente). Alcançar a parte da frente com as mãos é sempre um bom toque também – especialmente se ela gostar de estender as pernas quando goza.
Por que você gosta: se as pernas dela estiverem juntas, tudo fica muito apertado.
Por que ela gosta: esta é uma versão mais íntima de posição em que você entra por trás.

Experimente...

Com o rosto dela virado para baixo e você por cima, peça que ela cruze as pernas e posicione as suas na parte de fora do corpo dela. A vagina dela parecerá mais apertada e a fricção extra significa mais prazer para você.

Lado a lado

Lado a lado e cara a cara

Como fazer: ambos deitam-se de lado, olhando um para o outro. Ela coloca uma perna sobre o seu quadril. A penetração inicial pode ser difícil, portanto talvez seja mais fácil começar com um de vocês por cima e então rolarem para o lado. Nesta posição, ninguém gasta energia demais, o que é uma ótima pedida para noites preguiçosas.

Por que você gosta: por causa da intimidade. E os seios dela se esfregando contra você. Mas não proporciona penetração muito profunda e a movimentação pode ser difícil, então, para conseguir gozar, você provavelmente terá que mudar para uma posição diferente.
Por que ela gosta: a posição é muito íntima. Vocês não apenas estão olhando um para o outro, o que permite beijos e contato visual, mas toda a extensão de seus corpos está se tocando. "Minha favorita para noites russas frias", diz Anzhela, a sexy técnica de laboratório russa.

Colheres

Também conhecida como: Patos Mandarins.
Como fazer: ambos se deitam de lado, com você atrás dela. Ela levanta o joelho de cima e posiciona a perna atrás das suas nádegas enquanto você a penetra por trás.
Por que você gosta: é uma posição preguiçosa e dá a você um grande acesso a toda a parte da frente do corpo dela. Esta é a posição ideal para um interlúdio tarde da noite.
Por que ela gosta: essa posição envolve pouco esforço da parte dela, e o ângulo de penetração estimula o ponto G, além de permitir que você brinque gentilmente com os mamilos dela e, é claro, com seu clítoris. "Como o seu tórax estará comprimido contra as costas dela, vocês podem coordenar a respiração, o ritmo e, portanto, embalarem em uma concordância muito íntima e gentil", diz Agnes Beregszászi, colunista sexual húngara. Em outras palavras, é basicamente um aconchego com penetração, e você tem um excelente acesso ao clítoris. Boa para o final da gravidez.

O pretzel

Como fazer: ela se deita de lado (do seu lado direito, por exemplo). Você se ajoelha entre as pernas dela, elevando a perna esquerda dela e curvando a direita ao redor do lado direito do seu corpo. Ela terá

DICA SEXUAL DO "ADIVINHA EM QUE MÃO ESTÁ"

Nas posições em que ela precisar se inclinar para a frente, sugira o uso de saltos altos. Não é somente excitante, é prático. Na Men's Health, *nós somos absolutamente práticos.*

pouca mobilidade, mas você pode usar suas mãos nos quadris dela para ajustar a posição.

Por que você gosta: é a mesma ultrapenetração do estilo cachorrinho.

Por que ela gosta: não há perda de intimidade, como pode haver com o estilo cachorrinho. E não machuca as costas dela, como pode ocorrer quando ela é pega por trás.

Em pé

Entrada por trás em pé

Como fazer: ela se inclina para a frente com as pernas estendidas ou com uma perna sobre um degrau (ou algum outro local elevado). Você está atrás dela, segurando-a pelos quadris.

Por que você gosta: você está em uma posição natural para agarrar seus seios.

Por que ela gosta: é muito animal, o que pode ser excitante para ela.

Tente o seguinte: nós gostamos deste aqui bem em frente ao espelho do banheiro; ela pode se inclinar sobre a pia para se apoiar, e você poderá ver – bem, poderá ver tudo. Ou tente no chuveiro, especialmente se você tiver um chuveirinho removível, que poderá fornecer uma bem vinda mudança (ou adição) dos seus dedos mágicos.

O carrinho de mão

Como fazer: cuidadosamente. Você precisa estar em pé, segurando as coxas dela, que estarão elevadas no ar, enquanto as mãos dela se apoiam no chão. Comece com ela apoiada no final da cama. Você a penetra por trás, ela vai manobrando as mãos para fora da cama, e vocês caminham juntos – como aquela brincadeira de corrida, na qual você segurava seu colega pelas pernas e ele se apoiava no chão.
Por que você gosta: por causa da esquisitice.
Por que ela gosta: por causa da sensação de estar sem peso. E em todo caso, o orgasmo atingido quando a cabeça está abaixo do corpo é algo a ser registrado.
Com o que temos de tomar cuidado: NÃO A DERRUBE!

E aí está – e há um milhão de outras maneiras diferentes, se vocês dois estiverem dispostos a ser criativos. Divirtam-se!

UMA COISA A MENOS PARA SE PREOCUPAR

Você já ouvir falar de casais que ficaram presos pela genitália; na década de 1980, o British Medical Journal até publicou as anotações de um médico de Londres, de 1947, sobre o penis captivus, no qual um casal foi levado ao pronto-socorro em uma maca. Mas a ocorrência desse intrigante fenômeno nunca foi provada. Se os músculos da vagina de sua parceira derem espasmos violentos durante a penetração (uma condição chamada de vaginismo), isso irá gerar dor nela e você irá sentir um apertão suave, mas há poucas chances de ocorrer um "emperramento de amor".

Parte 2

As técnicas mais avançadas do mundo

Capítulo 8

SEJAM O CASAL MAIS SEXY DO MUNDO

Mantenham o relacionamento sob fervura

De acordo com o Gabinete de Estatísticas da Polônia, em 2000, 96% da população daquele país era adepta da Igreja Católica Romana, e por volta de 80% desses afirmavam frequentar regularmente a missa. Na verdade, os especialistas consideram a Polônia como um dos países mais religiosos fora da América Latina. "A Polônia é um país predominantemente católico, e a Igreja exerce influência enorme sobre a vida cotidiana dos poloneses", diz Lech, um conselheiro político polonês. Certamente essa fé religiosa se relaciona com o fato de os homens poloneses serem tão fiéis em seus relacionamentos – ou ao menos dizerem que são. Sessenta e dois por cento deles afirmam nunca ter traído a própria esposa.

Mas a nossa própria pesquisa de campo nos diz que, independentemente de onde você estiver, as chances de viver uma monogamia feliz melhoram se você se dispuser a trabalhar um pouco. "Os atletas têm de treinar muito se quiserem disputar as grandes marcas, não?", perguntam Christine Webber, psicoterapeuta e colunista sexual e de relacionamentos do site netdoctor.co.uk – o site independente sobre saúde mais acessado na Inglaterra –, e seu marido, o doutor David Delvin. "É o mesmo que fazer um ótimo sexo em um casamento. Você precisa encará-lo de maneira positiva e se empenhar".

Contenha seus suspiros. Você quer saber de que tipo de trabalho estamos falando? Jantar sem as crianças por perto, sair de férias com ela (sozinhos) e introduzir alguma inovação sexual picante no palácio dos prazeres que vocês chamam de quarto. Trata-se de um bom trabalho, se você conseguir!

LEVE A MINHA MULHER, POR FAVOR

Sexo no casamento é assunto de diversas piadas, um dos grandes oximoros* de todos os tempos, como "inteligência militar" ou "camarão gigante". Como a húngara Zsa Zsa Gabor coloca tão eloquentemente: "Um homem apaixonado está incompleto até que se case. Então ele estará acabado!".

Um casamento raramente é aquele voo suave de primeira classe que o namoro indicava que seria. Com demasiada frequência, é mais provável que ele seja um voo longo e custoso na classe econômica; a alegria de decolar, seguida pelo período confortável da viagem funciona até que você comece a se sentir oprimido pelo espaço confinado.

Muita proximidade pode apagar os ânimos e, sem uma lufada de ar fresco para alimentar as chamas da paixão, uma chama sexual flamejante pode ser reduzida a cinzas em um curto período de tempo. "O amor não é apenas poesia; ele também tem uma forte base biológica", diz Enzo Emanuele, M.D., da Universidade de Pavia, na Itália. E amostras de sangue revelaram evidências bioquímicas que o amor romântico intenso diminui após um ano em relacionamentos novos.

E, apesar de o compartilhamento do estresse da vida cotidiana ser um

Estatísticas rápidas

Percentual de homens que nunca traíram (tiveram sexo) com uma mulher que não fosse sua parceira.

1.Polônia 62%
2.Alemanha 62%
3.Austrália 60%
4.Holanda 59%
5.Reino Unido 57%
6.Estados Unidos 52%
Média Mundial 50%

* Oximoro é uma figura de linguagem que harmoniza dois conceitos opostos em uma única expressão. Por ex.: inocente culpa, música calada ou ilustre desconhecido. (N.E.)

dos grandes prazeres do casamento e de trazer um grande alívio para os dois parceiros, esses mesmos estresses podem ser muito intrusivos em relação ao que acontece entre ambos dentro do quarto.

Isso sem mencionar o fato de que, com muita frequência, casamento produz crianças, que são originalmente o que mais desencoraja qualquer entusiasmo, uma vez que vocês já tenham superado a diversão de tê-los feito. Entre privação de sono, mamilos rachados e cicatrizes de cesariana, "as crianças reprimem a libido no casamento. Parada total", diz Caroline Hurry, uma colunista sexual sul-africana. Isso parece ser confirmado pela pesquisas: em um estudo de dez anos sobre o impacto da paternidade sobre os casais, pesquisadores descobriram que ambos os parceiros relatavam mudança negativa em sua vida sexual após o nascimento de um bebê.

E, apesar disso, um bom casamento oferece uma quantidade real de benefícios – especialmente para o homem. "Você ganha mais dinheiro por ser casado, você vive mais, você tem saúde melhor, suas chances de ter uma vida sexual ativa são bem maiores e seu padrão de moradia é mais alto. Se seu casamento for feliz, você se torna mais produtivo no trabalho do que se ele for infeliz", diz Steven L. Nock, Ph.D, sociólogo da Universidade de Virginia e autor de *Marriage in men's lives.** "Se um cara for esperto, perceberá que está fazendo um bom acordo e irá depositar muitos esforços para fazer sua mulher feliz e manter a fluidez desses benefícios".

Desse modo torna-se fácil perceber por que renovar a vida sexual na relação de longa duração tem sido o assunto para tantos best-sellers. Como diz a especialista Tracey Cox em seu livro *Superhotsex*,** "a manutenção de um bom sexo não é um presente, mas uma realização". E uma bastante importante. Manter o tempero em um relacionamento pode ser um verdadeiro desafio, mas quando o sexo se vai, um dos parceiros geralmente vai junto com

SEXO RUIM NÃO É UMA CONDIÇÃO AUTOMÁTICA PARA O MATRIMÔNIO.

* Sem título em português. Tradução livre: *O casamento na vida dos homens.* (N.T.)

** Sem título em português. Tradução livre: *Sexo superquente.* (N.E.)

ele. Infidelidade é um assunto que todo casal confronta – seja como uma tentação desdenhada ou perseguida.

Por outro lado, sexo ruim não é uma condição automática para o matrimônio; na verdade é exatamente o oposto. Muitos homens casados acham sua vida sexual mais rica, excitante e plena do que quando eram solteiros. E essa não é apenas a nossa opinião: em uma pesquisa feita dentre os leitores da *Men's Health*, descobrimos que, quando perguntados sobre o que mais gostavam no sexo, a taxa de intimidade foi mais alta (44%) do que a taxa erótica (33%), o orgasmo (16%) ou a emoção da conquista (7%). O sexo pode ser bastante enriquecedor quando você confia em alguém e conhece bem essa pessoa. Em um ambiente amoroso confortável, você pode normalmente descartar as inibições e os limites que podem tê-lo privado de explorar plenamente seus desejos no passado. As mulheres, em especial, desabrocham em uma atmosfera de confiança.

Assim como Richard, 54 anos, e Heather, 52 anos, da África do Sul. Eles são amantes há 34 anos e casados há 30. "Eu cresci com a ideia de que sexo começava com uma explosão e terminava com uma lamúria. Isso tem sido o oposto para nós", diz Richard. "Quando ficamos juntos pela primeira vez, nós éramos ingênuos. De alguma maneira, conseguimos trilhar nosso caminho para a realização de um ato sexual mais profundo, mais erótico, mais íntimo e satisfatório".

Para cada comediante *stand-up** há um casal que desafiou as estatísticas, que canalizou a intimidade que começa em um relacionamento de longa duração em um sexo absolutamente memorável. Nós encontramos esses casais felizes e cheios de tesão e os especialistas que os aconselharam – por todo o mundo e em nossos próprios quintais –, e os fizemos falar. E o que nos disseram é que não há bom sexo sem bom relacionamento. Então, vamos começar por aqui.

* *Stand-up comedy* é uma expressão na língua inglesa que indica um espetáculo de humor executado por apenas um comediante. O humorista se apresenta geralmente em pé (daí o termo '*stand up*'), sem acessórios, cenários, caracterização, personagem ou recurso teatral. (N.E.)

A COISA MAIS IMPORTANTE: GOSTAR UM DO OUTRO

Desculpe-nos pelo balde de água fria, mas é verdade: o primeiro passo para que um casamento dure – e para fazer excelente sexo ao longo de sua vida a dois, e não apenas nos três primeiros anos – é gostar da pessoa com quem você está, diz o especialista inglês Phillip Hodson, autor de *Seu parceiro é perfeito para você?* (Pensamento, 2005). "A fase inicial da lua de mel precisa acabar – não há nada que você possa fazer a respeito". O fator mais importante, ele diz, não é o quanto vocês estão atraídos um pelo outro, mas o quão similares vocês são e o quanto têm em comum. "Para ter um casamento feliz e duradouro você precisa das bases de uma amizade excelente, ou as chances são de que vocês não durem juntos".

"A sua vida sexual é um reflexo do resto de toda a vida que ambos partilham juntos", diz a doutora Patricia Weerakoon, uma popular sexóloga australiana e coordenadora do programa de graduação de saúde sexual da Universidade de Sydney. Então, desenvolver – e manter – a intimidade fora do quarto é o primeiro passo para garantir que vocês tenham muita intimidade dentro dele.

O CARA QUE MARCAR MAIS PONTOS VENCE

Caso você ainda não tenha notado, as mulheres prestam atenção em todos os aspectos de seu desempenho no relacionamento. "Existe uma certa noção de equilíbrio que todos nós temos em nossas cabeças, e as mulheres atribuem determinados significados aos comportamentos", diz Patricia Pasick, Ph.D, psicóloga em Ann Arbor, Michigan, que aconselha casais sobre a fina arte da negociação.

O quê as mulheres querem? Elas querem um companheiro de quarto ansioso, um melhor amigo, um encontro charmoso e relevante, um namorado gentil e educado e um amante ardente e inovador que lhe dê um sexo explosivo sob seu comando. Tudo em um só cara! Como as próprias mulheres dizem, por que elas não deveriam ter tudo?

Ser um companheiro melhor tem suas vantagens. Veja como você pode fazer isso.

Seja o melhor companheiro de quarto do mundo

O desafio: Viverem juntos. Não é um eufemismo – estamos falando de dividir um banheiro.

Como avaliar: *Insuficiente:* uma casa de animais.
O mínimo que se espera: abaixe a tampa da privada. Coloque sua louça suja na máquina.
Bom garoto: coloque gasolina no carro, leve o lixo para fora, conserte os vazamentos e as coisas que rangem.
Pontos positivos: instale uma nova lava-louças.

O que os especialistas dizem

- **Mantenha a porta fechada.** Partilhar um lar e um banheiro é sem dúvida algo íntimo – mas nem sempre agradável. Você já ouviu falar de "nudez ruim"? Ver a mulher dos seus sonhos deitada sobre os travesseiros como uma obra de arte é boa nudez – mas a mesma mulher abrindo um pote de picles não é tanto. O Kama Sutra recomenda espaços separados para homens e mulheres e discute etiqueta no banheiro. Não é um assunto sensual – mas com certeza ninguém o verá aparando aqueles pelos do nariz.

  "Não escovem os dentes ou espremam seus cravos ao mesmo tempo. Feche a porta quando for ao banheiro. Você pode saber demais sobre a outra pessoa, e, quando o fizer, será difícil voltar a ser o amante apaixonado", diz Robin Milhausen, Ph.D, professora assistente na Universidade de Guelph, no Canadá, e apresentadora do programa de televisão sem censura *Sex, Toys, and Chocolate*.

"Eu trabalho em casa e para mim é bastante fácil tornar-me negligente", diz Andreas, um artista, de Bern, Alemanha. "Antes que minha namorada chegue em casa, em dez minutinhos eu coloco as xícaras de café dentro da pia, tiro os jornais do caminho, troco de camiseta ou tomo uma ducha, se for necessário. Não quero que ela se espante ao chegar em casa".

- **Uma ajuda.** "Sintonize-se com o que excita sua esposa", recomenda Hurry. "Brinquedos sexuais, filmes e lingerie podem eriçar os pelos de sua nuca, mas é provável que ela se sinta muito mais confortável se você se oferecer para levantar cedo com as crianças para que ela possa descansar um pouco mais". Um estudo recente mostrou que as mulheres italianas mal têm tempo para o sexo. Entre trabalho, trabalhos domésticos, cozinhar, fazer exercícios e se arrumar, sobra apenas uma hora para fazer sexo a cada quinze dias. O que não nos surpreende, portanto, quando quase 40% delas dizem que são infelizes no casamento.

"Sinto-me culpada porque sei que meu marido trabalha bastante o dia inteiro também", diz Dorke, uma cineasta de documentários alemã. "Mas o trabalho doméstico e com nossos filhos é tão repetitivo e chato que se eu imagino que terei de limpar mais uma bagunça, sinto como se fosse gritar. E quando ele reclama por não fazermos sexo, tenho vontade de colocá-lo de castigo junto com as crianças".

Se as baterias dela estiverem descarregadas, a sua vida sexual irá estancar. Uma das melhores maneiras para ajudar as coisas a voltarem para os trilhos é pegar você mesmo alguns dos "pesos pesados". "Cansaço, especialmente para as mulheres, é geralmente uma barreira", diz Stephen Biddulph, psicólogo infantil australiano, pai de dois filhos e coautor de *How love works: how to stay in love as a couple and be true to yourself even with kids.** "Se um homem partilha os cuidados

* Sem título em português. Tradução livre: *Como o amor funciona: como continuar amando como um casal e permanecer fiel a si próprio mesmo com crianças.* (N.T.)

FENG SHUI PARA AMANTES

Se o Kama Sutra é um manual de conselhos para os rapazes, então o Ananga Ranga, escrito por volta de mil anos atrás, é um manual para ajudar a manter a paixão ardendo no relacionamento de casais. O livro recomenda decorar o quarto com livros eróticos, incenso perfumado, aperitivos e refrescos ("muito úteis para reter e restaurar o vigor"). "Em tal lugar, deixe o homem, que ascende ao trono do amor, fruir da mulher descontraída e confortavelmente, gratificando os desejos dele e dela e todos os seus caprichos".

A necessidade de criar um espaço para fazer amor transcende todas as culturas. Nós conversamos com Annie Payne, uma consultora de Feng Shui e autora de The dance of balance – Feng Shui for body, mind, and spirit, sobre o que essa antiga tradição chinesa tem a*

* Sem título em português. Tradução livre: *A dança do equilíbrio – Feng Shui para o corpo, a mente e o espírito* (N.T.)

com o filho e o trabalho doméstico, é mais provável que o casal faça sexo. É difícil sentir amor por alguém com quem você está zangado por ele não trabalhar tão duro quanto você". A doutora Weerakoon concorda: "Eu digo aos grupos com quem converso que, às vezes, a cozinha é o espaço mais sexy da casa. Não há nada mais excitante para uma mulher do que um marido que lavou toda a louça".

O próprio trabalho intensivo de cuidar das crianças não dura para sempre – ele só parece assim. Enquanto isso, veja o que você pode fazer para ajudar. "Nosso casamento foi salvo por uma aula de cozinha", diz Steve, um empresário australiano. "Por anos nós brigamos por causa de tarefas, até que um dia minha mãe me inscreveu em um curso noturno de culinária. Então agora faço o jantar; eu sinto essa tarefa como uma maneira bastante relaxante de desanuviar a cabeça pelo meu dia de trabalho. E, também, a comida está melhor".

nos dizer: "O ambiente mostra as condições psicológicas, físicas e espirituais das pessoas que vivem lá. Eu posso entrar em uma casa e saber se o casal está feliz e se eles estão fazendo sexo ou não". A boa notícia é que você pode alterar essas suas condições simplesmente por mudar o ambiente. E você não precisa jogar fora tudo o que tem e começar de novo; "até mesmo uma pequena coisinha pode fazer a diferença." Tradicionalmente, o quarto simboliza o relacionamento – não há surpresas lá. Continue lendo para ver o quanto o espaço ao redor de vocês pode implicar o que acontece entre vocês.

- *Posição de poder. O Feng Shui é, acima de tudo, a arte da localização. E, no quarto, isso quer dizer que a cama precisa estar na "posição de poder", o que significa que, ao abrir os olhos, você tem de enxergar a porta.*

Seja o melhor acompanhante do mundo

O desafio: ela vai à festa de natal do escritório. Você é o acompanhante.

Como avaliar: *Insuficiente:* beber demais, flertar com outra mulher, abandoná-la por longos períodos para gritar durante o jogo de futebol com uma gangue de outros maridos.

O mínimo que se espera: ficar ao lado dela.

Bom garoto: oferecer drinques a ela. Resgatá-la da conversa chata e longa de uma colega pelo menos uma vez durante a festa.

Pontos positivos: esgueirar-se com ela para fazer um sexo fantástico e ilícito na sala do chefe dela. Ouví-la, pacientemente, enquanto ela comenta sobre detalhes da festa, no carro, voltando para casa.

- *Igual, igual, igual. Se você tiver um criado-mudo em MDF* do seu lado da cama, com apenas um rádio-relógio sobre ele, e sua esposa tiver do lado dela uma arca maciça de mármore branco, isso demonstra uma falta de igualdade que irá reverberar ao longo do relacionamento, Payne diz. Se você tem um abajur, ela também deveria ter um – e, apesar de ambos não precisarem ser exatamente iguais, eles devem ser equivalentes em tamanho, densidade e intensidade. Se há uma cadeira no quarto, deveria haver duas.*
- *Desligue. Aquela velha esteira de corrida de 12 anos de idade não tem mais lugar no quarto. E o computador também não. "O quarto é um lugar para sexo, intimidade e conversações", afirma Payne. "E para dormir".*

  Ela é realista com relação a televisores – "Você nunca conseguirá fazer com que as pessoas tirem o televisor de seus quartos" – mas ela sugere que eles sejam utilizados da maneira menos perturbadora possível. Cubra-a com um cobertor quando o aparelho não estiver sendo usado, ou guarde-o em um armário.
- *Vá as compras. Novas roupas de cama irão também ajudá-lo a ter um novo começo – reorganizar o quarto e dar uma mão de tinta fresca nas paredes é uma boa ideia.*

* Painel de fibras de madeira cuja composição é homogênea em toda a sua superfície e em seu interior. (N.E.)

O que os especialistas dizem

- **A sua arma número um? O elogio.** A maneira como uma mulher se sente em relação ao próprio corpo se correlaciona à sua inibição na cama. Então, se você quiser tranquilizá-la, a melhor maneira para conseguir isso é elogiar as áreas do corpo dela das quais ela se sente mais insegura. Toda mulher tem o seu Calcanhar de Aquiles. Aquelas nádegas a la Jennifer Lopez podem lhe parecer suculentas e deliciosas, mas ela pode ter passado a vida inteira tentando se enfiar

- *Menor é melhor. Um quarto enorme precisa de muita energia sexual do casal para ser preenchido e tornar-se aconchegante, diz Payne. Um quarto menor é melhor, mas se o seu não for, divida-o em dois ambientes, como um clássico* boudoir, *de modo que a área para sentar fique afastada da cama – onde possam tomar champagne e café da manhã, claro.*
- *Isso é um LEGO ou você está feliz em me ver? No Feng Shui, acredita-se que aquilo que o cerca indica o que você gostaria de cultivar. Seu quarto deveria ser o terreno para a sua vida romântica, um retrato privado de vocês dois. Então, o que dizer quando você leva um tranco nas costas, por um monte de brinquedos deixados sobre a cama por seus filhos, no instante em que rolava para o lado para tentar uma nova posição sexual, ou, então, percebe-se olhando para uma foto da sua sogra de férias em Ubatuba? Se não for inteiramente impossível manter todos os sinais de sua vida familiar fora de seu quarto, ao menos os torne discretos. Por exemplo, se seus filhos gostam de brincar em seu quarto, mantenha uma pequena cesta para os brinquedos atrás ou embaixo de uma cadeira, onde eles podem ser deixados fora da vista e longe de seus pensamentos. Por que o Elmo* não deve ser o único a receber cócegas.*

* Personagem do programa televisivo *Vila Sésamo*. (N.T.)

em calças jeans feitas para alguém menor. Os seios dela podem lhe parecer perfeitas taças de champagne, mas ela não está inteiramente convencida de que você não gostaria que as taças transbordassem.

Não a elogie apenas quando estiverem no quarto. Certifique-se de elogiá-la exatamente nos momentos em que perceber que não receberá nada em troca. "É uma bênção elogiá-la fora do quarto", diz Helen Fisher, Ph.D, professora pesquisadora da Universidade Rutgers, em Nova Iorque, e autora de *Por que amamos* (Record, 2006).

- **Restabeleça a cortesia.** Você consegue perceber que deixou de fazer alguma gentileza a ela como na época em que namoravam? Algo como abrir-lhe a porta do carro, trazer-lhe flores, telefonar-lhe na manhã seguinte após uma noite de sexo arrebatador para dizer a ela como foi bom? É hora de retomar alguns desses velhos hábitos. Faça contato com o seu Cary Grant interior e surpreenda-se com um amasso inesperado.

SE VOCÊ QUISER TRANQUILIZÁ-LA, A MELHOR MANEIRA DE FAZER ISSO É ELOGIAR AS ÁREAS DO CORPO DELA DAS QUAIS ELA SE SENTE MAIS INSEGURA.

CRIANDO A HORA PARA O AMOR

Você está pensando em sexo – mas são onze horas da manhã e você está escutando o seu colega tagarelar sobre o mercado de ações. São 18:00 e você está novamente pensando sobre o assunto e, desta vez, a sua esposa está no quarto – mas também estão seus três filhos e o cachorro, e faltam horas até que todos estejam em suas respectivas camas. Na hora que finalmente fica sozinho com ela, às 23:00, só o que conseguirá fazer é dar um beijinho na bochecha dela, antes de ir dormir.

Soa familiar? É uma situação bastante comum. "Querendo ou não, o sexo compete com as outras partes da sua vida, a social, a familiar e também com outros aspectos dela. Se quiser que ele aconteça, você precisará reservar uma hora para ele", diz Michelle Grahame, a diretora da nookii.com, uma loja inglesa que vende brinquedos e jogos para adultos.

E tempo, neste caso, significa qualidade e o suficiente dele para ter uma sessão satisfatória, sem distrações – incluindo a fadiga. Digamos

Seja o melhor namorado do mundo

O desafio: ser tão romântico agora quanto no seu primeiro mês juntos.

Como avaliar: *Insuficiente:* não se lembrar das datas comemorativas relacionadas ao namoro.

O mínimo que se espera: você se lembrar do aniversário dela, do dia do aniversário de casamento, do dia em que vocês se conheceram sem que ela precise ficar lhe dando dicas para lembrá-lo.

Bom garoto: presenteá-la sem qualquer motivo, como mandar entregar flores, comprar um CD ou DVD que sabe que ela gostará, ou fazer reservas para jantar fora numa quarta-feira comum.

que os deuses tenham sorrido para você e aquele beijinho mencionado antes, às 23:00, torna-se algo um pouco mais elaborado. Que tipo de sexo você vai fazer, exausto, após um dia de trabalho e de responsabilidades domésticas – e sabendo que o despertador irá tocar em seis horas?

Os especialistas são unânimes: a vida acontece, mas o relacionamento precisa vir em primeiro lugar. E, neste caso, isso significa sexo. "É muito importante ter tempo para o seu relacionamento sexual e protegê-lo do estresse do excesso de trabalho e das obrigações familiares", diz o especialista Phillip Hodson. Aqui vão alguns pensamentos para garantir que o sexo não seja relegado ao segundo plano.

- *Roube um momento. Como os especialistas tântricos Stephen e Lokita Carter pontuam, reservar um momento para ficarem juntos não precisa ser um compromisso de tempo incalculável. "Comece o seu dia partilhando um abraço com a sua amada antes de sair da cama, ou encontre tempo para um beijo especial após*

Pontos positivos: organizar uma viagem de final de semana ou uma festa surpresa.

O que os especialistas dizem

- **Mime-a.** Todo mundo precisa se sentir cuidado, e algumas mulheres são mais românticas do que outras. Um segredo para se atingir a devoção das mulheres é a surpresa. A mulher possui o instinto de cuidar e se dedicar às pessoas. Mas elas também gostam de serem cuidadas e protegidas. Então, retribua esse cuidado a ela de uma maneira inesperada. Ela ficará emocionada se você a mimar com um gesto gentil. Tire alguma das seguintes opções de sua cartola mágica:
  - Diga a ela que pode dormir o quanto quiser no sábado, e que você irá levar as crianças ao parque, colocar as roupas sujas

terem passado um longo período longe um do outro. Adicione cada vez mais desses rituais ao longo de seu dia". Um beijo e um abraço – é isso aí. Não importa o quanto você esteja sem tempo, sempre será possível arrumar os segundos necessários para essas duas ações.

- *Toque-a gentilmente. Na próxima vez em que estiver em algum lugar onde há muitos adolescentes, dedique um tempinho para fazer um estudo de campo. Qual é a primeira coisa em que você repara? Eles estão se tocando o tempo todo. Eles encontram motivos completamente ridículos para fazer contato físico – massagens nas costas, empurrões, cócegas, tomar um gole do refrigerante de alguém – e esses são os que não estão grudados. Aqueles que estão realmente enganchados estão colocando o máximo que conseguem da própria boca dentro da boca do outro.*
  Você pode não ser capaz de se equiparar aos níveis hormonais de um garoto de 16 anos – mas todo aquele contato está, na verdade, ajudando-os neste departamento: quanto mais você brinca com

na máquina de lavar e fazer todas os outros trabalhos que ela normalmente faria.

- Concorde em fazer todas as coisas citadas anteriormente, enquanto ela curte as vantagens da reserva que você fez para ela em um SPA.
- Faça e sirva o café na cama.
- Dê um banho nela (ver "Banhe-a com Prazer"no próximo box).
- Surpreenda-a com reservas para o restaurante que ela mais gosta.

A emoção dela é algo que você deve conquistar. Muitos homens imaginam que são atitudes tipicamente femininas e dizem "Essa não é a minha praia". Bom, continue pensando dessa maneira com bastante frequência e você logo descobrirá que sexo não é mais "a praia dela" também.

ela, mais vai querer brincar. E mantê-la em constante desejo não prejudicará a sua causa.

Então levante-se, antes que alguém chame a segurança do shopping, e vá para casa colocar o que aprendeu em prática. Abrace-a por trás quando ela estiver tirando as compras do carro. Mostre a ela o quanto você a adora quando ela estiver saindo do banho (isso é ainda melhor quando ela não está esperando). E se esse for realmente todo o tempo livre que você tiver, então utilize-o como uma aplicação bancária: deposite e aguarde. Você coletará os resultados mais tarde.

Entretanto, se o calor do momento for muito intenso, faça: pague as contas mais tarde e deixe a pilha de louças aumentar. Se tiver um momentinho que seja para fazer sexo, faça-o. "Sexo é mais importante que a sua carreira e até mesmo que seus filhos", diz Daniel Stein, M.D., diretor médico da Fundação da Intimidade, em Tampa. "A sua carreira irá mudar e seus filhos irão crescer e sair de casa, mas, no final, ainda restarão vocês dois".

- **Torne-se nostálgico.** Repetir aquele café na cama de três meses atrás não é apenas um exercício de nostalgia. Relembrar os primeiros momentos do relacionamento de vocês pode acionar o hormônio norepinefrina, que ajuda o cérebro a reacender as suas memórias. "Você irá desencadear a paixão dela", diz a terapeuta sexual Laura Berman, Ph.D, diretora do Berman Center, em Chicago, "e intensificar as memórias que estão sendo construídas". Proponha um desafio a ela: "Lembra-se daquela vez que fizemos amor em pé na lavanderia? Aposto que agora podemos fazer ainda melhor."

  O arquivista interno do cérebro responde melhor a pistas contextuais fortes, como aromas, ambientes, sons, texturas,

"Dizem que, para sobreviver ao primeiro ano de vida do bebê, você deve dormir quando ele dorme. Meu marido e eu fizemos um trato de transar toda vez que ela dormisse!", diz Anja, uma praticante alemã de saúde holística. "É divertido – sentimo-nos como quando éramos adolescentes, nos esgueirando por aí".

- *Marquem um encontro. Especialistas em crianças destacam a importância do tempo qualitativo. Mas nós, adultos, também precisamos dele. E assistir ao Zorra Total com uma pizza entre vocês não é ao que nos referimos. Sair de casa e conversar periodicamente é essencial – "Vocês precisam de tempo para se entreolharem como novidades", diz Ascha Vissel, psicóloga holandesa e terapeuta sexual – "e isso não acontecerá a menos que vocês marquem o encontro, preparem-no e o mantenham."*

"Toda vez que resolvemos sair juntos eu penso 'Que imensa trabalheira!'. É muito caro contratar uma babá, e tudo o que eu realmente mentalizo fazer no final da semana é me enrolar em um cobertor no sofá e assistir a um filme. Mas, assim que eu e meu marido tomamos o primeiro drinque, eu penso: 'Por que não fazemos isso sempre?'", diz Dorke, cineasta de documentários alemã.

sabores,então disponibilize para ela um verdadeiro self-service de sons e imagens evocativos.

Essa viagem pelos caminhos da memória não precisa ser sexual. Sendo um homem, você não consegue se lembrar exatamente de como se comportava na cama minutos antes de dormir com ela. Ela, entretanto, documentou o quão intensamente você olhava em seus olhos, o quanto era ávido em tirar as roupas dela, e todas aquelas coisas que você disse e fez, apenas para conseguir que ela risse. O que você fez em seus primeiros encontros? Quão nervoso você estava quando conheceu os pais dela? O que você realmente pensou na primeira vez em que encontrou o melhor amigo dela? (Cuidado.)

É verdade, você nem sempre está a fim de sair. Mas, assim que estiver do lado de fora da porta, você estará. Sim, pode ser caro, mas o divórcio também é, e, se isso acontecer, na verdade dinheiro será o menor dos seus problemas. Pense nisso como um investimento no seu relacionamento. Você conserta a goteira antes que precise de um telhado inteiro novo, certo? Com o relacionamento acontece o mesmo.

Se você perceber que este compromisso está se perdendo dentre os vários anotados em sua agenda, escreva em um calendário: "toda primeira quarta-feira de cada mês é noite de sair com minha esposa". Se mesmo assim tiver problemas, agende uma babá com antecedência ("Nós vamos precisar de você em todas as primeiras quartas-feiras do mês") ou ligue para o restaurante preferido de vocês e antecipe o pagamento de seis reservas para jantar naquele lugar uma vez por mês.

Torne tudo especial para ambos adicionando esse empenho extra aos seus planos e à sua aparência. "Dê o melhor de si à sua parceira – esteja perfumado e bem-vestido para o encontro. Use algo de que ela goste", aconselha Vissel. Isso pode lhes proporcionar uma mudança

Você ligava para ela no meio do dia apenas para dizer um "oi" ou dizer que estava com saudades? Você deslizava uma de suas mãos para dentro do suéter dela no segundo em que ela entrava pela porta? Você falava sem parar sobre todas as viagens que queria fazer com ela? Resgate um pouco disso e você terá uma esposa feliz ao seu lado.

Seja o melhor amigo do mundo

O desafio: satisfazer as necessidades emocionais dela tão bem quanto a melhor amiga. (Ok... quase tão bem.)

Como avaliar: *Insuficiente:* ela está chorando. Você vai dormir.
O mínimo que se espera: você parar de escrever o e--mail ou de assistir ao jogo quando ela falar com você.

revigorante após uma semana inteira usando aqueles ternos chatos – ou aquela camiseta suada coberta de vômito de bebê. "Se o relacionamento tiver uma base sólida, e a atração ainda estiver acesa, redescobrir um ao outro pode ser como se apaixonar novamente", afirma Vissel.

- *Não desperdice a noite do encontro. Já aconteceu com todos nós. Você contratou uma babá, saiu de casa e, ainda assim, nada de sexo! O que aconteceu? Vocês flertaram como adolescentes durante os aperitivos, e ela estava quente já na sobremesa – mas assim que chegaram em casa, ela tirou a maquiagem, você trocou de roupa e, depois que finalmente conseguiram colocar as crianças para dormir, o tesão se esvaiu.*
  O brilhante guia para a arte das rapidinhas, Sex for busy people, *de Emily Dubberley, mostra a você como evitar esses baldes de água fria. "Falem lascivamente um com o outro na volta para casa", ela sugere, e certifique-se de saber exatamente sobre o que ela estava pensando enquanto comia aquele tiramisu olhando nos seus*

Bom garoto: escutá-la com atenção e fazer perguntas, depois que ela terminar de falar.
Pontos positivos: você se sentar por vinte minutos todas as noites ao lado dela apenas para ficarem juntos e lhe dar atenção total, escutando sobre o dia dela, e contando a ela sobre o seu.

O que os especialistas dizem

- Escute. Uma das maiores tendências em estudos sobre casamentos dos últimos trinta anos é gravar os casais falando e discutindo e, depois, procurá-los após cinco anos para verificar quais deles se divorciaram. Adivinhe... Os casais que se divorciaram foram os que ignoraram um ao outro ou que foram extremamente hostis. Quando o homem realmente escuta o

olhos. Momentos antes de abrir a porta de sua casa, dê-lhe um beijo realmente profundo e apaixonado – como uma promessa do que virá a seguir. Então, pague a babá o mais rapidamente possível e deixe o gato arranhando a porta; você não vai se levantar para abri-la, nada irá atrapalhar os planos de vocês.

- *Agende. "A maioria dos casais não investe tempo algum no planejamento da própria intimidade", diz o doutor Stein, "mas o sexo tem tudo a ver com expectativa. Eu chamo isso de 'colocar a mesa para o sexo'".*

"Eu faço sexo com minha esposa às quartas-feiras. Às vezes às quintas e aos domingos também, mas sempre às quartas", diz Alejandro, de Madrid.

"Foi ideia dela. Nós ficávamos esperando pelo 'momento certo', até que finalmente ela disse 'esqueça isso – vamos criar o momento

que a mulher está falando, demonstrando interesse e afeição, o casamento sobrevive.

Um estudo recente envolvendo 5.010 casais descobriu que as mulheres são mais felizes no casamento quando recebem atenção de seus maridos e sentem que eles estão emocionalmente conectados a elas. Steven L. Nock, Ph.D, coautor do estudo, diz que maridos bem-sucedidos são aqueles que "demonstram interesse pela vida diária de suas esposas, a rotina, as coisas simples sobre as quais os homens geralmente não falam".

Contudo, isso não faz parte do estilo da maioria dos homens. O doutor Nock se questiona quantos homens acham natural, após anos e anos de casamento, sentar-se perto da esposa todos os dias e dizer: "Fale-me sobre o seu dia". "Isso é um esforço", ele afirma, mas, apesar de compreender esse sentimento masculino, ele também é bastante rigoroso com relação à importância do ato.

certo'. Não é exatamente espontâneo, e eu achei que isso arruinaria a nossa vida sexual, mas, na verdade, o sexo é ótimo. A única diferença agora é que eu não preciso ficar me preocupando se ele acontecerá ou não".

A colunista sexual do Netdoctor UK, Christine Webber, concorda. "Se ficar esperando por um sexo glorioso e espontâneo, é possível que tenha de esperar por um longo tempo! Marcar uma data para ele não exclui o romance; na verdade, isso é muito romântico – o que seria mais poético do que reservar uma data especial para ficarem juntos?"
E Webber lembra que toda e qualquer antecipação é um ponto positivo para nós, homens – pois não temos nenhum esforço preliminar. "Quando vocês estavam namorando, você ficava o dia inteiro pensando no encontro que teria à noite, preparando-se para sentir-se idealmente disposto. Isso é particularmente importante para as mulheres, para quem a antecipação é um tipo de preliminar".

São necesários apenas 15 minutos diários para dedicar esse tipo de atenção, diz Michele Weiner-Davis, autora de *The sex--starved marriage*. O assunto nem sequer importa. O essencial é que vocês estejam conversando, se tocando e expressando afeição e preocupação diariamente um com o outro. "Este tipo de conexão diária, companheirismo e amizade é o alicerce para manter a sexualidade viva", ela diz.

- **Pare com as briguinhas.** Trata-se das pequenas coisas, como usar a toalha de banho dela para limpar o excesso de creme de barbear de seu rosto. Esta é uma pequena infração, mas some isto à sua fraqueza de amontoar pilhas enormes de louças sujas e aos puns que solta na cama, e essas coisas menores podem progredir para algo bem maior.

Muitos casais percebem os benefícios em planejar o dia para o sexo, particularmente a mulher. "Quando namorávamos, eu planejava nosso encontro por dois dias. Malhava como louca, depilava as pernas, cuidava de minha aparência da cabeça aos pés. Marcar uma data para nos encontrarmos significa que posso tornar a fazer as mesmas coisas, mesmo casada e com tantas responsabilidades e compromissos", diz Assia, publicitária, de Amsterdam. Isso é bom para você, mas é bom para ela também. Uma mulher que se sente confortável com seu corpo demonstra mais auto confiança e mais disposição para descobertas.

E para ele? "Uma vez por semana não é o suficiente, mas é melhor do que nada", afirma Alejandro. "E, em nossa experiência, quanto mais sexo fazemos, mais sexo fazemos".

E se você não estiver a fim quando quarta-feira chegar? Esforce-se e faça assim mesmo. Afinal, ambos precisam depender

Segundo Allen Erkin, especialista em estresse no Centro de Aconselhamento e Gerenciamento do Estresse de Nova Iorque, se as briguinhas já estiverem irritando, ele sugere o seguinte: de maneira divertida, peça à sua parceira que faça uma lista das coisas que ela acha irritantes em você, mas somente coisas pequenas, como apertar o tubo da pasta de dentes pelo meio ou deixar o tampo do vaso sanitário levantado. "Em uma escala de 1 a 10, esses hábitos devem estar entre 2 e 3", diz Elkin. Faça a sua própria lista e troque-a pela dela. "Este é um passo em direção à eliminação dos pequenos estresses que podem colocar um relacionamento em risco", conclui ela. Então, assim que se acostumar a baixar o tampo do vaso, siga para coisas mais difíceis, como aquela fascinação que ela tem por "filmes românticos".

- **Não deixe que as brigas vençam vocês.** O que acontece fora do quarto não se mantém fora do quarto. Discussões não terminadas, tensão e desapontamentos se dirigem para a sua cama e estacionam bem entre vocês. "Se você estiver nervoso por algo

do encontro, caso contrário, tudo irá cair por água abaixo. Não se esqueça de que o desejo não necessariamente precede a excitação. Talvez não seja a situação ideal, mas às vezes o carro realmente vem na frente dos bois. "Meus clientes dizem com frequência: 'Eu não estava a fim quando começamos, mas assim que começamos a nos envolver, eu realmente curti'. Muitas vezes, a parte mais difícil da corrida é calçar os sapatos. Então, apenas faça-o", diz Michele Weiner-Davis, autora de The sex-starved marriage.*

E se algum de vocês realmente não sentir vontade de fazer sexo, não se esqueça de que há muitas e muitas maneiras prazerosas e alternativas satisfatórias para garantir que a parceira durma o sonho pós-orgásmico dos deuses.

* Sem título em português. Tradução livre: *Casamento faminto por sexo.* (N.T.)

que tenha acontecido, sentindo-se incapaz de perdoar, de fazer sacrifícios ou de se comprometer, isso irá se transferir para o contato entre vocês no quarto", diz a doutora Weerakoon.

Isso pode ocorrer com mais frequência depois que os filhos nascem. A impressão que se tem é de haver ainda menos tempo para que os casais discutam como se sentem em relação às coisas. Como resultado, "você acumula mal-entendidos", diz Biddulph. "Quando os filhos nascem, o casal pode ficar dois anos como se estivessem caminhando de um lado para o outro, apenas vivendo das memórias de quando eram apaixonados".

"Nunca conversamos sobre nossos problemas por que nenhum de nós queria brigar na frente das crianças", diz Laura, uma funcionária do correio inglês. "Finalmente meu marido disse: 'Ou corremos o risco de nos ouvirem, ou, então, de realmente assustá-los pedindo o divórcio!' Se realmente discutimos, explicamos depois às crianças que mamãe e papai não concordam em tudo, mas que se amam muito".

Seja o melhor amante do mundo

O desafio: fazer o melhor, o mais tórrido, quente e recompensador sexo do mundo.

Como avaliar: ***Insuficiente:*** você faz. Ela não. Você adormece.
O mínimo que se espera: você faz. Ela faz. Você adormece.

- *A melhor parte de acordar... Ninguém pula da cama quando o despertador toca. Programe-o para tocar dez minutos mais cedo. Mas, em vez de ficar enrolando na cama, que tal se aproximar um pouco mais da pessoa que está dormindo ao seu lado? Isso é algo especialmente bom para você; há evidências de que a testosterona tem sua concentração mais alta durante a manhã.*

Bom garoto: você faz. Ela faz duas vezes, graças às suas técnicas e àquele truque ótimoi que você aprendeu no Capítulo 4.

Pontos positivos: você faz. Ela faz incontáveis vezes, ao menos uma vez durante a massagem erótica, outra durante o banho de língua, uma vez em cada posição e, então, algumas outras vezes com o vibrador que você trouxe para surpreendê-la.

O que os especialistas dizem

- **Melhore sempre.** "Casamento precisa de tempo e inovação", diz a doutora Weerakoon, uma popular sexóloga australiana. Saber como excitá-la não é o suficiente. "Se você aprendeu como dar prazer a ela, torna-se muito fácil esquecer as preliminares e todas as outras coisas que mantêm o entusiasmo da vida sexual", diz Debbie Herbenick, Ph.D, colunista da *Men's Health*.

  "Você pode atingir um padrão que exercite a lei do mínimo esforço. Repetir várias vezes os mesmos estímulos irá produzir uma resposta diminuída, e em pouco tempo o sexo irá parecer estúpido como água parada", diz Phillip Hodson, autor de *Seu parceiro é perfeito para você?* "Todos somos responsáveis por levar às nossas parceiras um toque de criatividade no modo como conduzimos o relacionamento. Todos precisamos ser interessantes".

  E em nenhum lugar isso é mais importante do que na cama. Então, escute dicas e truques que irão manter a chama entre vocês tão ardente e excitante quanto no dia em que se conheceram.

- **Jogue.** Nós lhe oferecemos o antídoto universal para o tédio, um que sempre foi oferecido às crianças em quartas-feiras chuvosas ao redor do mundo, desde tempos imemoriais: "Pare de reclamar. Vá jogar!"

BANHE-A COM PRAZER

Banhar-se antes do sexo é um ritual para muitas culturas, e um banho perfumado e à luz de velas é um dos gestos românticos mais citados. A luz de velas dá um aspecto bonito à pele, e o calor da água relaxa a musculatura e a mente e, obviamente, limpa o corpo. "É algo tão simples, mas é um pequeno gesto que fará qualquer mulher se derreter", diz Alessandra, agente imobiliária, no Peru.

No Japão, em particular, o banho é um respeitado prelúdio para o ato de fazer amor, diz Jina Bacarr, em The japanese art of sex. *Bacarr ensina como dar ao seu amor a completa "experiência gueixa": "Encha a banheira com água quente, então adicione 1 ou 2 litros de saquê para um* sakeboro *('um banho de saquê'"). A imersão nesse banho por 30 minutos irá suavizar a pele dela deixando-a macia. Outras deliciosas variações que Bacarr sugere incluem crisântemos amarelos flutuando no banho quente, ou as pétalas das rosas que você trouxe para ela e que estão começando a murchar.*

"O denominador comum dos casais satisfeitos é a diversão", diz Ava Cadell. "Defino sexo como jogos de adultos. Ele deve ser divertido e recreativo. Você deve rir e liberar todas as endorfinas prazerosas. Senso de humor é um ingrediente essencial ao bom sexo, pois alivia a tensão sobre o desempenho".

Os jogos permitem a vocês experimentar coisas que ainda não haviam provado por terem, em algum momento, se sentido desconfortáveis para fazer. "Enquanto mantiverem a intimidade e a diversão, poderão sempre experimentar coisas diferentes", afirma Ascha Vissel, psicóloga e terapeuta sexual holandesa.

Os jogos também os ajudarão a acompanhar as alterações no desejo um do outro conforme o relacionamento amadurece. O que a mulher quer aos 20 não será necessariamente o que ela irá querer aos 30, 40 ou 50. Como você saberá o

"Meu marido, às vezes, demonstra que quer fazer amor comigo perguntando se eu quero tomar um banho com ele", diz Ottavia, uma ilustradora milanesa. "Ele acende velas e adiciona óleos perfumados na água. Depois do banho, eu me perfumo e hidrato meu corpo ao meu bel-prazer. Gosto de fantasiar por algum tempo. Então, depois, nos encontramos novamente no quarto. Este é um ritual muito sexy que praticávamos também durante nosso namoro".

Se você decidir se juntar a ela no banho, há outro truque que aprendemos com os japoneses. Soaplands são bordéis japoneses que combinam sexo com a arte japonesa de se banhar. "A mulher se ensaboa inteira com um sabonete perfumado de jasmim, e, então, usa seu corpo escorregadio como um sabonete para ensaboar o corpo do homem", diz Bacarr. "Depois que ele estiver limpo, a mulher geralmente lhe dá*

* Tradução livre: terras do sabão. (N.T.)

que ela deseja? "As pessoas estão em constante evolução. O jogo é uma maneira de acompanhar a pessoa com quem se está e as mudanças que ela atravessa", diz Julianne Balmain, coautora de *The Kama Sutra deck: 50 ways to love your lover*, residente em São Francisco.

- **Inove.** Primeiro, uma rápida lição sobre ciência sexual. Existem duas categorias comuns sobre o desejo sexual: uma baseada em reflexo, e outra, em psicogenia. A primeira é a estimulação por meio de contato físico ("Esfregue aqui para ativar"). A psicogênica se refere ao estímulo mental ou a outro estímulo sensorial (ter pensamentos sensuais, ver uma minissaia, sentir detrminado perfume etc). Muitas relações começam no modo psicogênico (tudo é novo!) e gradualmente tornam-se baseadas em reflexos. E, com muita frequência, tornam-se tediosas.

um banho de língua, cobrindo cada polegada de seu corpo". Vocês podem se revezar "banhando" um ao outro, mantendo o nível de água baixo e espalhando bastante óleo de banho um no outro.

Para ganhar pontos extras:

- *Compre um par de dados eróticos que, quando "rolados", revelam comandos sensuais, como "ensaboe os seios" ou "beije as costas".*
- *Borrife o perfume favorito dela numa toalha, ou algumas gotas de amaciante para roupas, e coloque-o na secadora por alguns minutos.*
- *Quando ela sair do banho, toda quente, relaxada e deliciosamente cheirosa, espalhe hidratante sobre o corpo dela. Para melhores resultados, aqueça-o no microondas por dez segundos (teste-o na parte interna do seu cotovelo antes de aplicar na pele dela; pois a pele dos seus dedos não é tão sensível ao calor).*

"Com o passar do tempo, o relacionamento fica como um sapato velho: não há nada de belo ou interessante nele, mas você não o joga fora por que ele é confortável. Geralmente, ambos os parceiros esperam por uma mudança, mas como não conversam a respeito, nem tomam alguma atitude para mudar, continuam vivenciando um determinado padrão e a 'síndrome do sapato velho' vai ficando cada vez pior", diz a doutora Weerakoon.

"A rotina acontece quando a relação sexual ocorre sempre aos finais de semana, à noite, dentro do quarto. Essa rotina pode afetar a satisfação sexual de alguns casais", diz Miguel Cuetos, terapeuta sexual espanhol. Agendar o sexo pode ser realmente uma boa opção para casais ocupados, mas pode também representar o que há de pior no sexo baseado em reflexos, um tipo de sexualidade forçada. O segredo é adicionar o estímulo psicogênico. É neste momento que a fantasia e alguma novidade podem vir a calhar.

> "Casais sexualmente satisfeitos são casais aventureiros, os parceiros, na verdade, se complementam", diz Tracey Cox. Ela vai ainda mais longe para sugerir que casais verdadeiramente satisfeitos "desempenham atividades arriscadas e vociferantes, já os casais convencionais engoliriam em seco e considerariam tais atividades inapropriadas".

Mas, antes de começar a inovar, tenha certeza de que sua parceira consente: "Ambos os parceiros têm de concordar com a mudança, diz Cuetos. E lembre-se de que até mesmo pequenas mudanças podem gerar enormes diferenças. "A novidade faz bem ao sexo, e não me refiro apenas a novidades sexuais. Novidades também à sua vida social", afirma a doutora Fisher. Pode ser algo tão simples quanto adiar o jantar para jogar futebol ou para assistir a uma banda de

UM POUCO DE DISTÂNCIA APROXIMA OS CORAÇÕES

Os terapeutas concordam que casais casados há muito tempo geralmente passam algum tempo separados fazendo coisas diferentes. Estar separado por um período cria uma corrente elétrica entre vocês, e criar esse espaço dá à sua parceira a oportunidade de sentir sua falta. Então, é importante desenvolver e manter suas amizades, as amizades dela e as de vocês. Mas, tenha cuidado: você pode se tornar a corda de um cabo de guerra e isso pode atrapalhar seu relacionamento, pois seus amigos puxarão em uma direção, e sua esposa ou namorada puxarão em outra. Isso é delicado, já que é difícil convencer o adversário a ceder um pouco.

Você precisa entender as diferenças. "Apesar de os homens terem ciúmes de rivais sexuais em potencial, as mulheres tendem a ter ciúmes de seu tempo e de sua atenção", diz Charles Hill, Ph.D, professor de psicologia da faculdade Whittier, na Califórnia. Portanto, quaisquer planos que fizer para sair com a sua turma precisam ser equilibrados com uma contrapartida sua em tempo e atenção dedicados à sua esposa ou namorada. Ir ao supermecado juntos não conta como um rock ao vivo, em vez de ficar escutando o rádio do carro. Qualquer coisa que torne o início de seu encontro menos previsível, pode alterar o final.

> *"As pessoas precisam quebrar velhos padrões de comportamento", diz a doutora Weerakoon. "Não se trata de não a satisfazer na cama, mas do beijo que ele dá na bochecha dela toda vez que acabam de transar. Isso é o que a compele a querer matá-lo. O beijo não a incomoda, mas sim o fato de ela saber que ele será dado".*

- **Crie uma atmosfera diferente.** Uma maneira fácil de quebrar a previsibilidade é criar uma atmosfera diferente. "Crie um espaço especial, um ambiente diferente. Mude a iluminação. Mude o aroma", diz Dee McDonald, fundadora do Centro de Bem-estar Sexual, em Londres e Sussex.

- **Coma.** Em vez de jantar e assistir à TV como de costume, leve-a para um jantar descontraído no quarto, com direito a cobertor no chão ou uma toalha espalhada sobre a cama. Abra uma

encontro inesquecível. "Dê a ela algo pelo que esperar, já que você irá 'retirar algo dela', ou seja, seu tempo juntos", diz Stan Charnofsky, Ed.D, responsável pelo programa de terapia de casais e terapia familiar da Universidade Estadual da Califórnia, em Northridge. Isso significa levá-la a um teatro, a uma exposição de arte ou a um evento de degustação de vinhos. Você ganha a noite de pôquer, e ela, uma pinot noir*

* A *Pinot Noir* é uma variedade extremamente delicada de uvas, que sofre profundamente com as alternâncias climáticas de frio e calor. Depois de colhida apresenta grande dificuldade de manuseio, já que sua casca se rompe facilmente, liberando o suco da fruta. (N.E.)

OS BENEFÍCIOS DE BEIJAR MUITO

Psicólogos alemães conduziram um estudo no qual concluíram que pessoas que beijam seus parceiros todas as manhãs vivem cinco anos mais do que as que não o fazem. Beijar muito também faz com que as pessoas sofram menos acidentes de carro e adoecam menos, e, financeiramente, ganhem entre 20% e 30% mais.

garrafa de vinho (branco ou rosé produzem manchas mais suaves que o tinto, nos tecidos) e sirva alguns aperitivos simples como sushi (pontos extras se você conseguir alimentá-la com hashis), petit fours ou até mesmo pizzas caseiras.

"Quando o homem faz o jantar é como se estivesse acariciando o coração de uma mulher, pois isso representa para ela uma coisa a menos para se preocupar ao chegar em casa do trabalho", diz Carolyn Bushong, psicoterapeuta e autora de *Tenha de volta o homem por quem você se apaixonou* (Edicta, 2003). E a proximidade do alimento com a cama torna isso único e especialmente sexy.

- **Tome as decisões.** Se você está constantemente no comando, deixe-a decidir também. Christine Wheeler, psicoterapeuta inglesa e colunista sexual do *Netdoctor UK*, sugere que você peça à sua mulher que defina o menu sensual desta noite. Digamos, meia hora de beijos, seguida por um conto erótico lido em voz alta, seguido por sexo lento e lascivo. Ela pode escolher o que quiser e o seu trabalho é executar os comandos dela com o melhor de suas habilidades.

  Se for ela quem normalmente dá as cartas, faça com que ela saiba, assim que ela entrar pela porta do quarto, que você irá assumir o controle total da noite, desde escolher o jantar e o vinho e dar-lhe banho, até a posição que irão fazer sexo.

OS JOGOS DAS PESSOAS SENSUAIS

O especialista inglês Graham Masterton, antigo editor da Penthouse e do Fórum da Penthouse, e autor de Secrets of sexual play, *nos informa as três regras para jogos sexuais:*

1. *Vocês não apenas se permitem atuar em qualquer cenário sexual que desejem, mas ambos participam do ato com entusiasmo, independentemente do quanto ele seja selvagem e extremo.*
2. *Nenhuma dor física ou dano pode ser infligido (a não ser que faça parte do jogo e tenha sido negociado de antemão).*
3. *Se vocês gostaram de um determinado jogo, conversem sobre o quanto gostaram dele. Se não, deixem-no de lado e sigam em frente. Não há motivo para repetir um jogo que vocês realmente não apreciaram.*

Enquanto estiver priorizando o prazer dela, pode estar certo de que ela se sentirá aliviada.

Trabalho duro.

- **Mude alguma coisa.** "Apenas faça algo diferente. Se vocês têm uma rotina de dez minutos de sexo, mude-a. Introduza alguma massagem ao ritual, ou compre alguns acessórios que ela goste num *sex shop*, ou contrate uma babá para cuidar de seus filhos e leve sua esposa para um motel", diz Ascha Vissel.

  Ela adverte que você não deve mudar radicalmente. "Ela provavelmente não gostaria de mudar do sexo na escuridão total para o uso de uma roupa feita inteiramente de vinil. Introduza as ideias aos poucos".

  "Não precisa vestir couro ou usar *bondages**", diz Dee McDonald, "Se você cortar a calcinha dela pode conseguir uma

---

* Técnica de imobilização feita com cordas, vendas, algemas, correntes, tiras de couro ou outros apetrechos. (N.E.)

excitação tão forte que desencadeará um sexo maravilhoso. Use roupas com texturas diferentes. Troquem de roupa um com o outro. Usem penas e lubrificantes".

- **Faça sexo em algum lugar diferente (ver Capítulo 12).** Faça sexo em uma posição diferente (Capítulo 7). Ou veja isso como uma oportunidade para experimentar aquela fantasia que o excita desde quando era um adolescente (Capítulo 13).

- **Fale a respeito.** Conversas difíceis precisam de preparação. "Se você fosse contar a ela que foi demitido, que está com câncer ou que pretende gastar uma enorme quantia em algo que só interessa a você, você pensaria um pouquinho na maneira com a qual falaria com ela, certo? Uma conversa sobre sexo merece o mesmo respeito", diz Phillip Hodson.

CONHECENDO A SI MESMO (TUDO DE NOVO)

Os exercícios de foco sensorial foram desenvolvidos pelos terapeutas sexuais norte-americanos Masters e Johnson. Mas esta técnica não se restringe somente a casais com problemas sexuais. Quase qualquer casal pode obter algum benefício com esses exercícios, seja pela experiência, para atualizar-se sobre os novos desejos da parceira ou como uma maneira de se reconectar após uma longa ausência, uma briga ou algo mais. Em resumo, eles os ajudam a criar um novo tipo de contato; uma maneira diferente da que estão acostumados (também significa não ter relação sexual por um tempinho, e nada é mais prazeroso do que ser incapaz de ter aquilo que mais se quer em determinado momento).*

A maioria dos terapeutas concorda com algumas variações das seguintes regras:

* Trata-se de exercícios para ajudar a reduzir a ansiedade e aumentar a harmonia na vida a dois. O objetivo é descobrir as áreas do corpo que, quando tocadas, provocam reações ou sensações agradáveis. (N.E.)

- **Encontre algo para quebrar o gelo.** "Muitos casais de longa data nunca conversaram sobre sexo entre si. Eles precisam de algo que quebre o gelo, algo divertido que abra as vias de comunicação", diz a doutora Weerakoon. "Eu geralmente recomendo aos casais, até mesmo aos fiéis das igrejas para as quais ministro palestras, visitar juntos a *Sexpo** ou, então, alguma locadora de filmes eróticos. Eu digo a eles: 'Vocês não precisam comprar coisa alguma, mas seria interessante para ambos conhecer as novidades do mercado'. Isso inicia a conversação, e isso é o que realmente importa".

  A apresentadora canadense de TV Robin Milhausen concorda. "Minha expectativa com relação ao nosso show é estimular os casais que nos assistem a perguntarem-se 'o que você acha disso? É loucura ou é algo que poderíamos tentar?'"

* Evento da indústria sexual australiana que exibe de lingeries, pornografia e vibradores a chocolates com formatos eróticos. (N.T.)

- *Nada de sexo, por favor! Muitas vezes a melhor maneira de trazer a sua vida sexual de volta aos trilhos é evitando-a por um período. Então, durante esses exercícios, deixe claro desde o início que não haverá relação sexual (e, pelo menos nas primeiras sessões, nada de tocar nos seios, mamilos e genitálias). Quando o desejo sexual e o orgasmo não estão em jogo, nenhum de vocês se sente pressionado a se excitar ou a excitar o parceiro. A ansiedade não é permitida, apenas concentre-se no que é bom. E, se a ação acontecer muito rapidamente, você pode dar um passo atrás e repetir algum toque menos sexual.*

- *Sh-h-h. Apesar de o objetivo deste exercício ser a comunicação, muita conversa durante sua execução pode criar distrações. Portanto, fale apenas se algo estiver realmente desconfortável ou doloroso e reflita, posteriormente, sobre o que gostou ou não gostou.*

"Eu vi uma camisinha-vibrador na loja outro dia", adiciona a doutora Weerakoon. "Compre uma dessas e terá algo divertido para brincar e também para quebrar o gelo e falar sobre outros assuntos".

Seja criativo! Um casal que entrevistamos lê poesias obscenas para atingir seus desejos mais profundos.

- **Seja positivo.** Críticas são contraprodutivas, independentemente de como você se sentir. Elas a deixarão chateada e na defensiva. Hodson sugere dizer algo como: "Eu nunca disse isso a você antes, mas o que me excitaria atualmente é o seguinte: (insira o pedido aqui). É claro que eu curto o que você faz, mas se você realmente quiser me deixar louco, poderia fazer também..."

  Crie um clima propício para que ambos possam falar sobre suas fantasias mais extravagantes, mas concordando em não se assustar quando elas forem partilhadas. "Façam um pacto

- *Concentre-se no momento. Você pode perceber sua mente se dispersando ou se inquietando para pensar em outras coisas, como o e-mail de seu diretor ou a reunião de pais e mestres agendada para a semana seguinte. Quando isso acontecer, conduza suavemente seus pensamentos de volta e concentre-se novamente nas sensações.*

- *É mais fácil dizer do que fazer. Concentre-se não em satisfazer sua parceira, mas, sim, no que está acontecendo com você.*

O foco sensorial tradicionalmente se desenvolve em três estágios, esta é uma versão bastante simplificada deles e que assume que nenhum de vocês tenha qualquer problema sério com sexo:

de nunca criticar nada que o parceiro sugerir", recomenda Cox. E lembre-se de que você não sairá dessa rotina se se manter em sua zona de conforto. Falando de maneira figurada, expulse do quarto o Papa, seus pais e suas ex-namoradas. Pelo menos uma vez, esqueça-se do desempenho e da moralidade de outras pessoas. Descubra a sua personalidade sexual, que é única. Quando a oportunidade para novidades se apresentar, permita-se curtir a surpresa. Tente escutar seu corpo em vez de sua consciência.

O SEU CORAÇÃO TRAIDOR

Traição acontece. Na verdade, quase todo casal de longa data já deparou ou irá deparar essa tentação pelo menos uma vez, seja evitando um olhar lascivo ou perseguindo o tal coelho até a toca.

- *Primeiro estágio: O ponto do exercício é simplesmente alternar toques gentis. Uma pessoa dá, depois recebe. Se você é quem toca, toque em todos os lugares (exceto naqueles que concordaram em não fazê-lo). Varie os tipos de toques que usa. Você pode querer tentar usar coisas que não são apenas suas mãos, como uma pena ou óleo para massagem, por exemplo.*

- *Segundo estágio: Você progride para um toque mais sexual, mas ainda não têm relação sexual; você não deve se concentrar nas genitálias. Inclua os seios, mamilos e órgãos sexuais como apenas mais uma parte para tocar, explorar e curtir.*
  Uma variação deste estágio é chamada de "passeio da mão". Sem falar, a pessoa tocada coloca a própria mão sobre a de quem a está tocando para indicar o ritmo, a pressão ou o local que prefere. Essas são sugestões, não ordens.

"Reconhecer que a infidelidade um dia estará em pauta é ser realista, então, é necessário saber administrar o assunto. Eu não faço apologia à infidelidade, mas até mesmo as pessoas menos propensas a isso estão sujeitas a titubear e a mostrar-se frágeis em momentos de intenso estresse. A meia-idade, é claro, é um dos períodos da vida em que a infidelidade ocorre com mais facilidade", diz Phillip Hodson. "O desejo pela conexão emocional e pela família é bastante forte, mas, assim também é o desejo pela novidade. Uma recente pesquisa mostrou que 94% dos ingleses acham que a fidelidade é algo essencial a um relacionamento, porém, outro estudo mostrou que pelo menos 60% das pessoas casadas foram infiéis em pelo menos uma ocasião. Então, existe uma disparidade tremenda entre o que acreditamos, o que queremos fazer e como nos comportamos".

Alguns casais gostam de terminar essas sessões com masturbação mútua, que, ao seu próprio modo, pode ser bastante educativo.

- Terceiro estágio: vocês podem seguir para o toque mútuo agora. Também podem avançar para a relação sexual (se estiverem aplicando o foco sensorial para algum problema sexual específico, vocês não devem se apressar. Por exemplo, toque de genitália com genitália, sem penetração). Muitos terapeutas recomendam começar com uma penetração mínima (digamos, três centímetros) e então parar. Apenas deitem juntos e se concentrem nas sensações e emoções que sentem. Quando começarem a se envolver, e isso pode até acontecer em outra sessão, concentrem-se em como gostariam que isso acontecesse, e não naquilo que sempre fizeram antes. Tudo pode ser diferente e essa é a hora de descobrir.

Estatísticas rápidas

A Men's Health *pediu a cinco mil homens estadunidenses que revelassem tudo sobre amor, sexo, mulheres e namoro. Aqui está o que disseram sobre traição:*

Eu trairia a minha namorada se...

A. Ela estivesse me traindo 22%

B. Estivéssemos brigando e não nos entendendo 4%

C. Eu soubesse que poderia me safar 12%

D. Eu pudesse dormir com uma celebridade 9%

E. Nunca 52%

Se eu traísse minha mulher ou namorada, eu iria...

A. Ficar numa boa e permanecer calado 8%

B. Sentir-me terrível, mas permaneceria calado (por que machucá-la?) 49%

C. Sentir-me terrível e confessaria. Eu precisaria ser honesto. 43%

Se minha mulher ou namorada me traísse, eu gostaria que ela...

A. Confessasse. Eu mereço saber 72%

B. Ficasse quieta e não deixasse acontecer novamente 28%

Se a amiga de minha namorada se insinuasse para mim...

A. Eu recusaria e então contaria para minha namorada 20%

B. Eu recusaria, mas ficaria quieto 54%

C. Eu recusaria, mas manteria a possibilidade em aberto 22%

D. Aceitaria o convite 4%

Culturas diferentes tiveram, em épocas diferentes, relações distintas com a monogamia. Algumas ainda o têm. Na França, por exemplo, o chamado *cinq à sept* (às vezes traduzido como *happy hour*) é o nome do período de tempo que você passa com sua amante após o serviço, antes de ir para casa ver sua esposa e seus filhos.

Defensores dessa prática dizem que ela não é prejudicial ao casamento, mas sim algo que até ajuda. Considerando esse ato segundo determinado ponto de vista, separar a responsabilidade por uma família dos aspectos referentes ao sexo/amor/romance pode fazer sentido. Por que você acreditou que iria querer continuar dormindo com a mesma pessoa se hoje você mal gosta das roupas que usava há dez anos? Você gosta de jantar a mesma coisa todas as noites?

E, mesmo assim, muitos de nós ainda esperamos por aquele grande amor que levaremos conosco até o fim de nossos dias. Porém, quando essas expectativas são rompidas, os resultados podem ser devastadores, para dizer o mínimo. Como Ascha Vissel pontua, as considerações morais da infidelidade estão separadas

SEJA O AMANTE MISTERIOSO DELA

As mulheres são mais receptivas a aromas do que os homens. Então, uma mudança que você pode efetuar sem dificuldades e rapidamente é com relação ao seu odor. Para um efeito sutil, use um sabonete ou desodorante diferente. Para demonstrar isso com mais clareza, mude de colônia ou comece a usar alguma.

do que ela é, em seu âmago, a violação de um acordo. "Se você disse que não faria isso, então precisa pensar bastante antes de quebrar essa promessa".

Vissel defende que ter uma forte atração por alguém, algo que vai além daquela prática comum de virar a cabeça ao ver essa pessoa passar, porque, afinal, o mundo está cheio de pessoas atraentes com as quais você não está casado, é sinal de que algo está faltando em seu relacionamento. E como trair não é uma boa maneira de passar a mensagem para sua esposa, falar sobre suas inclinações talvez seja um último e desesperado recurso.

Para Phillip Hodson, o fato de tantas pessoas traírem, mesmo quando sabem que causarão muito sofrimento, na verdade traduz o tamanho da necessidade que há por trás do ato em si. "Ninguém se casa para machucar o cônjuge, ninguém trai por que quer causar dor à pessoa que ama". E nenhum dos especialistas com quem conversamos acredita que um ato de traição precisa significar o fim de um relacionamento (se você se casou com uma pessoa que é extremamente infiel, precisa analisar se isso é algo com que consegue conviver). "Quando você se confronta com isso, precisa se questionar sobre o que quer fazer a respeito. Eu diria que se você fizer vistas grossas, a

Estatísticas rápidas

Mulheres com quem os homens traem com mais frequência:

1.1.Uma estranha 13%
2.Uma colega de trabalho 12,7%
3.Uma ex-namorada/esposa 10,6%
4.Uma antiga paixão 9,3%
5.Uma prostituta 7,8%
6.A melhor amiga da parceira 7,1%
7.Outra 11,9%

traição tenderá a ocorrer novamente. E não há nada mais póstumo do que um romance que já se extinguiu", diz Hodson.

Mas mesmo que isso aconteça somente uma vez, talvez seja necessário procurar ajuda profissional para superar o susto. Certamente, se ambos acreditarem que o relacionamento é uma prioridade e é algo que gostariam de manter, vocês precisarão descobrir o que aconteceu. "Obviamente, vocês precisarão falar muito sobre o assunto, muito mesmo, e talvez até procurar aconselhamento", diz Vissel.

Por fim, deixar para trás significa literamente deixar para trás. "Tomada a decisão de permanecer no relacionamento, é sábio esquecer o que aconteceu e promover um novo começo", diz Vissel. "Quando se chega ao estágio de aceitação, não se traz o assunto à tona o tempo todo. Deve-se manter o que ocorreu no passado e dar uma nova chance ao relacionamento".

A FUGA PERFEITA

Os homens sempre nos perguntam: "Por que o sexo durante as férias é sempre tão bom?" Poderíamos responder que é devido ao sol, surfe, drinques e cerveja. Mas a verdadeira resposta é que não há lava-louças para você esvaziar nos hotéis em que se hospedam durante as viagens de férias.

As pequenas complicações da vida não são apenas exaustivas, elas são tremendamente assexuadas. Não há nada de sensual em trocar uma lâmpada queimada ou em passar horas e mais horas ao telefone tentando extornar um débito indevido. E manter sua vida sexual nos trilhos durante períodos estressantes é particularmente difícil. Vida sexual no primeiro ano após o nascimento do bebê? Quase senhuma. O primeiro ano logo após a entrada daquele bebê na faculdade? Viva!

Você também perceberá que as férias tornam a sua parceira mais aventureira. "Eu e minha mulher fazíamos sexo na sacada do hotel;

havia pessoas jantando ali do outro lado. Tudo o que conseguia pensar era 'Ela jamais concordaria em fazer isso lá em casa'", recorda-se Angelo, um vendedor atacadista italiano.

É por isso que, às vezes, fugir de casa é uma jogada inteligente, por mais difícil que seja considerar essa despesa no orçamento, é importante contratar alguém para cuidar das crianças ou ganhar um tempo livre por não fazer hora extra no trabalho.

Cento e cinquenta e cinco milhões de casais norte-americanos investem em viagens românticas todos os anos, apesar de os europeus terem, consideravelmente, mais tempo para esse lazer: enquanto a média de período de férias dada pelos empregadores estadunidenses é de dez dias, em toda a Europa esse tempo é significativamente maior: 4 semanas na Alemanha e Espanha, 5 na Finlândia e exorbitantes 7 semanas na França. Uma das razões de os europeus tirarem férias tão longas é porque alegam que não se pode realmente relaxar a não ser que se tenha tempo para isso. Prove a eles que estão errados ao tratar o relaxamento com a mesma ultraeficiência que trata tudo o que faz.

Deixe o trabalho em casa, as suas férias começam já a caminho do aeroporto. Leve algo divertido para ler no avião. Antes de chegar ao seu destino, agende uma massagem para a sua primeira manhã de férias, ou qualquer outra coisa que o deixe ansioso para chegar lá. Coloque o protetor solar, sungas ou bermudas, seu óculos de sol e as revistas dentro da mochila que levará para a praia e acomode-a logo acima de sua mala. Dessa maneira, tudo o que terá de fazer será agarrá-la e sair para a praia assim que deixar suas coisas no hotel. Você pode desfazer a mala mais tarde, depois de nadar, tomar uma cerveja e dar uma rapidinha.

TRAIA COM SUA ESPOSA

Não há necessidade de se sentir culpado com relação à infidelidade, contanto que sua amante esteja usando uma aliança igual à sua. Como desempenhar esse truque mágico? Finja ser outra pessoa. Aqui vão alguns jogos clássicos para ajudar você a começar. O especialista inglês Graham Masterton sugere que os tímidos usem nomes diferentes nos jogos. "Com um nome diferente, você se sente muito menos inibido. Afinal, não é exatamente você que está fazendo aquele sadomasoquismo." E, mesmo que não exista bondage *ou domínio envolvidos, é uma boa ideia sempre brincar com uma palavra segura, de modo que ambos possam dar uma respirada se for necessário. Se você está apenas iniciando na questão ou se é tímido e tem reservas com relação ir a fundo nisso, simplesmente incorpore alguns 'acessórios' ao sexo que pratica normalmente e isso poderá gerar desejos sem comprometimento. Divirta-se!*

PROSTITUTA/CLIENTE

A ideia de ser paga em troca de sexo parece denotar uma certa mágica para as mulheres. Muitas descrevem como fascinante a experiência de combinar poder e deixar-se ser dominada. "A dinâmica do poder me fascina: ele está pagando, então eu faço o que ele quer. Mas, ao mesmo tempo, ele está se humilhando por ter de pagar, e isso significa que eu posso ser bastante generosa com ele ou demonstrar pleno desprezo", diz Luisa, uma pesquisadora francesa.

Obviamente, há muitas variações da profissão mais antiga do mundo. Talvez ela seja uma concubina que recentemente chegou ao seu harém. Uma gueixa em treinamento cuja virgindade foi confiada a um cliente muito rico para 7 noites de iniciação no mundo do amor físico. Uma garota de programa internacional que não sai de casa por menos de 20 mil dólares e uma jornada de compras em Dubai. Ou talvez ela seja uma prostituta usando saltos altos, apenas esperando você passar.

- *Acessórios. Incenso e travesseiros; um maço de notas tão grosso que você não consegue nem dobrá-lo e um bracelete* de diamantes; uma garrafa de vinho ou vodka e um pacote de chicletes.

- Vá além. Compre algumas roupas novas para ela e alugue um quarto de motel.Dê a ela gorjeta também.

MÉDICO/ENFERMEIRA

Já é hora do seu check up anual, está pronto? Seja o cheiro do álcool para assepsia ou a sensação de instrumentos de metal gelados contra a sua pele que o deixam fervendo, ou somente a ideia de um banho administrado pela atraente e excessivamente gentil enfermeira em um uniforme não tão comportado assim, essa é uma fantasia muito comum e fácil de ser colocada em prática.

Indicamos um bom começo: o "psicólogo" pede que a "paciente" deite no sofá e desabafe suas mais profundas e sombrias fantasias, coisas que ela jamais contou a alguém.

- Acessórios: luvas de látex ("Eu preciso que o senhor vire a cabeça e tussa"), uma touca de enfermeira, uma camiseta masculina (branca, verde ou azul) vestida do avesso para simular uma daquelas vestimentas de hospital que deixam as nádegas de fora. Lembre-se: esfregar álcool é uma boa maneira de limpar os brinquedos, mas não o deixe tocar sua pele.

CARCEREIRA/PRESIDIÁRIO

Inspeção nas cavidades, alguém se habilita? Há muitas possibilidades de dominação e bondage na 'Cela do Bloco A', obviamente, mas apenas a sugestão deste tipo de dinâmica de poder pode ser o suficiente para deixá-lo maluco.

"A ideia de sexo como moeda que compra privilégios me deixa louca", diz Camille, uma francesa que mora em Nova York. "Isso sem mencionar a ideia de os outros prisioneiros assistirem, ou sendo "forçada" a transar com um de meus queridos prisioneiros enquanto ele assiste". Diga a ela para abrir as pernas e então a reviste pelas costas. Descubra o que ela está disposta a fazer por um maço de cigarros.

- Acessórios: algemas e lanterna.

CSI: MATRIMÔNIO

Uma japonesa que suspeita que o marido a está traindo compra um spray especial chamado S-Check que a alerta sobre a presença de fluido seminal nas cuecas dele, ao ficar verde quando entra em contato com a suspeita mancha. Coitado do cara que trancou a porta do escritório na hora do almoço e passou um momento sozinho com o seu site pornô favorito.

Capítulo 9

FAÇA O MÁXIMO DE SEXO QUE PUDER

Divirta-se com muito mais frequência

Apesar de os homens coreanos praticamente dobrarem a média mundial em termos de quantidade de sexo semanal, de acordo com nossa pesquisa, há um importante dado sobre essa descoberta: 42% dos homens coreanos que entrevistamos admitiram pagar por sexo. Em somatória, as mulheres coreanas são o grupo menos satisfeito sexualmente, de acordo com uma pesquisa feita em 2006 pela empresa farmacêutica Eli Lilly. Então, vamos parabenizar como vencedores quem atingiu o segundo lugar: os gregos.

Quer praticar as qualidades místicas deles? Veja o que os gregos sabem que vale a pena aprender.

- **Saia de casa.** "A Grécia recebe abundante luz do sol, com mais de 310 dias ensolarados por ano", diz Fedon Alexander Lindberg, M.D., especialista em medicina interna e autor de *A dieta dos deuses* (Gente, 2005). "A luz do sol desempenha papel importante em regular a liberação de testosterona no cérebro, então, faz sentido que isso impacte na vida sexual dos gregos". Essa explicação provavelmente se sustenta nos EUA também: estatísticas demonstram que as menores taxas de nascimento na América ocorrem em novembro, dezembro e janeiro, o que significa que os meses escuros e sombrios

Estatísticas rápidas

Número de vezes que o homem faz sexo por semana
1. Coreia 4,5
2. Grécia 4,2
3. Romênia 4,0
4. Filipinas 3,9
5. Rússia 3,8
6. Estados Unidos 2,9
Média Mundial 2,8

de fevereiro, março e abril são os menos propícios para a relação sexual.

Então, vá lá fora e absorva um pouco de sol; é um bom conselho independentemente de onde você more. "Eu, com frequência, recomendo aos casais irem a um jogo de baseball", diz Howard Markman, Ph.D, fundador do retiro para casais Love Your Relationship,* e psicólogo da Universidade de Denver. "Vocês se sentam próximos, sob o sol, e ainda têm tempo para conversarem como amigos".

- **Alimente-se corretamente.** A dieta do Mediterrâneo não é apenas uma receita para um corpo esguio, é o segredo para uma rica vida amorosa também.

  Uma dieta rica em legumes, repolho, brócolis, couve-flor, nozes, sementes, grãos e ácidos graxos com ômega-3, que são tradicionais na Grécia, é essencial para estimular a liberação de testosterona, diz o doutor Lindberg. E, como você aprenderá no Capítulo 11, o que faz bem ao seu coração – o que uma dieta do Mediterrâneo certamente faz – faz bem ao seu pênis.

  Aterosclerose, ou o estreitamento das artérias, é a principal causa de impotência. Manter seu coração e artérias saudáveis é a melhor garantia de continuar vivo para fazer bastante sexo e ser capaz de fazê-lo quando quiser. E mais, muitos ingredientes da dieta mediterrânea, como nozes e mel, são tidos como notórios afrodisíacos.

- **Exercite-se.** Não foi por acaso que os gregos inventaram a maratona. A cultura do fitness que praticamos hoje é o culto ao corpo perfeito que encontra suas raízes no ginásio da antiga Atenas. "É uma cultura bastante atlética! Tanto homens quanto mulheres têm

* Ame o Seu Relacionamento. (N.T.)

muito orgulho de se manter em forma", diz Gianni, um web designer ateniense.

> **Em vez de procurar sexo, procure diversão e você vai acabar fazendo mais sexo!**

- **Divirta-se.** A cultura grega também é famosa por seu estilo divertido, porém relaxado. "Faz parte da nossa história. Pense nos mitos: nossos deuses estavam sempre transando e lutando por aí, e depois fazendo as pazes e comendo" diz Gianni. "Em última análise, a diversão é o melhor afrodisíaco", afirma Paul Joannides, autor de *The guide to getting it on!** "Em vez de procurar sexo, procure diversão e você vai acabar fazendo mais sexo!"

Então utilize essas dicas, mas primeiro...

TRÊS MOTIVOS INCRIVELMENTE RESPONSÁVEIS PARA FAZER MUITO SEXO

O que você já não fez para ter uma boa saúde? Você desgastou os joelhos de tanto correr na esteira, deixou de comer aquela deliciosa gordura da picanha e se engasgou tomando suco de clorofila. No entanto, a panaceia, o elixir da vida prometido nos anúncios de televisão, estava bem ali na sua frente todo o tempo. "O sexo ativa o corpo humano da maneira como ele deveria ser ativado. Faz bem para a pele, órgãos e cérebro. É um aspecto vital da experiência humana", diz Valerie Gibson, colunista sexual e de relacionamentos do *Toronto Sun*.

E é bem mais divertido que tomar clorofila, nós garantimos.

Veja como fazer muito sexo pode melhorar a sua vida. A despeito do fato de você já praticar muitas vezes, claro.

* Sem título em português. Tradução livre: *O guia para mandar ver!* (N.T.)

1. **O sexo é campeão em afugentar o estresse.** "O estresse destrói as células cerebrais responsáveis pelo aprendizado e pela memória, arruína o sistema imunológico, causa ganho de peso, eleva a pressão sanguínea e pode atrapalhar o sono e o sexo", de acordo com o colunista da *Men's Health*, Daniel Amen, M.D.. Um recente estudo sueco descobriu que estresse crônico aumenta o risco nos homens de desenvolver doenças cardiovasculares e sofrer infarto fatal. E um estudo australiano descobriu que homens que fazem trabalhos estressantes são mais suscetíveis a sofrer de ansiedade e ter sua saúde debilitada, do que os outros.

   Então, há um argumento muito bom para fazer o que for necessário para aliviar a pressão. E sexo é um dos maiores campeões que existem para afugentar o estresse. Pesquisadores ingleses descobriram que o sexo acaba com a ansiedade e normaliza a pressão sanguínea de pessoas que precisam falar em público ou fazer testes matemáticos. Talvez seja por isso que os gregos são tão relaxados.

   Como isso funciona? Um orgasmo libera betaendorfinas, o ópio natural do corpo. É como heroína, mas sem a constipação e a reabilitação. E isso é verdade quer você esteja transando ou resolvendo o assunto com as próprias mãos, por assim dizer.

   Mas fazer sexo é indiscutivelmente mais divertido do que fazer um solo, e cientistas escoceses ficam felizes em lhes fornecer mais um argumento para que vocês se divirtam juntos: um estudo do jornal *Biological Psychology* descobriu que orgasmos durante a relação sexual são quatro vezes mais satisfatórios do que os obtidos com a masturbação. Como os pesquisadores determinaram isso? Ora, eles perguntaram, "Em uma escala de um a quatro, quão bom foi para você?" Eles retiraram amostras de sangue pós-orgasmo dos participantes a fim de medirem os níveis de prolactina, o hormônio que nos inunda de contentamento. Os níveis eram consideravelmente maiores após a relação sexual do que após a masturbação. "Pessoas que fizeram sexo se saíram duas vezes melhor do que as pessoas que apenas se masturbaram ou não fizeram sexo algum", diz Stuart Brody, Ph.D, o autor do estudo. A experiência fisiológica completa da relação sexual e possivelmente também um componente emocional pode explicar a diferença, diz o doutor Brody. O aparecimento da prolactina pode também ser a maneira que a evolução encontrou para "diferenciar uma atividade potencialmente reprodutora de uma que não é", ele sustenta.

Você e sua esposa não precisam ir tão longe ao ponto de realizarem o melhor sexo de suas vidas para obter alguns benefícios. Um aconchego também funciona. Os pesquisadores demonstraram que 10 minutos de mãos dadas e um abraço de 20 segundos de sua esposa podem diminuir significativamente os efeitos prejudiciais do estresse.

2. **Sexo é saúde para o coração!** Ajudar você a resistir à destruição do estresse não é o único benefício do sexo. Na verdade, ele também é biologicamente bom para você, em especial para seu coração.

   Pesquisadores da Universidade de Bristol, na Inglaterra, descobriram que os homens podem cortar pela metade o risco de morte por doenças cardiovasculares fazendo sexo de três a quatro vezes por semana. Sexo é um exercício tão bom quanto a caminhada para reduzir os riscos de um ataque, de acordo com o porta-voz da universidade.

   Mas não cancele sua matrícula na academia ainda. O sexo pode fazer tão bem para seu coração quanto caminhar ou correr na esteira, mas ele não fará as mesmas maravilhas pela sua cintura: você não queima muitas calorias fazendo-o durante apenas 15 minutos algumas vezes por semana.

   Em contrapartida, foi cientificamente comprovado que a falta de sexo compromete a saúde, chegando até mesmo ao ponto de abreviar a vida. Um estudo descobriu que homens de 45 a 59 anos de idade que fazem sexo duas vezes por semana têm uma taxa de mortalidade 50% menor do que aqueles que fazem uma vez por mês ou menos. Outro estudo descobriu que estudantes de faculdade que fazem sexo pelo menos uma vez por semana ativam mais o sistema imunológico, comparado àqueles que não o fazem.

Então, levante do sofá e caminhe em direção ao quarto.

OS HOMENS PODEM CORTAR PELA METADE O RISCO DE MORTE POR DOENÇAS CARDIOVASCULARES FAZENDO SEXO DE TRÊS A QUATRO VEZES POR SEMANA.

3. **O sexo exercita as suas partes principais.** Muitos homens reparam que as suas ereções se tornam menos poderosas e frequentes em uma idade avançada. É claro, sempre há o Viagra, mas a prevenção é a melhor medicina, especialmente quando ela é tão divertida.

   O sexo fornece muito sangue e oxigênio aos seus membros, precisamente o que necessitam para manterem-se saudáveis. Um pênis em boa forma é a melhor maneira para garantir a otimização da produção de esperma, uma próstata saudável e ereções fortes e duradouras.

   Essa informação foi embasada por um estudo da Universidade da Califórnia, Berkeley, no qual o psicólogo Mac Breedlove, Ph.D, descobriu que as células cerebrais que controlam a ereção e a ejaculação eram, na verdade, menores em ratos machos que tiveram 4 semanas ininterruptas de ato sexual, se comparados ao seus colegas celibatários. Neste caso, menor é melhor. "Células nervosas menores podem ser mais capazes de manter uma atividade longa e sustentada", diz o doutor Breedlove. "Meu palpite é que os neurônios desses animais estavam se adaptando para lidar com mais atividade sexual no futuro". Em outras palavras, quanto mais os ratos têm, melhor preparados eles estão para receberem mais, e o doutor Breedlove acredita que o cérebro humano funciona basicamente da mesma maneira.

A seguir: as miraculosas propriedades curativas para o coração que a carne de costela de boi possui, mais detalhes de como 7 horas consecutivas jogando *Grand Theft Auto** podem tornar você um gênio. Tudo bem, talvez não. Mas, da próxima vez que ela reclamar por causa da sua taxa de colesterol, você tem um contra-argumento. Afinal, se ela realmente se importa com sua saúde...

MANEIRAS INFALÍVEIS DE CONSEGUIR MAIS SEXO

Agora que você sabe o quanto isso faz bem a você, provavelmente está entusiasmado para mandar bala. Quer fazer mais sexo? Aqui estão algumas maneiras de fazer a mágica acontecer com a frequência que você gostaria.

- **Aconchegue-se.** Pode até parecer absurdo, mas uma ótima maneira de garantir que você irá transar é não insinuar de maneira alguma que se quer transar. Uma pesquisa feita pelo Centro Berman, em Chicago, com 3.300 pessoas encontrou uma forte correlação entre intimidade e frequência de beijos sem sexo, mas com aconchego. "Se você começar beijando-a e a acariciando sem demonstrar que quer sexo, ela vai querer ainda mais por que irá se sentir próxima de você, e é isso o que a excita", diz a terapeuta Laura Berman, Ph.D. Aconchegar-se, afirma a doutora Berman, pode ser o gatilho para a liberação de ocitocina, "a química da conexão", que leva a um sentimento de proximidade. Com as mulheres, a intimidade leva à sexualidade. "Muitas mulheres vêm para a clínica reclamando de baixa libido. Elas dizem que perderam a intimidade no relacionamento.

* Jogo virtual que consiste em uma ação e aventura com elementos de RPG, fuga e refúgio. O jogo é considerado dedicado exclusivamente a adultos, por conter alto nível de liberdade para o jogador fazer o que desejar (matar, roubar, agredir, entre outras coisas) além de conter algum apelo sexual. (N.E.)

Elas querem se aproximar do marido, mas no instante em que o fazem, ele entende esse ato como um convite para o sexo. Então, a mulher tem de rejeitá-lo por que ela não está a fim e o processo inteiro precisa ser reiniciado", ela explica.

Uma solução é focar a necessidade que ela tem de intimidade sem tentar fazer sexo. Dê a ela muita afeição, abraços, carícias, massagens, e não faça exigências em troca. Se ela sentir que vocês dois podem se tocar sem que isso resulte necessariamente em sexo, ela ficará mais disposta a se envolver. Claro que intimidade física e proximidade por meio do toque geralmente abrem caminho para sentimentos sexuais. Apenas seja paciente; pode ser que não ocorra imediatamente.

- **Toque a si mesmo.** "Quanto mais as pessoas se masturbam, mais frequentemente elas fazem sexo, é uma correlação surpreendente", afirma Helen Fisher, Ph.D, professora pesquisadora do departamento de antropologia da Universidade Rutgers, em Nova Jersey e autora de *Por que amamos*. "Isso ocorre provavelmente por que a excitação sexual eleva a testosterona e a dopamina, o que pode levar a mais sexo".

  Não pare de se masturbar apenas por que está em um relacionamento sério. A mulher que se sente bem com o próprio prazer, e que também se masturba, provavelmente será uma melhor amante por que saberá o que a satisfaz mais, diz a terapeuta sexual Gloria Brame, Ph.D, autora de *Come hither*.* Tentem juntos!

- **Exercite-se.** Um estudo da Universidade da Califórnia demonstra que os homens que se exercitam 3 vezes por semana, fazem 3 vezes mais sexo e com mais qualidade do que aqueles que não o fazem. Se você é sedentário, não entre em pânico, apenas pegue seu protetor de testículos (saqueira) e comece a se mexer. Homens sedentários que começaram um programa de exercícios relataram fazer sexo com frequência 30% maior e se masturbar 50% mais do que antes, em um período de nove meses.

* Sem título em português. Tradução livre: *Venha até aqui*. (N.E.)

O exercício não somente deixa o corpo em forma para fazer sexo, como também estimula a mente e faz com que você se sinta mais sexy. "Eu acho que malhar é um afrodisíaco", diz Marina, do Brasil. "Faz com que todas aquelas endorfinas comecem a pulsar e, então, você se sente bem, e quando se sente bem, não se importa em se vestir sensualmente. Funciona para os homens brasileiros também, uma pessoa que se sente bem consigo mesma pode ser muito quente".

Marina está certa: a academia é uma oportunidade afrodisíaca para ambos. Um estudo da Universidade da Columbia Britânica descobriu que 20 minutos de exercícios estimulam grandes respostas sexuais nas mulheres, comparado à ausência total de exercícios.

"As pesquisas têm mostrado que a proximidade com outras pessoas, o suor e a melhora da própria imagem ajudam a aumentar o apetite sexual e, posteriormente, facilitam o orgasmo", diz Maria Urso, uma fisiologista do exercício da Universidade de Massachusetts, em Amherst. O que, óbvio, é o final feliz que estamos buscando.

- **Morem juntos.** Homens solteiros fazem sexo em média uma vez por semana, enquanto os casados fazem duas vezes. O grande campeão é o solteiro que mora com a namorada, que consegue uma média de três vezes por semana.

- **Desligue a televisão.** Um estudo italiano recente demonstrou que casais que não têm televisão no quarto fazem sexo com o dobro de frequência do que aqueles que têm uma tela para ficar assistindo. Filmes violentos têm maior probabilidade de acabar com o clima, os participantes não foram questionados especificamente sobre *Triumph, the insult dog.**

* *Triumph, o cachorro insultante*, em tradução livre. Boneco em formato de cachorro originalmente criado para o *talk show* de Conan O'Brien. Entretanto, obteve tanto sucesso que seguiu carreira própria, criando, entre outras coisas, um DVD com muitas das situações engraçadas por que passou. (N.E.)

- **Intencione fazer mais sexo!** Annie Payne diz que uma das velhas maneiras do Feng Shui para obter mais sexo era colocar um lençol vermelho entre o colchão e o estrado. Como isso funciona? Bem, não por que exista algo de mágico em ter um lençol vermelho entre o colchão e o estrado, mas sim por causa da maneira que você se comporta como resultado disso. Colocar o lençol lá é uma ação que sinaliza a sua intenção de transar mais, o que também significa que você fará as outras coisas necessárias para consegui-lo. Intenção é uma coisa bastante poderosa; prepare-a para trabalhar a seu favor.

  Seguindo o mesmo raciocínio, Payne recomenda que as pessoas solteiras deixem sempre prontos os detalhes para uma noite de sedução, pois nunca se sabe quando uma delas vai rolar, incluindo camisinhas, chocolates e alguma bebida. Ela recomenda que você se organize como se estivesse fazendo planos para assistir a uma partida de futebol. Você não se sentaria no sofá sem antes pegar sua cerveja, os salgadinhos e o controle remoto, não é?"

COLOCANDO-A NO CLIMA

Despertar o interesse sexual dela e colocá-la no clima, diz respeito à você. Mas, como diz o ditado, "quando um não quer, dois não brigam". Ouvimos muitos homens dizerem que não é a falta de interesse da parte deles que os deixam deprimidos, e sim de suas parceiras Um em cada três casais tem problemas relacionados a falta de desejo sexual, de acordo com a especialista inglesa Tracey Cox. Ela cita um estudo que descobriu que 20% dos casais fazem sexo menos de 10 vezes por ano. Há uma estimativa de que 20 milhões de homens norte-americanos estejam presos a um relacionamento sem sexo ou com pouco sexo. Quando postamos um convite no site da *Men's Health* solicitando aos homens que falassem sobre suas experiências, recebemos centenas de respostas, muitas delas comoventes. "Minha mulher e eu raramente

O QUE É SEXO?

Uma boa maneira de se obter mais sexo é redefinindo-o. Quase todos os especialistas com quem conversamos reclamaram da definição de sexo ser o pênis dentro da vagina, excluindo-se todo o resto. E, como você verá ao longo deste livro, tanto os indianos quanto os chineses têm tradições de milhares de anos que levam os casais para longe dessa definição rígida de genitália-encontra-genitália, e em direção a uma visão mais holística.

> *"No simples ato de fazer amor, os sentimentos, a atenção e a energia se concentram principalmente em uma área: as genitálias. As sensações que temos nessas áreas são deliciosas; entretanto, quando estamos focados lá 'embaixo', existe um objetivo e quando esse objetivo é atingido, este episódio sexual em particular está finalizado", dizem Stephen e Lokita Carter, especialistas na antiga tradição indiana do Tantra e autores de Tantric massage for lovers. "Em vez de concentrá-la em um único ponto você pode conscientemente decidir distribuir sua energia por todo o corpo, aumentando assim a capacidade do corpo de obter mais prazer e mais energia".*

Como ponto de partida, pode ser uma boa ideia não pensar no orgasmo como um único objetivo e começar a expandir as sensações para outras partes do corpo.

fazemos sexo", diz Nathan, um professor de história de 38 anos que mora em Toronto. "Ela é supercomprometida comigo e com as crianças, mas não tem tempo para romance e pouco interesse em sexo. Eu já perguntei a ela o motivo, mas não é fácil para ela falar sobre o assunto. Imagine minha surpresa quando voltei para casa depois do trabalho, no dia do meu aniversário, e soube que as crianças estavam passando a noite na casa dos avós. Após um jantar romântico, ela sugeriu que fôssemos para a cama mais cedo. Quando eu entrei embaixo dos lençóis,

MALHANDO JUNTOS

Seguindo os conselhos de nossos amigos gregos para nos exercitarmos ao ar livre – sem mencionar a evidência de que tais atividade aumentarão a sua libido e a dela – nós pedimos para os nossos especialistas algumas dicas dessas atividades. Uma boa sugestão é começar com algo que seja novidade para ambos, pois sua parceira pode não se sentir à vontade em praticar uma atividade na qual você já seja bom. Então, escolha algo que seja novo para vocês dois. "Aprender alguma coisa é uma experiência de união", diz Howard Markman, Ph.D., fundador do Ame seu Relacionamento: Fugas Para Casais.

Aqui vão algumas das nossas favoritas:

- *Escalada: você tem a paisagem, um bom trabalho muscular e é uma atividade em equipe. Além disso, existe a emoção do perigo, um lubrificante natural. O único desafio pode ser encontrar um lugar confortável o suficiente para mandar ver; a sua melhor estratégia pode ser esperar pela ducha pós-rapel.*

- *Caiaque: alugue um duplo, aprenda a remar em sincronia e dê risada quando vocês inevitavelmente virarem. Curta o movimento das águas e a sensação do sol em sua pele. Quando estiver esgotado, você poderá encontrar um local afastado e curtir um momento com ela. Cheque o capítulo 12 para ver as dicas atualizadas sobre sexo na praia, segundo os australianos que são especialistas no assunto.*

- *Andar de bicicleta: "Vocês não precisam ter o mesmo nível de habilidade para curtirem", diz o Dr. Markman. Claro que pedalar é mais rápido do que correr ou caminhar, mas tão fácil quanto. Além disso, pode ser que ela use aqueles shorts de ciclista.*

ela me entregou um cartão que dizia: 'O seu presente de aniversário é o Canal 454, o Canal Playboy'. Feito isso, ela rolou para o lado e disse 'Estou cansada. Pode fazer o que quiser'.

"Apesar de tanto alarde sobre sexo, não há tanto efetivamente acontecendo como as pessoas pensam", diz Daniel Stein, M.D., diretor médico da Fundação da Intimidade, em Tampa. "Estudos mostram que 45% dos casais fazem sexo de uma a três vezes por mês. Trinta e três por cento fazem de zero a três vezes por ano. E apenas 8% fazem sexo quatro ou mais vezes por semana".

Falta de interesse por sexo acontece com todos os casais em algum ponto do relacionamento, principalmente se vocês estiverem juntos há bastante tempo (e parece piorar com o passar do tempo: estudos mostram que quando se trata do quantas vezes um casal está fazendo sexo, a duração do relacionamento importa mais do que a idade. Em outras palavras, uma pessoa de 40 anos que está casada há vinte anos está, provavelmente, fazendo menos sexo do que uma viúva de 60 anos que encontrou um divorciado de 60 anos há uma semana). Essas discrepâncias temporárias de desejo costumam se resolver sozinhas. O que temos de tomar cuidado é com um ciclo de feedback negativo: ela não quer fazer sexo e então você fica nervoso e ressentido, ela fica nervosa e ressentida por causa de suas exigências, e, de repente, um período de dificuldades se torna um grande problema no casamento.

Estatísticas rápidas

Nós perguntamos a oito mil visitantes da MensHealth.com e do Cosmopolitan.com por que eles recusavam sexo. Aqui está o que disseram:

Eu nunca recuso sexo:
ele 54% / ela 29%

Não estou a fim:
ele 19% / ela 26%

Estou muito estressado:
ele 13% / ela 12%

Poucas preliminares:
ele 4% / ela 16%

Nenhum elo emocional:
ele 2% / ela 8%

O sexo não valia a pena:
ele 4% / ela 3%

Ele/ela queria demais:
ele 1% / ela 3%

O QUE TODO HOMEM QUER

Há poucas coisas na vida que têm o mesmo impacto na milésima vez que tiveram da primeira, e o sexo oral está bem no topo dessa lista.
Não há nada igual, certo? Mas simplesmente não existe um cara vivo que esteja recebendo tanto sexo oral quanto gostaria, e a maioria de nós acha que deveria obter um pouco mais disso. Então, aqui vão algumas maneiras para encorajar o seu amor a aumentar a frequência com que ela, digamos, 'faz a sua cabeça'.
Uma boa estratégia é descobrir se existe algo de que ela não gosta a respeito e arrumar. Aqui vão algumas das queixas comuns das mulheres e algumas estratégias para resolvê-las.

- *Seja respeitoso. Nem precisaria dizer, mas nada além da mais escrupulosa limpeza irá servir e, como qualquer mulher, aquela ducha de algumas horas atrás não é o suficiente. Se ela alegar que não gosta do gosto de sabonetes, experimente lubrificantes com sabores ou generosas quantidades de mousse de chocolate.*

- *Supere o problema de rrefluxo. Algumas mulheres têm um reflexo hipersensível na garganta, conhecido por refluxo, que pode tornar o sexo oral extremamente desconfortável, por causar ânsia de vômito. A cura para este problema irritativo não deve ser procurada com um médico, mas com um dentista. Dentistas também lidam com o refluxo e um recente estudo traz algumas notícias bastante interessantes para os homens e, principalmente, para as mulheres. No estudo, dentistas usaram acupuntura ou acupressão em suas pacientes mais sensíveis e estimularam sua região P-6, enquanto estimulavam simultaneamente sua boca. Na maioria das pacientes, o refluxo diminuiu consideravelmente. Ok, então você perguntará: onde é a região P-6? Nenhum lugar sedutor. Para encontrá-lo, junte os três primeiros dedos de sua mão e posicione-os na parte interna do pulso dela. Você pressiona lá enquanto ela lhe dá prazer e todo mundo fica contente.*

- *Não se sinta insultado por uma cusparada. "Após nove anos de casamento, minha mulher me disse que adora fazer sexo oral, mas detesta engolir meu semem; isso a faz sentir-se mal. Eu fiquei atordoado por um momento, mas então pensei 'Não tem problema, Se ela não engolir, mas fizer sexo oral ainda mais vezes, então tudo bem", diz Singh, um programador de computadores indiano. Ele com certeza tomou a atitude correta.*

- *Dê e você receberá. Quanto mais você proporcionar sexo oral para ela, mais ela lhe proporcionará também. Volte ao Capítulo 5 para obter dicas sobre como fazer disso mais do que uma simples troca.*

A maioria dos casais precisa de sexo regularmente não apenas para permanecer íntimos, mas também para continuarem fiéis um ao outro. "Um relacionamento é um organismo vivo, que precisa ser nutrido para crescer. E essa nutrição é o sexo", diz o doutor Stein. Valerie Gibson concorda: "Sexo é a cola do relacionamento. Sem ele, a coisa toda desanda por que vocês parem de se comunicar de uma maneira vital e íntima".

> *"A falta de desejo de minha mulher tem criado tensão entre nós", diz Aaron, um arquiteto de 32 anos de Santa Fé. "Se eu a pressiono e ainda assim ela não quer fazer sexo, ela se sente mal por negar, e eu me sinto mal por ter forçado. Com o tempo você desiste de abordar a questão, por que fazê-lo poderia levar àquele momento constrangedor. Isso deixa ambos exauridos. Vocês perdem contato, você questiona sua masculinidade e se pergunta se ainda é atraente. Considera ter um caso, mas sabe que será uma solução temporária que só irá trazer mais problemas. Então, acaba aprendendo a viver sem isso enquanto observa uma parede sendo erguida, tijolo por tijolo, entre vocês dois".*

ALGUMAS VEZES, QUANDO EU QUERO E ELA NÃO, MINHA ESPOSA ME MASTURBA. ESSE TEM SIDO UM ACORDO LEGAL PARA NÓS.

Mas, de acordo com o doutor Stein, a pior coisa que você pode fazer é ignorar o problema e não resolvê-lo. Viver assim irá machucá-lo física e emocionalmente. "Sexo é um promotor de saúde tão importante quanto vitaminas, exercícios e uma dieta balanceada", ele diz. Os terapeutas sexuais Masters e Johnson descobriram que quando as mulheres passam longos períodos sem fazer sexo, sentem mais dificuldade para chegar ao orgasmo. De maneira parecida, homens na mesma situação podem desenvolver ansiedade no desempenho ou ter dificuldade para se excitar.

Você não pode fazer o melhor sexo do mundo se não estiver fazendo sexo algum. Aqui vão alguns conselhos do mundo inteiro para recolocar sua vida sexual nos trilhos, para que vocês dois possam fazer bom uso dos conselhos presentes no resto deste livro.

- **Converse a respeito.** "Escuto, com muita frequência, que os homens querem mais sexo e que as mulheres querem mais intimidade", diz Patricia Weerakoon, sexóloga australiana e coordenadora do programa de graduação em saúde sexual da Universidade de Sydney. Não existem respostas fáceis, ela diz. "Em algum momento ao longo do tempo essas pessoas terão de entrar em um acordo, a solução que for melhor para ambas, e a única maneira de se fazer isso é conversando".

- **É realmente sexo que você quer?** O especialista inglês Phillip Hodson, autor de *Seu parceiro é perfeito para você?*, afirma que um extremo impulso sexual é, na verdade, um extremo impulso de ansiedade. "A não ser que exista sexo com frequência, a pessoa sente que o relacionamento está desmoronando ou dando errado. Muitas vezes a pessoa apenas precisa ser lembrada de que, seja como for, não será jogada na lata do lixo".

Se o que você precisa de fato é ser lembrado, peça e não se intimide em dar também.

- **Verifique o calendário.** "Pode ser bastante útil para um homem saber a melhor época do mês para a sua mulher", diz Christine Wheeler, psicoterapeuta inglesa e colunista sexual do *Netdoctor UK*. Cientistas têm evidências conclusivas de que as mulheres tendem a fazer mais sexo quando estão mais férteis. Um novo estudo do jornal *Human Reproduction* mostra que a frequência da relação sexual aumenta em 26% durante os seis dias mais férteis do ciclo dela: o dia da ovulação e os cinco que o precedem. Foram colhidas amostras diárias de urina das mulheres que participaram da pesquisa e, além disso, elas mantiveram um diário sexual, fornecendo provas científicas para uma teoria que há muito suspeitava do fato.

- **Faça um acordo.** "Como seres humanos, nós queremos tudo do nosso jeito e ponto final", diz a terapeuta sexual inglesa Lorraine Landau. "Mas eu digo muitas vezes aos casais com quem trabalho: 'Você olha para sua(seu) parceira(o) e pensa: eu amo você. O que posso fazer para vê-la(o) feliz? Como eu posso lhe dar mais prazer?' Às vezes, é nesse momento que se encontra a resposta."

  "Algumas vezes, quando eu estou a fim e ela não, minha esposa me masturba", diz Jarek, que tem uma companhia de seguros em Warsaw. "Eu tenho o orgasmo que precisava, e ela pode se aconchegar e ficar próxima de mim, sem se sentir pressionada a fazer sexo. Outras vezes ela se excita e isso se transforma em sexo; mas se não, vamos apenas para a cama dormir. Esse tem sido um acordo legal para nós".

- **Encare isso como "um problema do casal".** Isso não é culpa dela, nem sua, é um problema de ambos e vocês terão de trabalhar juntos para solucioná-lo, pontua Barry W. McCarthy, Ph.D, terapeuta sexual e professor da Universidade Americana. "Melhorar essa situação é responsabilidade dos dois", diz Landau.

Algo que pode aliviar a pressão e diminuir a ansiedade é sempre deixar que ela tome a iniciativa. "Nós estávamos vivenciando uma fase ruim. Eu queria sexo, mas ela não queria. Por isso ela se sentia culpada e eu me sentia rejeitado e frustrado", confessa Raul, um carpinteiro português. "E se ela estivesse a fim, ficava receosa em pedir, e então deixava as coisas como estavam. Ela dizia que se sentia pressionada por mim o tempo todo. Por fim, fizemos um trato: eu não pediria por um tempo e esperaria que ela me procurasse. É claro, fiquei preocupado que ela nunca o fizesse. Mas funcionou muito bem e ninguém mais se sentiu mal".

- **Observe o relacionamento.** "Noventa e nove por cento das vezes em que não há sexo em um relacionamento, ou quando é pouco praticado, o problema não é sexual, mas, sim, de relacionamento", diz Wheeler. "Então, meu primeiro conselho a qualquer um que queira fazer mais sexo é dar atenção ao próprio relacionamento. Cuide dele, façam juntos as coisas que vocês gostam, conversem, tratem um ao outro com respeito".

- **Cozinhe para ela.** Libere o seu Olivier Anquier interior e você conseguirá dobrar o bom humor das mulheres. "Quando você cozinha para alguém, na verdade está lhe dizendo 'Você merece que eu dedique meu tempo para você' e essa é a coisa mais encantadora de todas", diz Martha Hopkins, autora de *Intercourses: an aphrodisiac cookbook*.*

- **Apanhe a porcaria de suas meias.** "As mulheres no Brasil têm mais tempo para cuidarem de si mesmas. Elas têm mais tempo para pensar em sexo, ficar sexy, se aprontar. Eu não entendo como as mulheres estadunidenses sequer sentem vontade de fazer amor", diz Marina.

* Sem título em português. Tradução livre: *Intercursos: um livro de receitas afrodisíaco.* (N.T.)

Diversos estudos, isso sem mencionar a indiscutível evidência que nos cerca, sugerem que as mulheres ainda são encarregadas da maior parte dos trabalhos domésticos, apesar do fato de muitas delas trabalharem fora de casa. Além disso, mesmo nos lares em que a divisão de tarefas é mais equilibrada, as mulheres tendem a arcar com as tarefas mais urgentes, como dar comida às crianças. Isso não pode ser adiado até o final de semana como se faz com a lavagem do carro; elas precisam ser atendidas imediatamente, mesmo que a sua esposa esteja se sentindo exausta. No final de um longo dia de trabalho, depois de cuidar das crianças e de terminar os afazeres domésticos, fazer amor pode parecer mais uma tarefa na lista de coisas que ela precisa fazer. Ajudá-la nas tarefas domésticas irá aumentar as suas chances de vê-la com bom humor, ou ao menos irá deixá-lo tão cansado quanto ela, o que o fará ser compreensível com a situação.

- **Seja um parceiro melhor!** Em um estudo da Universidade de New Orleans, aproximadamente 70% dos homens relataram que quando iniciam o sexo, superestimam o desejo de suas parceiras. Alex Caroline Robboy, fundadora do HowToHave GoodSex.com, diz que a melhor maneira de fazê-la desejar sexo é melhorar a sua técnica sexual. "Você quer que seja maravilhoso, para que ela fique pensando a respeito, ansiando por ele da mesma maneira que faria com a sobremesa em um restaurante". Se o sexo não for tão bom, Robboy pontua, você poderá ser trocado por uma atividade que ela considerará mais recompensadora: "Entre um banho relaxante que ela adora e um sexo medíocre, qual você acha que ela escolheria?" Volte até a Parte 1 para obter mais dicas sobre como desenvolver habilidades que a farão implorar por mais.

- **Elimine possíveis causas físicas e emocionais que geram pouco desejo.** Pode haver um motivo direto para que sua

QUANDO VOCÊ NÃO QUER MAIS

Você diz que não sabe qual é o motivo, mas simplesmente não sente mais aquela urgência de fazer sexo com tanta frequência quanto antes? Se você e sua parceira não perceberem isso como um problema, legal. Mas se um dos dois, ou ambos, quiserem que o outro tenha esse desejo com mais frequência, vale a pena prestar atenção nos seus níveis hormonais. "Androgênio (também conhecido como testosterona) parece ser diretamente responsável por pensamentos sexuais no homem e na mulher", diz Victoria Zdrok, Ph.D, conhecida como "Doutora Z.", terapeuta sexual, conselheira matrimonial e colunista da Penthouse. "As pessoas com baixa testosterona têm bem menos fantasias sexuais".

Homens que nascem com testículos subdesenvolvidos (chamado de estado hipogonadal) produzem pouca testosterona e, como resultado, sofrem pela falta de desejo e apetite sexual. Quando fazem tratamento à base de testosterona, começam a ter pensamentos e fantasias sexuais (normalmente antes de ocorrer a ereção). Se você desconfia ter baixa taxa de testosterona, converse com seu médico; uma simples bateria de exames de sangue lhe dirá se suas preocupações têm fundamento, e o tratamento pode ser feito tanto com a administração de injeções, quanto por adesivos transdérmicos.

parceira não esteja mais interessada em sexo. Aqui vão alguns dos mais comuns:

- E, ENTÃO, HAVIA TRÊS. Tornar-se mãe pode afetar dramaticamente a sexualidade de uma mulher. A amamentação, por exemplo, produz um hormônio chamado prolactina, que pode suprimir o desejo sexual. E a sua parceira pode se sentir "tocada" demais por ter uma criança pendurada nela durante o dia inteiro e, portanto, menos interessada em ser tocada por você, diz Robboy. "Eu amamentei por 15 meses", diz Andreia, da Argentina. "E, apesar de sempre ter amado a dedicação de meu marido para com meus seios, após a vinda do bebê tive a sensação de que eles [os seios] já estavam "trabalhando" demais.' Felizmente, alguns meses depois eu parei de amamentar e meus mamilos puderam voltar a ser tratados como partes erógenas".

Não há muito que você possa fazer se ela tiver uma diminuição na conduta sexual por causa de hormônios; mas, normalmente, o simples fato de saber que é temporário já ajuda. O melhor plano, se você quiser manter sua vida sexual nesse momento, é mudar para o modo caseiro, diz Robboy, tomando conta dela de modo que ela possa tomar conta do bebê. Na maioria dos relacionamentos, até mesmo os mais modernos, a mulher ainda carrega a maior responsabilidade de tomar conta da criança. A maioria dos bebês tem o sono instável e dão muito de trabalho, portanto, mães de primeira viagem costumam ficar bastante cansadas. O que você pode fazer para ajudar? Você cozinha para ela de modo que ela possa alimentar o bebê; você faz a limpeza da casa, para que ela tenha algum tempo livre; você colabora no cuidado com a casa e com as crianças para que ela possa voltar à academia e se sentir melhor com relação ao próprio corpo. "Eu sempre encorajo os homens a dar às suas parceiras bastante tempo e espaço para descansarem, rejuvenescerem, terem tempo para os rituais de beleza, qualquer coisa que as faça sentir independentes. Isso oferece mais probabilidade de levar ao sexo do que qualquer manipulação especial com os dedos que ele venha a aprender", diz a canadense, Ph.D, Robin Milhausen.

O sexo talvez precise tornar-se mais programado, preparado para acontecer entre uma soneca e outra do bebê ou de sua esposa. É importante que você busque os sentimentos que sente por ela e que, provavelmente, estão ocultos pela chegada do bebê. E se você não compreendê-la e ajudá-la nessa nova fase, perceberá que ela não terá a mesma energia para se dedicar tambem à você (para obter ajuda, verifique o Capítulo 8 novamente).

É claro, as mulheres não são as únicas que acham que a maternidade deixa tudo de pernas para o ar. Você pode se sentir sobrecarregado pelas suas novas responsabilidades, o que pode desviar a sua conduta sexual. Ou talvez você veja sua mulher de maneira diferente agora que ela é mãe. Uma terapia de casais pode ajudá-los a superar esses sentimentos juntos.

– EU PAREÇO GORDA? Se ela estiver se sentindo constrangida com relação ao próprio corpo, manifestará menos entusiasmo em permitir que você a toque. E, se ela ganhou peso, como resultado você também pode estar se sentindo menos ávido com relação a ela. A melhor coisa a fazer é melhorar seu próprio ânimo e ajudá-la a fazer o mesmo. Se tiver a sensação de que pode conversar com ela sobre o assunto, sugira que vocês dois percam algus quilos juntos. Se achar que ela se sentirá chateada pela sugestão, comece a introduzir opções mais saudáveis às refeições de vocês: leve para casa sorvete *light* ao invés da sobremesa que ela havia pedido a você, e diga a ela que esse é seu novo sabor favorito. Ou convide-a para uma caminhada juntos após o jantar, e se derem as mãos, vocês nem perceberão que estarão se exercitando!

– ESTRESSE: O ASSASSINO DO SEXO. Seja um trabalho com *deadline* apertado, preocupações com os filhos adolescentes ou um parente mais próximo que requer maiores cuidados, o estresse cobra um imposto pesado das pessoas e, como resultado, é a vida sexual que normalmente se abala. Nem sempre é possível, mas tente priorizar o relacionamento de vocês e separá-lo dos problemas o máximo que conseguir. Uma noite longe da turbulência de sua vida pode fazer grande diferença para vocês dois.

– MAIS ALGUMA COISA? Ela sofreu alguma cirurgia recente? Está entrando na menopausa? Os seus níveis de testosterona estão diminuindo por causa da idade? Algum de vocês está tomando medicamentos, como antidepressivos, que podem diminuir o interesse sexual?

- **Obtenha ajuda.** Se uma solução fácil para a discrepância do desejo não estiver à vista, procure um terapeuta. Consulte o guia do seu convênio médico para encontrar um profissional dessa área ou procure em um diretório na internet.

Esperamos que essas dicas o ajudem. O que temos escutado repetidas vezes de todos os especialistas e das mulheres com quem falamos é que "a mulher feliz é aquela que se sente desejada. "O afrodisíaco mais potente para mim é a certeza de ser a única mulher do mundo para o meu marido", diz Ágata, brasileira de 26 anos que trabalha na televisão. "Preciso que ele me faça acreditar que sou a mulher mais especial, atraente e sexy do mundo"..

Capítulo 10

SEJA UM DOS MAIORES ATLETAS DO MUNDO

Aumente a sua resistência sexual

A cultura mexicana é evidentemente apaixonada (existe paixão pelas mulheres, pela comida, pela vida, pela dança), e o sexo é uma extensão natural dessa cultura. Também é uma cultura tranquila, assim como são muitas das sociedades que se vivem sob forte sol. Essa combinação de paixão e tranquilidade se transfere para o quarto, onde, de acordo com nossa pesquisa, os homens mexicanos são os que demonstram mais resistência.

> *"As mulheres precisam de um pouco mais de tempo, e é isso que os melhores amantes nos proporcionam", diz Elsy Reyes, especialista em sexo e relacionamentos para a edição mexicana da* Men's Health. *"O melhor truque é fazer com que as preliminares durem o máximo possível, como beijos, abraços, sexo oral e estimulação. Respire profundamente e foque em proporcionar prazer, não pense apenas em sua própria satisfação".*

Maratonistas não nascem da noite para o dia, como aprendemos com os holandeses, que resistem quase tanto quanto os mexicanos. "Na Holanda, a sexualidade não é reprimida", explica Ascha Vissel, psicóloga e terapeuta sexual holandesa. "Aqui, os jovens podem relaxar e experimentar, e não precisam fazer sexo e se masturbar com pressa por

Estatísticas rápidas

Duração do sexo, das preliminares ao clímax (em minutos):
1.México 23,1
2.Holanda 22,4
3.Espanha 22,3
4.Brasil 21,8
5.França 21,7
6. Estados Unidos 17,7
Média Mundial 19,16

medo de serem pegos". A moral: apesar de técnicas momentâneas lhe propiciarem 15 segundos extras, retreinar seu sistema sexual o ajudará a evitar completamente os "fast-foods".

Neste capítulo, nossos especialistas explicarão como fazer lentamente tudo se tornar *caliente*.

QUANTO TEMPO DEVE DURAR?

Um estudo feito pelo falecido doutor Alfred Kinsey descobriu que a maioria dos homens (por volta de 75% deles) ejacula com dois minutos de penetração. Outros estudos demonstram que aproximadamente 30% de todos os homens relata insatisfação com relação ao tempo que eles "aguentam". Isso certamente foi confirmado por nossa pesquisa, na qual 21% de vocês disseram que o poder que mais gostariam de ter seria a habilidade de demorar o quanto quisessem na cama.

Mas aqui vai a pergunta de um milhão de dólares: isso realmente importa?

Talvez menos do que você imagina.

Está totalmente claro que os homens se beneficiaram da liberação feminina que ocorreu nos últimos cinquenta anos. Uma mulher que costuma tomar a iniciativa, que gosta e sente prazer em partilhar o próprio corpo é infinitamente preferível a uma que se deita e faz sua lista de compras enquanto espera que você acabe. Mas também há muita pressão sobre ambos os lados com relação ao desempenho, e um dos principais padrões pelos quais os homens são julgados diz respeito à sua capacidade de aguentar a noite inteira.

Ira L. Reiss, Ph.D, ex-presidente da Academia Internacional de Pesquisa Sexual e autor de *An end to shame: shaping our next sexual revolution*,* tem uma posição interessante sobre essa questão da

* Sem título em português. Tradução livre: *Um fim à vergonha: moldando nossa próxima revolução sexual.* (N.T.)

resistência. Ejacular rápido ainda é um sinal de virilidade em círculos juvenis (ou, talvez devamos dizer, círculos imbecis), e mulheres que dão a mesma resposta aos estímulos são aclamadas como sexualmente sensíveis. Se existe algum problema real, a melhor estratégia seria "tratá-lo, não rebaixá-lo", ele atesta (e você obterá ajuda no Capítulo 11). Mas ele adverte sobre a procura precoce por um diagnóstico, por que "muitas disfunções são sociais, e, não, físicas".

Ou, como Mantak Chia e Doug Abrams pontuam em seu livro *Orgasmo múltiplo do homem* (Objetiva, 1996) baseado em antigas técnicas chinesas, "a questão não é se você consegue aguentar por determinado número de minutos, mas, sim, se você e sua parceira estão satisfeitos com a duração do ato". Em outras palavras, talvez seja hora de tirar o relógio do quarto. Afinal, o pênis não é como um atleta que consegue melhor desempenho quando está sob pressão.

E talvez você se surpreenda quando conversar com mulheres sobre esse assunto e verificar que a maioria delas não atinge o orgasmo somente com a penetração. "Eu não atinjo o orgasmo fazendo sexo", diz Liat, uma gerente de vendas israelense.

As mulheres, em geral, precisam de mais estímulos do que os homens para chegarem ao orgasmo. Então, certamente ela quer que o ato sexual dure mais do que cinco minutos. E ela quer que você proporcione a ela a maior quantidade de orgasmos que ela conseguir tolerar fisicamente e que a leve a tempestades de êxtase jamais atingidas. Mas isso não significa ser capaz de bombeá-la sem parar por horas a fio. Na verdade, muitas mulheres acham que os homens gastam tempo demais na relação sexual, pois muitas ficam doloridas após um longo período. "O que passa na cabeça desses caras para pensarem que reclamaremos com nossas amigas se eles não conseguirem se manter por um certo período de tempo?" reclama Sylvia, da Alemanha. "É como se eles enxergassem isso como um evento atlético, outra competição entre amigos. Isso não tem absolutamente nada a ver com o que eu quero".

Talvez nós tenhamos focado no detalhe errado todo esse tempo. Talvez a meta seja prolongar o encontro, não necessariamente o ato sexual. O Capítulo 3 lhe dá algumas ideias sobre as maneiras favoritas das mulheres para se fazer isso. E, neste capítulo, forneceremos, com prazer, alguns truques para você prorrogar o jogo. O ideal é que você use esses truques para fazer um sexo mais satisfatório e estimulante, e não como mais um juízo de tempo.

TRUQUES PARA PROLONGAR O ATO

Considerando que não existe um padrão médico para a duração de tempo que um homem "deveria" aguentar fazer sexo antes de ejacular, a ejaculação precoce, EP, só pode ser definida por você e por sua parceira, uma ejaculação que aconteça antes que vocês queiram, na maioria das vezes. Parece haver alguma base biológica para a ejaculação precoce, mas, em muitos casos, ela resulta de ansiedade e estresse. Sentimentos de culpa por fazer sexo, preocupações sobre problemas de saúde ou preocupações sobre perder a ereção podem contribuir. As boas notícias são que isso é muito comum e, na maioria das vezes, é necessário um tratamento. "Esses são problemas que podem ser corrigidos facilmente com reeducação ou treinamento sexual", diz Robert Santo-Paolo, psicólogo e sexólogo francês, e criador do website sexotherapie.com. "Seria muito ruim para uma relação que começou de forma tão bonita ter um final tão triste". Aqui vão algumas sugestões:

- **Faça um treino antes.** Qualquer adolescente sabe que se masturbar algumas horas antes do evento principal pode aliviar a tensão. Mas isso é como uma faca de dois gumes. Você irá reparar que demorará um pouco mais para ficar excitado com ela, e também para chegar ao orgasmo. Mas se, por um lado, você consegue prolongar o evento principal, é possível que, por outro, curta um pouco menos. Então, Mahinder Watsa, M.D., terapeuta sexual indiano, sugere aumentar o seu poder de permanência simplesmente fazendo mais sexo. E quem pode discutir com isso?

- **Tente novamente.** "Eu sempre chego ao clímax muito rápido na primeira vez, então nós geralmente fazemos duas vezes: uma para mim, e outra para ela!", diz Junior, um engenheiro ambiental filipino. Se você for capaz de ter outra ereção logo após ter ejaculado, fazer tudo de novo pode ser a melhor maneira para resolver o problema. Com certeza você irá demorar mais durante o segundo *round*.

- **Relaxe.** "Você pode aumentar sua resistência reduzindo a tensão muscular", diz Marc Goldstein, M.D., professor de medicina reprodutiva e urologia da Universidade Médica Cornell. Uma maneira de fazer isso é pedir a ela que fique por cima, assim você não precisa sustentar a tensão muscular dela junto com a sua.

  A coisa mais importante que você pode fazer, entretanto, é respirar. "O problema com a maioria dos homens é que eles não sabem como respirar e organizar a própria energia", diz Reyes. E cinco mil anos de prática tântrica apoiam essa declaração. Respirar profunda e lentamente promove duas coisas: acalma o sistema nervoso, o que é útil quando se está tentando sair da beira do abismo, e faz a energia sexual concentrada em suas genitálias circular pelo resto do corpo. Isso não somente ajuda a postergar o orgasmo, mas o torna muito mais poderoso quando ele finalmente acontece.

- **Aumente a velocidade, lentamente.** Sua melhor estratégia para construir sua resistência sexual? A mesma coisa que funciona para a esteira de corrida: vá um pouquinho além cada vez que correr, até que consiga atingir seu objetivo, seja ele qual for.

- **Feche os olhos.** Os homens são fortemente influenciados pelo visual. É por isso que nós gostamos muito mais de pornografia do que as mulheres. O estímulo visual certo, seios balançando, a parte interna das coxas dela, geralmente nos basta. Então, proteja-se dessa tentação, por um ou dois minutos, fechando os olhos.

- **Deixe seus testículos em segundo plano.** Como você provavelmente já notou, os testículos são repletos de terminações nervosas, algo ruim para você ou aos jogadores enquanto fazem barreira durante um jogo de futebol, mas algo maravilhoso quando seu corpo está tocando no dela. Posições que os estimulam (como papai-e-mamãe ou entradas por trás, nas quais eles se atritam no corpo dela) podem lhe dar um pouco mais de estimulação do que você é capaz de suportar. Mude para uma posição que não estimule os testículos, como ela por cima se inclinando para frente.

- **Não pense a respeito.** Isso é mais fácil de se dizer do que fazer, nós sabemos. E, ainda assim, isso faz sentido. "Existe um provérbio húngaro que diz 'Não pinte o Demônio na parede, por que senão ele virá'", diz Agnes Beregszászi, colunista sexual húngara. Tradução: a área do cérebro responsável por disparar o orgasmo é acionada tanto se você quiser tê-lo quanto evitá-lo. Então pare de pensar nele. Como? Foque no que está fazendo com sua parceira.

  "Ter um bom sexo é como dirigir para uma cidade distante. Você sabe o seu destino, o orgasmo, mas você precisa se concentrar na estrada que tem à sua frente (vire à esquerda aqui, à direita ali). Se você focar no que está acontecendo no momento, digamos, as coxas macias dela roçando em seus quadris, você pode espalhar o seu prazer por todo o corpo", diz Beregszászi. Então, em vez de se preocupar com quanto tempo irá aguentar, concentre-se em avaliar as respostas de sua parceira a cada movimento seu, até que encontre o ponto de estímulo dela.

- **Deslize.** "Um bom lubrificante pode diminuir a intensidade da fricção, o que permite a você penetrá-la mais antes de atingir o orgasmo", diz Gerald Weeks, Ph.D, psicólogo da Universidade de Nevada, em Las Vegas.

- **Use uma camisinha.** Seguindo o mesmo raciocínio, se você não está usando camisinha, considere fazê-lo. A maior reclamação sobre as camisinhas é que elas reduzem a sensibilidade, algo que pode funcionar a seu favor se você costuma atingir o orgasmo muito rapidamente. Isso pode prolongar o tempo da ereção de 3 a 8 minutos, diz Debbie Herbenick, Ph.D, colunista da *Men's Health*. "Essa costuma ser uma extensão de tempo suficiente para que a maior parte dos homens, e mulheres, se sintam bem". A pesquisa revelou que homens que usam cremes tópicos à base de prilocaína e lidocaína (disponíveis sob prescrição) aumentam a sua resistência de uma média de 2 minutos sem o creme, para 8 minutos com ele.

  O ponto negativo é óbvio: "adormecimento" não é uma palavra que alguém gosta de associar às suas partes íntimas. Menos sensibilidade significa menos sensação, e menos sensação geralmente significa menos prazer. Você mesmo precisa analisar as práticas: dão que é benéfico para a resistência pode ser ineficaz para o prazer.

- **Escolha as posições sabiamente.** Você pode fazer muitas coisas durante o sexo para prolongá-lo.
  - Algumas posições farão com que ela se sinta mais apertada, como cachorrinho, por exemplo. Outras promovem menos fricção em você, como ela por cima.
  - A glande é a parte mais sensível do pênis. Quanto mais estimulação direta ela receber, é provável que mais rapidamente você chegará ao clímax. Portanto, até mesmo algo simples como o ângulo de entrada pode fazer uma diferença significativa.
  - Alternar entre estocadas profundas e suaves irá ajudá-lo a aumentar gradualmente a estimulação. Bônus adicional: ela irá adorar o estímulo. Estocadas suaves também concentram o estímulo exatamente onde ela precisa, considerando que a maioria das terminações nervosas da vagina está localizada em seus primeiros centímetros.

- **Diversifique suas posições.** Quanto mais tempo se mantiver em uma posição, menos controle terá sobre seu orgasmo. Diversifique-as e terá mais controle do que o normal. Em um estudo da Universidade de New Brunswick, pesquisadores descobriram que os homens que mudam frequentemente de posições durante o sexo conseguem retardar a ejaculação com mais eficiência do que aqueles que usam outros métodos. Leia o Capítulo 7 e encontre uma gama de configurações diferentes.

- **Desacelere.** "Quando meu namorado desacelera, eu sinto cada parte dele", diz Maria, uma recepcionista mexicana. "Isso me ajuda a focar nas sensações e me deixa mais do que pronta para quando ele acelera novamente".

  "Os homens precisam de encorajamento para o ato 'insensato' de penetrar e permanecer deitado", diz Mike Perring, M.D., diretor médico do Optimal Health of Harley Street, em Londres. Ele sugere que vocês respirem em um mesmo padrão e se conectem emocionalmente, mas que façam movimentos mínimos. Isso não se trata apenas de uma recomendação para homens que lutam contra a ejaculação precoce, mas também de um exercício com utilidade muito mais profunda. "Os homens estão dispostos a penetrar e bulir até não poderem mais", ele diz. Desacelerar "permite a eles que explorem o que a sexualidade significa para eles. Com muita frequência, ignoramos nossas próprias sensações de como é ser tocado aqui, ou lá, ou ali." Ironicamente, desenvolver a hipersensibilidade é a estrada para obter mais controle.

QUANDO MEU NAMORADO DESACELERA, EU SINTO CADA PORÇÃO DELE.

- **Dê um tempo.** A melhor estratégia para ambos pode ser dar um tempo no momento em que você sente que está se aproximando da ejaculação. Trate este sentimento como uma dica para desacelerar e trazer sua parceira para a sua velocidade.

A PRÁTICA DO AUTOAPERFEIÇOAMENTO

Como dizem, a prática leva à perfeição. E o que é a masturbação, senão um treino para o sexo? A esta altura da vida, a maioria de nós já tem alguma experiência em se excitar e chegar ao orgasmo sozinho. Como resultado, chegamos a uma espécie de arte, algo bastante rápido. "Eu consigo atingir o orgasmo antes mesmo de estar completamente rijo", confessa Eric, um bibliotecário indonésio.

Os antigos chineses se referiam à masturbação como um "autocultivo" e encaravam o ato como um exercício para se manter em forma para o evento principal. Então, da próxima vez que você estiver se masturbando, não se apresse, faça pequenos intervalos. Perceba o quão próximo você consegue chegar de seu limite, sem ultrapassá-lo. E note por quanto tempo você consegue prolongar o evento. Você notará uma grande diferença na qualidade de seu orgasmo. E, com um pouco de prática, perceberá que poderá utilizar alguns desses mesmos truques quando estiver acompanhado.

O que você faz depende apenas de você mesmo. Pode ser suficiente permanecer dentro dela sem se mover. Deite-se imóvel e toque o clítoris dela com os seus dedos. É claro, se ela curtir o que você estiver fazendo, ela pode começar a se mover de uma maneira que irá derrotar todos os seus esforços para retardar o inevitável. Se isso acontecer, afaste-se gentilmente e toque-a. Ou, ainda melhor, diga a ela que você irá parar de mover seus dedos a não ser que ela pare de mover todo o resto.

Ou afaste-se e faça alguma outra coisa completamente diferente. Muitos homens pensam em sexo oral como algo que podem fazer somente antes da relação sexual, mas não existe regra que estabeleça que não possa ser repetido. E, se ela protestar quando você se afastar use sua mão ou sua língua para estimular o clítoris enquanto os dedos da outra mão substituem o seu pênis em recuperação.

FATOS DIVERTIDOS

Parece haver uma correlação misteriosa entre a forma como você se barbeia e quanto tempo você consegue se segurar. Em uma pesquisa recente, homens que usavam creme de barbear e uma lâmina diziam que aguentavam uma média de 5 minutos, enquanto aqueles que usavam um barbeador elétrico aguentavam uma média de 10 minutos.

Outra alternativa é cada um dar prazer a si próprio. Fazer isso é algo delicioso, por qualquer motivo que seja, pois lhe dá a oportunidade de olhar para ela, e olhar como ela toca a si mesma e como se estimula. Ao mesmo tempo, torna a situação controlável, pois você pode se tocar até o ponto que sabe que irá aguentar.

Provavelmente você não precisará de muito tempo para se recuperar, um minuto ou dois costuma ser o suficiente. Então, cada vez que você se sentir mais perto do clímax do que ela, dê um tempo ao seu pênis. Não se preocupe em perder sua rigidez, a excitação dela irá revigorar sua ereção com ainda mais força do que antes.

- **Espere.** A cada ano que passa torna-se mais fácil para você retardar sua ejaculação.

- **Consulte com um médico.** Se a ejaculação precoce tornou-se repentinamente um problema constante para você, é melhor marcar uma consulta com um médico. "A causa pode ser inflamação da próstata", diz a urologista húngara Ferenc Fekete. Ela explica também que a prescrição de algum antidepressivo do tipo SSR-I pode ajudar.

  Também é uma boa ideia procurar um terapeuta sexual que possa ajudá-lo a entender melhor a causa do problema. Um estudo mostrou que mais de 70% dos homens foram capazes de prolongar o ato após a discussão do problema com um terapeuta.

BEISEBOL NÃO É A RESPOSTA

É tentador pensar em alguma outra coisa (qualquer coisa!) que ajude a retardar o clímax, mas talvez essa não seja a melhor estratégia. Em primeiro lugar, a qualidade do orgasmo pode ser prejudicada. É difícil terminar o trabalho com entusiasmo depois de nos esforçamos para pensar naquele vizinho que tem uma grande verruga na bochecha. Na verdade, alguns rapazes não conseguem se recuperar desse tipo de visão do inferno, o que certamente não é divertido.

Além disso, algumas mulheres relatam que estariam dispostas a ceder e adiantar alguns minutinhos se isso mantivesse os homens concentrados no jogo. "Eu prefiro que ele ejacule um pouco mais rápido do que tê-lo pensando em sua avó ou em um jogo de futebol", diz Megan, chef australiana. "Para mim é melhor que ele se concentre no momento, mesmo que isso abrevie o término".

Esse profissional, irá ensiná-lo como "se segurar" com exercícios práticos, como os seguintes:

- O método Semans de começar-e-parar: esta técnica foi desenvolvida nos anos 1950 por Beavis-James Semans, um renomado urologista da Universidade Duke. É melhor utilizá-la pela primeira vez quando estiver se masturbando. Comece estimulando a si mesmo até quase chegar ao orgasmo, então, faça uma pausa e deixe a excitação diminuir. Repita esse exercício três ou quatro vezes até sentir que está conseguindo controlar suas respostas.
- Kegels: fortalecer os seus músculos pubococcígeoos com os exercícios Kegel irá melhorar significativamente seu sucesso com o método começar-e-parar. O pubococcígeo é o grupo de músculos que você usa para interromper sua urina. Contraia-os agora mesmo para que possa se familiarizar com a sensação. O que você acabou de fazer foi um Kegel. Faça 20, 50, 100 ou mais vezes diariamente, seja em sua mesa do escritório ou dirigindo. Considerando que essa é a mesma musculatura que contraímos ao ejacular, fortalecê-la irá proporcionar-lhe mais controle durante o sexo.

- Exercícios de pico: "Rotule o seu nível de excitação em uma escala de 0 a 10, na qual 0 significa que não houve exxitação, e 10, a ejaculação", recomenda a terapeuta sexual Barbara Kessling, Ph.D, autora de *Sexual healing*. "Peça à sua parceira (ou você mesmo) que o estimule até o 3; então, deixe a sensação passar. Depois, vá até o 4 e assim, sucessivamente. Relaxe e foque na sensação, flexionando seus músculos PC para evitar a ejaculação. Quando você puder sustentar vinte minutos de estimulação oral e manual, estará pronto para o ato sexual". Depois, faça o mesmo durante o ato. Cada vez que você sentir que está próximo da ejaculação, apenas desacelere o ritmo. Com prática, você conseguirá tardar sua ejaculação sem precisar fazer esses intervalos.

- **Torne-se adepto da hipnoterapia.** A hipnose não tem nenhum vínculo com cartas de tarô ou com práticas místicas; é simplesmente um estado alterado de consciência no qual você aumenta a sua concentração e torna-se mais suscetível a sugestões. Ela ganhou bastante credibilidade como técnica para mudança de comportamento nos últimos trinta anos; você provavelmente conhece alguém que a usou para acabar com a "barriga de cerveja" ou com seu maço de cigarros. E muitos homens têm obtido ótimos resultados a partir da hipnoterapia, quando lidam com ejaculação precoce. Para encontrar um hipnoterapeuta respeitável em sua área, procure na internet.

O OUTRO COMPRIMENTO COM O QUAL VOCÊ SE PREOCUPA

Sabemos que, provavelmente, você não está apenas preocupado com a extensão de tempo, mas também em ser extenso o bastante. Estamos falando sobre a antiga questão de se tamanho importa ou não e, se ele importa, o quanto?

O PODER DA RAPIDINHA

Quer saber? Não há nada de errado em uma rapidinha. Ela é "uma diversão rápida e impetuosa que promete orgasmos em menos tempo do que levamos para passar um cafezinho expresso", diz a especialista britânica Emily Dubberley, em seu livro Sex for busy people.

> *"Eu adoro quando meu marido retorna para a cama mesmo já pronto para sair para o escritório. Há algo incrivelmente sedutor em uma rapidinha quando ele está vestindo o terno", diz Marina, do Brasil. "Ele também recebe um presente de 'boas-vindas' muito legal quando chega do trabalho, depois de me provocar e me deixar em banho-maria o dia inteiro".*

"Uma boa rapidinha é algo delicioso e delirante. Chega a ser tão bom (ou até melhor) quanto o sexo que você faz em sua cama, com tempo para aquelas preliminares maravilhosas", diz Dubberley. "Uma rapidinha de vez em quando é um sinal significativo de que a sua relação está forte e que sua parceira entende as suas necessidades sexuais", diz Ava Cadell. Não se preocupe com a possibilidade de ela pensar que é você é rápido no gatilho, diga a ela que isso é apenas uma prévia e certifique-se de cumprir a promessa. Se ela for compreensível o suficiente para entender o quanto você necessita de uma rapidinha, seja recíproco quando fizer sexo com ela por mais tempo (ou ao menos durante os minutos de preliminares).

Entrevistamos homens de 38 países perguntando o quanto eles estavam satisfeitos com o tamanho do próprio pênis. Em todos os países a maioria disse que estava "mais ou menos satisfeitos" em vez de "muito satisfeitos". Aparentemente, certas inseguranças não conhecem fronteiras.

Estatísticas rápidas

Comprimento e diâmetro médio do pênis (flácido) = 8,89 x 3,17 centímetros
Comprimento e diâmetro médio do pênis (ereto) = 12,95 x 4,06 centímetros
Aumento de volume médio de flácido para ereto = 300%
Ereção mais longa medicamente registrada = 30,48 centímetros

Toda essa dúvida é amplamente infundada, ao menos no que se refere à habilidade de um homem fazer sua mulher feliz. O tamanho médio da vagina varia entre 7 e 12 centímetros de comprimento e,vamos repetir, apenas o primeiro terço, que significa 2 ou 3 centímetros, tem uma grande concentração de terminações nervosas. Você tem pelo menos 2 centímetros, certo? "O pênis mediano serve perfeitamente para a vagina mediana", diz o especialista inglês Phillip Hodson, autor de *Seu parceiro é perfeito para você?* "Talvez ele não seja perfeito para aparecer em vídeos e revistas pornográficas, mas essa é uma história completamente diferente".

É claro que tentar se consolar sobre este tópico não é novidade. Dos muitos débitos que temos com o doutor Alfred Kinsey, um se destaca: ele foi o primeiro especialista a dizer publicamente, em 1953, que o tamanho do pênis não importa. Pode ser que as mulheres estejam certas quando dizem que nós não as escutamos.

E quando você conversa com as especialistas que realmente importam, ou seja, as mulheres, você escuta algo bastante similar. Todos os homens que conheci confessaram não achar que o tamanho do próprio pênis fosse grande coisa", diz Nicole Beland. "Mas todos eram perfeitamente bem dotados". As mulheres nos dizem que tamanho não importa. É claro que importa. E também sua habilidade de distrair uma criança e assistir futebol ao mesmo tempo, sua habilidade de massagear os pés dela e ao mesmo tempo assobiar uma música do Duke Ellington.

Mas elas também dizem, sem titubear, algo como: "Não tem a ver com o tamanho, mas sim com o que você faz com ele". Aqui vai a tradução: mais ou menos todas as coisas – as habilidades que você tem dentro e fora do quarto – facilmente ganham do tamanho do pênis na mente de uma mulher. Veja pela perspectiva dela:

- **Homem #1**: tem um tatu dentro das calças, e habilidades orais e sociais zero.
- **Homem #2**: tem um membro perfeitamente respeitável, pode dar um nó em um caule de cereja sem usar as mãos, e se ofereceu para dançar com a idosa e desdentada tia Rose no casamento da prima dela, sem hesitar.

Peça a uma mulher que escolha entre os dois e ela nem sequer pensará a respeito (muito diferente do que você fará se tiver de escolher entre sua amada e um par de seios extragrandes). O cara #2 está com sorte; vamos apenas esperar que ele consiga banir de sua mente todos os pensamentos relacionados à tia Rose antes que o jogo comece.

NÃO TEM A VER COM O TAMANHO, MAS, SIM, COM O QUE VOCÊ FAZ COM ELE.

Na verdade, não é incomum ouvir mulheres reclamando de pênis muito grandes. O fato de a vagina estar preparada para a passagem de um bebê, não significa que a qualidade no sexo seja influenciada pelo tamanho do pênis. Mas, considerando que a questão sobre o tamanho do pênis é uma preocupação para a maioria de nós, sejamos práticos: se ela se satisfaz muitas vezes com sexo oral, como os que você leu no Capítulo 5, então, por que tanto barulho sobre o assunto?

A resposta é: os homens! Um estudo conduzido na África do Sul indica que os temores e as ansiedades dos homens sobre o tamanho do próprio pênis se baseiam nas reações dos outros homens, e não nas opiniões das mulheres com quem tiveram relação. Esse pode ser o motivo para que o homem mediano pense que está abaixo da média. Quando Peter Lee conduziu uma pesquisa sobre pênis na Universidade de Pittsburgh, descobriu que "os homens são bons em avaliar o próprio físico em geral, mas quando se trata do tamanho relativo ao pênis, como grupo, tendiam a subestimá-lo". Vinte e seis por cento dos entrevistados no estudo de Lee tacharam o tamanho do próprio pênis como "abaixo da média", e somente 5% responderam "acima da média".

Por quê? "É difícil saber exatamente o tamanho do próprio pênis", diz Lee. Ele muda de tamanho constantemente e o seu ponto de vista pode ser ilusório. "Se você estiver em um vestiário com outros homens, o pênis deles pode parecer maior por que você os está vendo de perfil. Você olha o seu próprio de cima para baixo".

Se a sua parceira não se importa, por que você deveria se preocupar? Em contrapartida, todos somos neuróticos com alguma coisa. Mas, se mesmo após todos esses argumentos você ainda continua preocupado com o tamanho dele, veja algumas dicas do que você pode fazer para que ele pareça maior:

- **Perca peso.** Você sabe que o excesso de peso faz mal ao seu coração, mas ele também encurta o seu pênis, pois você perde 1,27 centímetros para cada 7 quilos que ganha. A camada de gordura que protege a sua área púbica desloca-se sobre a base do pênis quando você engorda. Uma dieta saudável e exercícios físicos regulares farão muita diferença para você durante a relação sexual.

- **Apare os pelos.** Sim, funciona. E pode ser algo prazeroso de se fazer juntos. Só que o fato de sua parceira estar munida com um tesoura ou com um barbeador elétrico pode fazer com que seu amigo entre em um estado de recolhimento, o que acabaria com o propósito do experimento.

- **Bombe-o.** Se você sabe que terá uma ótima noite de sexo, evite se masturbar por pelo menos dois ou três dias antes; "isso fará com que sua ereção torne-se maior e mais forte", diz Lou Paget, educador sexual de Los Angeles e autor de *365 days of sensational sex*. Quando o momento chegar, tensione um pouco seu abômem enquanto tira suas cuecas. Ao comprimir os músculos de seu abdômen, você fará com que seu pênis se erga de 2 a 4 centímetros. Você também força o sangue para a glande, fazendo-o aumentar de volume momentaneamente mais do que o normal.

- **Você precisa acentuar os pontos positivos.** Dê o máximo de si usando estocadas profundas de maneira lenta a intermediária. "É algo maravilhoso e intenso. Estocadas como as de filmes pornô podem ser horríveis. Fazem com que a mulher fique ressequida, dolorida e entediada", diz Beland. Para variar a estimulação, realize também movimentos laterais ou pressão pélvica para cima e para baixo contra o clítoris dela, quando a tiver penetrado completamente.

- **Para melhores resultados, evite:** tempo frio, duchas ou banhos gelados, exaustão, excitação não sexual e doenças. Todos esses fatores podem encolher o pênis em até 4 centímetros.

Ah sim, nós também recebemos todos aqueles spams sobre maneiras de aumentar o pênis, e claro que já nos perguntamos se existe algum fundamento sobre a promessa de tornar o pênis enorme.

Cerca de quinze mil homens estadunidenses, lembrando que não há números oficiais disponíveis sobre isso, optam por procedimentos cirúrgicos para aumentar o tamanho do pênis. Isso envolve cortar os ligamentos que prendem o pênis ao osso pélvico. O resultado é que o pênis fica um pouco mais pendurado, parecendo maior. Outra cirurgia envolve lipossucção: a sucção da gordura de algumas partes do corpo (normalmente do abdômen) e sua injeção no corpo do pênis.

Francamente, essa é uma péssima ideia. O procedimento não é ensinado em escolas médicas, não é regulamentado e também não é seguro. Quando as coisas dão errado, e isso acontece frequentemente, os homens não se sentem à vontade para conversar sobre isso com alguém. Por esses e outros motivos, a Associação Americana de Urologia (AUA) e a Sociedade Americana de Cirurgias Plástica e Reconstrutivas (ASPRS), não aprovam tal procedimento. Porém, isso não tem impedido os médicos de continuar a realizar essas operações e nem homens de procurar por essa solução.

Grande número de urologistas tem um trabalho árduo para corrigir essas cirurgias. Alguns, como Gary Rheinschild, M.D., um urologista de Anaheim, Califórnia, alega que se o aumento de pênis "for feito apropriadamente, os resultados são bons. Infelizmente, na maioria das vezes ele não é feito corretamente". De acordo com o doutor Rheinschild, a técnica correta envolve dois procedimentos: executar as técnicas de alongamento e espessamento com um intervalo de pelo menos seis meses entre uma e outra para garantir que o fluxo sanguíneo apropriado seja restaurado entre os procedimentos, e ficar longe das injeções de gordura.

O procedimento não é apenas executado de maneira inadequada, mas também é realizado em homens que, na verdade, não precisam dele. Um estudo do Journal of Urology concluiu que tais procedimentos deveriam ser recomendados somente para homens cujos pênis tivessem medidas inferiores a 4 centímetors quando flácidos, e a 7 centímetros quando eretos.

"Muitos homens voltam aqui várias vezes em busca desta cirurgia e em todas as vezes eu os asseguro que eles se enquadram na categoria normal e, em alguns casos, até mesmo acima da média", diz Laurence Levine, M.D., diretor do programa de fertilidade e saúde sexual masculina do Centro Médico Rush Presbyterian-St. Luke's, em Chicago. "Nesses casos, eu os aconselho a procurar um psicólogo". Ele também afirma que a cirurgia, mesmo quando feita corretamente, pode não atingir os resultados desejados. "Em muitos casos, os homens percebem o acréscimo de menos de apenas 2 centímetros após o procedimento, ou até mesmo uma diminuição no comprimento".

Além disso, o preço a ser pago por esses pequenos centímetros a mais pode ser muito alto, e não estamos nos referindo ao preço da cirurgia. Keith Schulner é um advogado, em Camarillo, Califórnia, cujo escritório já efetuou 58 processos contra cirurgiões que fizeram a operação em clientes para aumento de pênis. Schulner diz que seus clientes passaram algumas experiências desgastantes, desde cicatrizes até perda de sensações, passando por curvaturas no membro e mau cheiro. "Algumas vezes, após uma cirurgia, o pênis se desloca para o meio do escroto, em vez de se manter sobre ele", diz Schulner.

> *"Eu sou realmente contra essa cirurgia", diz Ronald Iverson, M.D., cirurgião plástico em San Francisco e presidente da ASPRS. "Não há publicações que mostrem que este é um procedimento efetivo e duradouro. Mesmo sendo efetuado pelos melhores cirurgiões, o resultado pode não ser seguro e eficiente", ele diz. "Se você está considerando aumentar o tamanho apenas por razões estéticas, é melhor pensar direito. Na verdade, o que nós recomendamos é: Não faça isso!"*

DE NOVO?

Mudando para um assunto menos embaraçoso do que trabalhos insanos relacionados ao pênis: de acordo com os resultados de nossa pesquisa, mais de um quarto dos homens em todo o mundo gostariam de ter outras sensações, além de segurar o orgasmo por uma hora ou fazer o pênis parecer maior. Eles gostariam de experimentar múltiplos orgasmos. Sinceramente, ficamos surpresos que esse número fosse tão baixo, pois no nosso entendimento, quanto mais, melhor.

Múltiplos orgasmos são aqueles que acontecem sem que haja perda de excitação sexual. Em outras palavras, você se mantém rijo entre eles. "Impossível", você está pensando, "quando acabei, acabei". Os homens passam pelo chamado período refratário após a ejaculação; um período no qual é impossível ficar ereto ou ejacular novamente. Gozar é algo parecido com disparar uma arma. Você não pode disparar de novo até que tenha recarregado com outra bala, e isso leva um tempinho.

Mas não significa que você não possa ter vários orgasmos. Os chineses descobriram isso por volta de três mil anos atrás, apesar de ter demorado até meados do século XX para que as notícias chegassem ao Ocidente. A pegadinha? Você simplesmente não ejacula, a não ser da última vez.

Você leu corretamente: acontece que orgasmo e ejaculação são eventos distintos. Se você se lembrar daquela época antes de chegar à puberdade, quando você tentava se masturbar sem sucesso, você, na verdade, teve um monte desses orgasmos sem ejaculação. Com alguma prática, é possível aprender a fazê-lo intencionalmente. "Cerca de 80% dos homens consegue fazer isso após três meses de treino", diz Barnaby Barratt, Ph.D, psicólogo e sexólogo, de Santa Barbara, Califórnia, e autor de *Sexual health and erotic freedom.**

Dominar essas técnicas proporciona, à maior parte dos homens, ereções mais prolongadas e mais rijas, e um grau de controle sexual muito superior do que jamais tiveram. Isso, obviamente, é ótimo para as mulheres e para seus relacionamentos como um todo. Se resistência é uma preocupação para você ou para sua parceira, este é o melhor truque que poderá aprender.

CERCA DE 80% DOS HOMENS PODEM FAZER ISSO APÓS 3 MESES DE TREINO.

Duas tradições bem antigas (Tantra, na Índia, e Taoísmo, na China) incorporaram esta prática, usando muitas das mesmas técnicas. Conversamos com especialistas de ambas as tradições e cunhamos tudo o que você precisa saber para fazer a coisa acontecer. Pode levar um tempo, algumas semanas e, talvez, até meses. Mas acredite, treinar para este evento em particular é muito mais divertido e recompensador do que correr uma milha em seis minutos (preste atenção: se você tem problemas de saúde sérios ou pressão alta, antes de fazer esses exercícios, fale com um especialista no assunto, como um educador da Universal Tao, por exemplo, no endereço <www.universal-tao.com>).

* Sem título em português. Tradução livre: *Saúde sexual e liberdade erótica.* (N.T.)

INDO DE MAL A PIOR

"Em Uganda, pesos (cuja carga aumenta gradualmente) são amarrados na ponta do pênis de garotos", diz Don Voorhees, em seu livro Quickies. *"Um adolescente pode chegar a suspender um peso de 10 quilos com a ponta de seu pênis!" Aparentemente, é bastante eficiente, pois o pênis pode ser alongado para até 45 centímetros.*

Entretanto, como Voorhees pontua, os pênis estendidos podem ser longos, mas são também finos, o que torna difícil desempenhar até mesmo algumas funções simples, como sentar-se. Apesar de não ter sido uma pesquisa formal, não ficamos nem um pouco impressionados pela reação das mulheres quando perguntamos a elas como se sentiriam se seus parceiros levassem para casa um pênis que elas pudessem utilizar no lugar de correntes para sustentar vasos de plantas.

Mas é claro que essa não é nossa única opção. De acordo com o especialista inglês Graham Masterton em seu livro Up all night,* *no século XVI, no Brasil, os índios Topinama encontraram uma maneira de aumentar o pênis para tamanhos imensos, instigando cobras venenosas a mordê-los. Aparentemente funcionava, apesar das dores terríveis que duravam cerca de seis meses. O resultado eram pênis monstruosos. Mas como Masterton pontua "é como pensar no primeiro homem que comeu uma ostra... quem foi louco o suficiente para se aventurar?"*

* Sem título em português. Tradução livre: *Disposto para a noite inteira.* (N.E.)

BENEFÍCIOS DO ORGASMO MÚLTIPLO

Na sexualidade Taoísta, um dos principais objetivos do sexo era manter o corpo saudável. Os próprios médicos frequentemente prescreviam fazer sexo em diversas posições. Nesta tradição, a meta do orgasmo sem ejaculação é manter a energia vital. A ejaculação representa um tremendo gasto de energia, não admira, portanto, que os homens se sintam tão exaustos após fazerem sexo. Orgasmos, em contrapartida, permitem que a energia sexual circule novamente através do corpo de modo benéfico. Portanto, orgasmos sem ejaculação, preferencialmente vários deles, constituem o melhor cenário.

Isso não significa que os homens que praticam essa técnica nunca ejaculam. Eles apenas escolhem o momento. "Eu evito ejacular quando me sinto esgotado, cansado ou prestes a ficar doente, e irei ejacular ainda menos quando ficar mais velho", diz Zhou, um repórter da China.

Todos concordam com uma coisa: orgasmos são maravilhosos. Orgasmos sem ejaculação costumam ser chamados de orgasmos de vale. "É a melhor maneira de enlouquecer que você possa imaginar", diz Andreas, um artista de Bern, Alemanha. "Você pode continuar fazendo sexo para sempre, e então sente como se estivesse flutuando o dia inteiro".

Os defensores dessa prática alegam que essas técnicas podem até mesmo prevenir problemas na próstata e de impotência em idades avançadas. Isso sem mencionar perdurar o suficiente para que ela também possa se satisfazer cada vez mais – e o que é melhor, de uma única vez.

Um pouco de treinamento é tudo o que você precisa para colocar isso em prática. Essa é a dica "olho de tigre"...

CAVALHEIROS, CONHEÇAM O SEU ASSOALHO PÉLVICO

O assoalho pélvico é conhecido também por um nome mais chique: o músculo pubococcígeo; mas o chamaremos de músculo PC para facilitar, o que a maioria dos urologistas faz. Exercitar é a chave para se obter controle do processo ejaculatório, e isso sem mencionar ereções melhores.

> **Você pode continuar fazendo sexo para sempre, e então sente como se estivesse flutuando o dia inteiro.**

Como encontrar esse músculo poderoso? Ao urinar, solte um breve jato e pare. O músculo que permite a você parar o fluxo de urina é o PC. Você pode pensar nesse teste de urina como a base para a sua habilidade de ter múltiplos orgasmos: se for difícil parar de urinar, isso significa que o seu músculo PC está fraco e você tem algum trabalho para fazer.

A boa notícia é que você pode perceber grandes progressos em poucos dias. Você também se sentirá aliviado em saber que exercitar os seus músculos PC é fácil e pode ser feito em qualquer lugar, enquanto você estiver dirigindo, na fila do banco, conversando com seus colegas no trabalho. Na verdade, é como se fosse uma sensação sexual. "Na primeira vez que tentar, faça-o em casa e esteja nu para que você possa ver e sentir o que está acontecendo", diz Carla Tara, educadora tântrica italiana que ministra cursos em Nova Iorque, na Califórnia e no Havaí.

- **Conheça-se:** inspire profundamente, encolhendo sua barriga e forçando seus testículos para dentro do corpo. Você pode ver seus testículos e pênis se moverem para cima e para baixo em cada compressão; esse movimento irá aumentar conforme o PC se fortalecer, diz a doutora Herbenick. Se não tiver certeza de ter acertado o ponto correto, pressione seu períneo (a área entre os testículos e o ânus) com seus dedos. Esse é seu assoalho pélvico; você deve sentir esses músculos se contraírem quando você os comprimir.

- **A bombada rápida:** comece este exercício respirando profundamente, inflando seu abdômen; imagine que está mandando o ar diretamente para seus genitais, diz Carla Tara. Segure a respiração enquanto contrai e relaxa os músculos PC rapidamente 10 vezes. Expire e descanse por alguns segundos.

  Repita esse exercício quantas vezes puder. Carla sugere que o reproduza até 20 vezes por dia, primeiramente em diversas sessões curtas e, finalmente, em longas. Conforme sua musculatura se fortalecer, você será capaz de aumentar o número de movimentos de contração e relaxamento, de 10 para tempos maiores.

- **Segure e comprima**: inicie o exercício inspirando profundamente, como fez no primeiro. Em seguida, contraia seus músculos PC, sem aliviar a pressão por aproximadamente 5 segundos. Expire e relaxe a musculatura por alguns segundos (se achar impossível segurar por 5 segundos, comece com 3). Tara recomenda pelo menos 60 repetições diárias deste exercício, no início, em várias sessões curtas. Quando estiver habituado com a rotina, poderá fazer até 60 repetições em uma única sessão longa.

  Quando seus músculos PC se fortalecerem você poderá aumentar o período de cada repetição de inspiração e contração para seis segundos, então, progressivamente, para períodos maiores. Você se descobrirá capaz de sustentar a compressão por até 10 segundos ou mais, pois seu controle muscular terá aumentado.

Taoístas chamam esses exercícios de Kung Fu Sexual (kung fu significa "prática"). Eles também adicionaram a ele um detalhe interessante: "Quando contrair seus músculos PC, contraia os músculos ao redor dos olhos e da boca também", diz Doug Abrams. De acordo com a medicina chinesa, os músculos circulares do corpo, incluindo esses ao redor dos olhos, da boca, do períneo e do ânus, estão conectados. Prove e perceberá que isso aumenta imediatamente a força de seus músculos PC.

PARANDO O TREM

O que você vai fazer quando esse músculo PC estiver desenvolvido? Você irá usá-lo para parar a ejaculação. Porém, insistimos que você tente isso sozinho das primeiras vezes; essa é a maneira pela qual conseguiremos guiá-lo. Estimule-se até chegar próximo ao orgasmo e pare. Quando dizemos "próximo", queremos dizer o minuto imediatamente anterior ao ponto em que não há volta. Quando estiver lá, contraia o músculo PC, como estava fazendo na fila do banco, mas conte até 10. Dê um tempinho e então comece novamente com a estimulação sexual.

NÃO RETROEJACULE

Uma técnica comum para suprimir a ejaculação é pressionar o períneo (a região entre seus testículos e seu ânus) assim que estiver para gozar. Nós não recomendamos isso, pois pode provocar retroejaculação, o que é uma maneira polida de dizer ejacular para dentro da própria bexiga. Além de não ser correto, esse movimento pode causar dano aos nervos locais.

Faça isso três vezes. Por mais tentador que seja correr para o final, ir devagar nesse momento é melhor. Da última vez, quando chegar ao seu extremo, pare toda a estimulação e contraia. Não se permita gozar (é normal se não der certo da primeira vez, ou da quadragésima; ficará mais fácil quando sua musculatura estiver fortalecida e você mais confortável com o timing). Em vez disso, respire profundamente a partir da base de seu estômago, e relaxe todos os músculos de suas costas, nádegas e pélvis.

É difícil descrever, mas muitos chamaram o passo a seguir de "relaxar dentro do orgasmo". Você terá todas as melhores sensações que antecedem o orgasmo, como pulso acelerado, ondas de euforia e relaxamento, e tudo isso sem ejacular.

Após terminar, precisará de um ou dois minutos para se recuperar. Respire de maneira profunda e uniforme. Você pode continuar se sentindo bastante excitado, e muitas pessoas relatam sentir uma forte onda de energia surgir neste momento. Use-a para continuar, até que tenha outro orgasmo.

LEVANDO A NOVA TÉCNICA PARA O QUARTO

Após se exercitar sozinho algumas vezes, é hora de colocar sua técnica para o quarto Algumas dicas que podem ajudar:

- pode ser mais fácil para você se concentrar nos seus músculos PC se se mantiver em uma posição em que sua musculatura esteja toda relaxada, um exemplo é adotar a posição que sua parceira fique por cima.;
- será bem mais difícil não ejacular. "Quando você se sentir inevitavelmente próximo do ponto de ejaculação, mude seu movimento pélvico de estocadas rápidas e fortes para outras mais lentas e relaxadas, talvez direcionando-as para fora do corpo de sua parceira e suavizando a penetração", diz Carla Tara;
- se após alguns orgasmos sem ejaculação você também decidir ejacular, Tara recomenda que você faça isso inspirando profundamente e expirando devagar, vocalizando sua excitação enquanto ejacula. "Mestres tântricos podem prolongar suas ejaculações durante nove respirações profundas consecutivas", diz Tara. "No final, mesmo que você decida ejacular, você terá absorvido a maior parte do conteúdo energético de sua ejaculação".

OS PIORES CASOS NÃO SÃO TÃO RUINS ASSIM

Se você ejacular num momento que não pretendia, não se abale. Isso não significa, necessariamente, que você não será capaz de repeti-la. Pode ser difícil eliminar seu período refratário completamente, mas vocês podem abreviá-lo juntos. Peça para sua parceira fazer uma massagem relaxante em você. Aliviar a tensão na musculatura melhora o fluxo sanguíneo, ajudando a encorajar uma ereção renovada.

E se a ideia de sexo sem orgasmo for atraente para você, faça com que ela aconteça: pare antes de ejacular, foque no prazer dela e vá para a cama "faminto", por assim dizer. Pode não ser o sentimento mais confortável do mundo. Uma das funções do orgasmo, além do prazer, é claro, é ajudar a dispersar o sangue que se acumulou no tecido genital durante a excitação. Mas mesmo sem um orgasmo, o sangue acumulado irá se dissipar por si só e retornar ao estado normal. Pode levar em torno de alguns minutos a algumas horas, mas não é prejudicial, e muitos homens gostam da sensação relacionada a não ejacular. Você certamente passará o resto da noite em um estado elevado e sua parceira irá achá-lo bastante entusiasmado da próxima vez em que se encontrarem.

PROPORCIONANDO MÚLTIPLOS ORGASMOS A ELA

A primeira coisa a se ter em mente com relação a servir a ela uma segunda dose de êxtase é que, apenas por que uma mulher tem a possibilidade de chegar ao segundo orgasmo, isso não significa necessariamente que ela queira. "Se o parceiro de uma mulher lhe proporciona uma sequência de orgasmos, ela poderá achar a experiência não somente insatisfatória, mas também desagradável", diz Marianne Legato, M.D., autora de *Por que os homens nunca lembram e as mulheres nunca esquecem*. "É como comer mais bolo de chocolate do que você queria. A primeira fatia foi espetacular, e até mesmo a primeira garfada da segunda, mas a quarta ou quinta garfadas com certeza não representam mais o que você gostaria de estar fazendo".

Mesmo que ela queira mais, uma abordagem limitada à genitália não funcionará para a maioria das mulheres, diz a taoísta especialista em sexo, Rachel Carlton Abrams, coautora de *O orgasmo múltiplo do casal* (Objetiva, 2003), com Mantak Chia e Doug Abrams, marido dela. Para levá-la a um nível adequado de excitação, você precisa desempenhar múltiplas tarefas. O que isso significa? Em primeiro lugar, vocês precisam estar em sintonia. Faça com que ela se envolva plenamente do ponto de vista mental, quer isso signifique usar conversa sensual ou olhar profundamente nos olhos um do outro. Você quer as emoções e a imaginação dela trabalhando com você, e, não, contra. "Quanto mais tesão eu sinto, mais facilmente tenho um novo orgasmo", diz Natália, do Rio de Janeiro.

Rachel Carlton Abrams também destaca a importância de atingir múltiplas zonas erógenas. Ela se derrete quando você beija seu pescoço ou morde sua orelha? Então faça-o com uma mão acariciando seus mamilos e a outra entre suas pernas. Somente você e ela sabem onde os pontos sensíveis dela estão, e essa é a hora de usá-los. Por exemplo, para muitas mulheres, o estímulo no ponto G, assim como no clítoris, é um fator importante para que ela consiga chegar ao clímax mais de uma vez, e ao tipo de orgasmo que ela atinge quando isso acontece.

Lembre-se de que aquilo que ela quer, pressão forte nos mamilos, ser tocada no clítoris, pode depender do nível de entusiasmo dela, da época do mês e centenas de outros fatores, então sempre peça feedback a ela.

Não se esqueça de provocá-la: você pode estimulá-la e se afastar inúmeras vezes. Isso funciona para ela também. Contudo, seja sensível, você não quer que ela se sinta entediada ou se frustre antes do evento principal.

Ela também poderá se beneficiar dos mesmos exercícios para os músculos PC que indicamos para você (as mulheres, principalmente se tiveram filhos, tendem a ser mais familiarizadas com esses movimentos do que os homens). Encoraje-a a "prender" seu pênis, é uma sensação maravilhosa para você, e também aumenta tremendamente as facilidades do orgasmo.

Assim que ela tiver o primeiro orgasmo, inúmeras oportunidades se apresentarão. Mas isso é algo um tanto delicado, o clítoris dela ficará bastante sensível. Espere algum tempo, um pouco mais de trinta segundos, e ela entrará em um período refratário similar ao seu. Então, o seu desafio será manter a excitação dela entre os orgasmos ao mesmo tempo em que se afasta o suficiente de modo a não estimulá-la em excesso. A melhor estratégia é mudar para o toque indireto, ou seja, foque seus seios, suas coxas, seus lábios (os dois pares) ou seu pescoço, até que ela se recarregue. Aplique lubrificante e toque indiretamente o clítoris dela. Encoraje-a a respirar profundamente. E deixe que ela o guie. "Minha esposa adora ter seu primeiro orgasmo com sexo oral, e o segundo enquanto estou dentro dela, usando minhas mãos", diz Aurélio, um executivo brasileiro.

Então, eis a sua introdução a um complexo sistema de administração de energia. Divirta-se tentando dominá-lo repetidas vezes.

Capítulo 11

SEJA O HOMEM MAIS VIRIL DO MUNDO

Encontre as maneiras mais eficazes de aumentar seu desempenho

Nada deixa um homem tão desconfortável quanto a ideia de seu equipamento não estar funcionando tão bem quanto deveria. Então, vamos tratar desse assunto do modo menos angustiante possível.

A má notícia é que nossa pesquisa revelou que os rapazes estadunidenses lideram a ingestão de medicamentos que aumentam a performance sexual. A boa notícia: este capítulo mostra a você como evitar essas prescrições médicas constrangedoras e as transações desconfortáveis com o farmacêutico, ao utilizar substâncias naturais e afrodisíacas de todo o mundo. Prepare-se para aprender sobre alimentação, suplementos e exercícios que ajudarão a garantir a otimização de sua potência e de seu funcionamento.

EU VI O INIMIGO, E SEU NOME É "DE"

Existem duas categorias básicas de disfunção sexual masculina: a disfunção na ejaculação, que geralmente se refere a espontânea ou precoce, e a disfunção erétil (normalmente abreviada DE), a inabilidade de atingir uma ereção ou mantê-la tempo suficiente para ter um relação sexual satisfatória para ambos. Não queremos ser pessimistas, mas a maioria dos homens em algum momento da vida desenvolve

Estatísticas rápidas

Porcentagem de homens que já tomaram pílulas para aumentar o desempenho sexual:

1.Estados Unidos 21%
2.África do Sul 14,9%
3.Reino Unido 14,7%
4.Holanda 12,8%
5.Filipinas 12,5%
Média Mundial 11%

um dos dois problemas. O que significa que se você ainda não precisou da informação que este capítulo apresenta, provavelmente ainda irá. E, se você precisar, saiba que está em boa companhia.

Assim, há algumas maneiras de olharmos para essas excentricidades penianas. Você pode levá-las a passos largos, encarando-as como "parte do negócio", ou, então, pode se exasperar pelo seu desempenho, que se torna um meio bastante seguro de transformar isso em um problema real, e não apenas naquele acaso gerado por estresse, falta de sono ou outra causa temporária.

Realmente não podemos preveni-lo de maneira veemente o suficiente em relação à segunda abordagem. "Os homens que me escrevem expondo suas preocupações com relação a dificuldades na ereção são cada vez mais jovens", diz Valerie Gibson, "E não consigo evitar pensar que isso é resultado da tremenda ansiedade deles". E nós não vamos tirar de você a sua pornografia, mas é possível que estar sempre a dois cliques de distância de uma britadeira de 25 centímetros também não esteja ajudando.

Não há mais necessidade para homem algum preocupar-se com a própria virilidade ou achar que está fadado a passar o resto de sua vida em um miserável celibato.

"É difícil para os homens ver tudo 'pendurado', por assim dizer", afirma Mike Perring. "Se você não consegue ter ou manter uma boa ereção, isso se torna um outdoor *para o mundo (ou ao menos você e sua parceira) ver".*

Mas não se desespere. Aprendemos, ao entrevistar homens e especialistas, que há um monte de tratamentos seguros para você. "Sentindo-se preparado para procurar ajuda, não há mais necessidade para homem algum preocupar-se com a própria virilidade ou achar que está fadado a passar o resto de sua vida em um miserável celibato", diz o especialista britânico Graham Masterton. Então, observemos as disfunções, como e por que elas acontecem e o que pode ser feito a respeito delas.

EJACULAÇÃO ESPONTÂNEA

Às vezes os homens relatam ejacular sem terem recebido nenhum estímulo sexual. Parece uma coisa boa, né? Na verdade, não é, isso pode acontecer durante uma situação bastante estressante, na academia ou em qualquer lugar completamente inconveniente. "Eu ejaculei algumas vezes na academia, enquanto levantava pesos. Eu nem sequer estava rijo! Foi uma situação desconcertante, e me deixou muito preocupado", confessa Lachan, um representante de vendas irlandês de uma empresa de desenvolvimento de softwares.

A contração da musculatura pélvica, como ocorre quando se levanta pesos, exerce pressão na próstata e na vesícula seminal e pode provocar a liberação de fluidos seminais. Especialistas acreditam que a ejaculação espontânea que ocorre sob situações de tensão, como durante uma reunião estressante, pode ser uma maneira que o corpo encontrou para fazer com que você relaxe. A ejaculação espontânea pode ser também um efeito colateral de antidepressivos. Apesar de não ser tão comum quanto outros efeitos colaterais sexuais (como o atraso do orgasmo), certamente já foi documentado como um efeito que alguns homens experimentaram.

A primeira linha de defesa? "Ejacule com mais frequência", diz Laurence Levine, M.D., diretor do programa de fertilidade e saúde sexual masculina do Centro Médico Rush Presbyterian-St.Luke's, em Chicago. Se isso não funcionar e você estiver preocupado, fale com seu médico ou com um terapeuta sexual. Mas saiba que ejaculação espontânea não significa que você está necessariamente fadado à ejaculação precoce.

TOMANDO BONS CUIDADOS

A sua esposa ou sua namorada examina os próprios seios ao menos uma vez por mês. Por que você não faz o mesmo com seu corpo? Apesar de ser relativamente raro, o câncer testicular tem 97% de chance de cura se descoberto prematuramente. Desse modo, você deveria estar sempre atento, autoexaminando-se. Quando seus testículos estão frouxos (aquele tipo de frouxidão que você sente em um típico dia de verão), role gentilmente cada testículo por entre seus dedos. Eles devem ser macios e ter um formato oval, parecendo um ovo cozido sem a casca. Aperte-os levemente, procurando por áreas duras ou calombos que não se parecem com o tecido que o cerca (o calombo que você encontrará na parte de trás de cada testículo é simplesmente o epidídimo, o tubo que carrega o esperma, portanto, não é razão para se alarmar). Se você detectar qualquer coisa diferente, consulte um médico.

Importante: faça um check up anual. Quando você chegar aos 40 anos, consulte o urologista anualmente e faça exames de próstata. Esta glândula cerca a uretra e, se aumentar, pode reduzir a corrente de urina para um fio. Câncer de próstata também é uma preocupação. Ambos os problemas podem ser evitados se detectados rapidamente.

Uma inspeção anual completa precisa incluir três exames; (1) o digital do reto (infelizmente temos que dizer que digital aqui significa "dedo" e não "impressão"); (2) o de sangue para antígenos específicos da próstata (dosagem de PSA), que são um sinal de alerta para os problemas e (3) um ultrasom para produzir uma imagem do tecido.
Divertido? Não muito. Mas a alternativa é menos ainda, então feche o livro e pare essa leitura por um momento e marque uma consulta. Ou deixe esta página aberta e peça para que sua esposa marque a consulta para você.

DISFUNÇÃO ERÉTIL

É definida como a inabilidade de ter ou sustentar uma ereção. É também "a causa principal de insatisfação sexual, sem comparativos", diz Masterton.

Como você sabe, a melhor defesa é o ataque, e há uma quantidade considerável de coisas que você pode fazer, agora mesmo, para reduzir o risco de DE. Antes de começarmos, vamos rever o básico. O seu pênis é equipado com duas câmaras hidráulicas gêmeas chamadas corporas cavernosas. Durante a estimulação sexual, elas se enchem de sangue até que o pênis cresça firme e ereto. Após o término do estímulo ou de uma ejaculação, o sangue sai dessas câmaras e o pênis relaxa novamente. O sangue entra, fica e sai: ereção tem tudo a ver com fluxo sanguíneo.

Então acontece que tudo o que seu médico vem lhe falando nos últimos anos (perca dez quilos, cuidado com o colesterol, comece um regime) não faz bem apenas ao seu coração, mas também ao sexo. Provavelmente não é por mera coincidência que os norte-americanos lideram o ranque mundial de consumo de pílulas estimulantes, já que eles também são os campeões mundiais nas taxas de obesidade e doenças relacionadas a ela.

Há uma correlação simples entre saúde e sexo, resumida assim: Se faz bem ao seu coração, faz bem ao seu pênis. Aqui vai uma lista do que fazer e do que não fazer para prevenir que panes no sistema se tornem um problema:

- **Perca peso.** Se você está acima do peso, mesmo que apenas um pouco, perdê-lo é a melhor maneira para se prevenir e se assegurar de que terá vigor todos os dias de sua vida.
  - A perda de peso irá ajudá-lo a prevenir aterosclerose. Essa é uma grande ironia médica: ter as artérias duras pode levá-lo a ter as partes moles; aterosclerose ou endurecimento das artérias, é uma das principais causas da disfunção erétil. "DE não é somente algo relacionado à disfunção do pênis, mas também um

'diagnóstico preventivo'; você pode encará-lo como um sinal, com anos de antecedência, de que precisa se prevenir contra ataques do coração. Os danos arteriais provenientes de doenças cardiovasculares afetam primeiramente as artérias pequenas, como as do pênis", diz Christopher Steidle, M.D., professor clínico associado de urologia do Centro Médico da Universidade de Indiana, em Fort Wayne. Cada ponto extra no colesterol total correlaciona a um risco quase 1,5 vezes maior de desenvolver DE. Se essa explicação não o fez preferir o peito de peru com queijo branco em vez de *cheeseburger*, o que você fará?

- "Nós sabemos que homens acima do peso convertem testosterona em estrogênio e que um nível baixo de testosterona e um nível alto de estrogênio não são bons para a função erétil", diz Larry Lipshultz, M.D., consultor da *Men's Health* e chefe do departamento de cirurgia e medicina reprodutiva masculina da Faculdade de Medicina Baylor. Felizmente, mesmo a perda moderada de peso pode livrá-lo do excesso de estrogênio e trazer a sua vida sexual de volta à normalidade. Um estudo publicado no *Journal of the American Medical Association* descobriu que um terço dos homens obesos (isso significa um índice de massa corporal [IMC] 30 ou maior) com disfunção erétil mostraram melhoras após perderem 10% de seu peso. Para calcular o seu IMC, divida o seu peso em quilos pelo quadrado de sua altura em metros (kg/m2). Exemplo: 100kg divididos por 1,80m2 é igual ao IMC 27,7. Se o seu IMC chegar próximo ou for superior a 25, você pode estar carregando gordura o suficiente para prejudicar suas ereções. Em um estudo feito em 2003 pela Universidade de Harvard com mais de trinta mil homens, rapazes com IMC acima de 28 mostraram um risco 30% maior de desenvolver DE, do que aqueles rapazes que apresentaram IMC inferior a 23.
- Perder peso irá ajudá-lo a evitar o diabetes. Além do monastério, a rota mais rápida para o celibato é desenvolver diabetes. Na verdade, mais de 50% dos homens com diabetes são impotentes. A doença atinge o pênis com carga dupla. Ela acelera doenças

arteriais e diminui a transmissão de estímulos através dos nervos por todo o corpo. Um pênis entorpecido não é um pênis feliz. Manter uma rotina e hábitos saudáveis é a melhor maneira para evitar o diabetes. Seja vigilante com relação à taxa de açúcar no sangue (converse com seu médico sobre os melhores métodos). De acordo com uma recente pesquisa italiana, homens que não se preocupam em controlar esses níveis têm 70% mais problemas de ereção do que aqueles que ficam atentos à questão.

- **Trate a pressão alta.** "Pressão sanguínea alta é uma causa importante de arteriosclerose. E arteriosclerose bloqueando as artérias do seu pênis talvez seja a causa mais comum de disfunção erétil", diz Thomas Lee, M.D., professor de medicina da Escola Médica de Harvard. Mas certifique-se de pedir ao seu médico por um anti-hipertensivo que não o deixe fraco.

- **Faça exercícios.** Após estudarem mais de 31 mil homens, os pesquisadores da Escola de Saúde Pública de Harvard relataram que os fisicamente ativos tinham 30% menos risco de desenvolver disfunção erétil do que aqueles com pouca ou nenhuma atividade física. Se a oportunidade de perder a gordura em torno da sua cintura não é suficiente para levá-lo até a academia, talvez a ideia de perder a sua ereção seja.

  E, em outro estudo, os pesquisadores descobriram que homens que caminhavam apenas três quilômetros por dia tinham 50% menos problemas de ereção do que homens sedentários (vinte minutos de caminhada ou trinta minutos de levantamento de peso também servem).

  "Homens tendem a pensar em suas artérias como simples canos que podem ficar entupidos, mas existe muito mais coisas acontecendo, além disso", diz o doutor Levine.

PESQUISADORES RELATARAM QUE OS HOMENS FISICAMENTE ATIVOS TÊM 30% MENOS RISCO DE DESENVOLVER DISFUNÇÃO ERÉTIL.

"O revestimento desses condutores de sangue são áreas biologicamente muito ativas onde químicas estão sendo produzidas e liberadas na corrente sanguínea". Quanto mais você se exercita, mais saudáveis, limpos e flexíveis esses revestimentos se tornam.

- **Não fume.** Se você ainda fuma, provavelmente aceitou o aumento no risco de doenças cardíacas, infarto, câncer nos pulmões e na bexiga. Mas se as roupas fedidas, dedos amarelos e pedaços de seu pulmão sendo cuspidos nas palmas de suas mãos ainda não o convenceram a parar de fumar, que tal a ideia de você brochar na cama?

  Considere a evidência:

  - Um estudo do Instituto de Pesquisa da Nova Inglaterra, em Watertown, Massachusetts, mostra que cerca de 30% dos fumantes tem impotência. As boas notícias? Parar agora pode diminuir o seu risco de desenvolver DE à porcentagem que tinha em sua época de não fumante.
  - Um estudo publicado no *Journal of Urology* descobriu que fumar causa um dano arterial que dobra o risco de um homem ter DE total. Mas, "se o homem parar de fumar aos 50 anos ou mais cedo, geralmente podemos reverter o dano", diz Andre Guay, M.D., diretor da Clínica Lahey para Função Sexual, em Massachusetts. O doutor Guay notou uma melhora de 40% nas ereções de dez fumantes impotentes (idade média de 49 anos) após apenas 1 dia livre do vício. Troque os hashis de câncer pelos hashis de comer peixe: pesquisadores do Royal College of Surgeons na Irlanda descobriram que a taurina, um aminoácido encontrado no peixe, ajuda a curar artérias danificadas pelo cigarro.
  - Em um estudo conduzido na Universidade de Kentucky, pesquisadores descobriram que, em uma escala de 1 a 10, homens fumantes classificavam a própria vida sexual a uma média de 5, bastante distantes dos não fumantes, que avaliaram a própria vida sexual com um 9.

- Há evidências de que o fumo afeta o tamanho da ereção. Em um estudo, pesquisadores descobriram que os pênis dos fumantes são significantemente menores do que os dos não fumantes. "Além de danificar os vasos sanguíneos, o fumo pode causar dano ao tecido peniano sem si, tornando-o menos elástico e impedindo--o de se alongar", diz Irwin Goldstein, M.D., urologista do Centro Médico da Universidade de Boston. Nós ainda não ouvimos nenhum argumento mais interessante do que esse para largar o vício.

- **Não se apavore.** Todos sabemos que o estresse é uma ducha fria psicológica. Mas a tensão, fora de controle, também trabalha de maneira mais insidiosa, pois ela libera epinefrina, um tipo de adrenalina que vai direto para suas artérias e lentamente causa a devastação delas. "Estresse em longo prazo pode contribuir para enrijecer as artérias", diz J. Stephen Jones, M.D., autor de *Overcoming impotence: a leading urologist tells you everything you need to know.**

  O conserto: concentre-se em cada um dos seus cinco sentidos todos os dias, a sensação do volante em suas mãos, o som do motor sendo acionado quando o farol fica verde, a visão daquela morena linda no carro ao lado... "Obcecar-se com pensamentos estressantes irá aumentar sua taxa de epinefrina", diz Jay Winner, M.D., autor de *Stress management made simple.*** "Em contrapartida, se você focar suas sensações, isso diminuirá a epinefrina e, consequentemente, melhorará sua habilidade de ter uma ereção".

- **Amarre os seus garotos.** Você usa um capacete quando anda de moto; você usa um cinto de segurança toda vez que está num carro, seja dirigindo ou no banco do carona. Então, quando vai à quadra jogar seu futebol semanal, por que usa somente cuecas sob suas bermudas?

* Sem título em português. Tradução livre: Superando a impotência: um famoso urologista lhe conta tudo o que precisa saber. (N.T.)

** Sem título em português. Tradução livre: *Gerenciamento simplificado do estresse.* (N.E.)

OUTRO MOTIVO PELO QUAL AS ANTIGAS ROUPAS SAÍRAM DE MODA

Usar cuecas de poliéster pode contribuir para a impotência por causa da estática gerada pelos materiais artificiais. Shorts largos 100% algodão são uma ótima opção. É hora de se livrar daquela tanguinha com estampa de tigre.

Um estudo recente do *Clinical Journal of Sports Medicine* descobriu que 47% dos atletas masculinos, dos Ensinos Médio e Superior, envolvidos em esportes de contato não usam qualquer tipo de proteção genital. A conclusão? Esses vencedores do Prêmio Darwin têm menos probabilidade de procriar e passar seus genes à frente.

É altamente recomendável que você use uma saqueira para atividades que envolvam corrida, saltos e movimentos súbitos. Essa proteção genital mantém os testículos em uma concha para protegê-los de choques. Para segurança total, use uma saqueira de couro.

Se você tomar uma bolada, ou uma joelhada, na virilha, deite-se, aplique um pouco de gelo por sobre a roupa e respire profundamente. Se houver inchaço e a dor não diminuir em minutos, continue aplicando o gelo e vá para um hospital. Uma lesão severa na virilha pode causar esterilidade.

- **Fale com seu médico sobre seus medicamentos.** "Muitos medicamentos podem provocar disfunções sexuais", diz R. Taylor Segraves, M.D., Ph.D, coautor de *Sexual pharmacology.** Abra o seu armário de remédios, escreva os nomes dos medicamentos que você toma e procure-os no endereço <www.MensHealth.com/drug>. Você encontrará uma lista completa das drogas que prejudicam as ereções.

* Sem título em português. Tradução livre: *Farmacologia sexual.* (N.T.)

Você vai se surpreender com o tamanho da lista e com a popularidade das drogas que fazem parte dela. Por exemplo, um possível vilão é a sinvastatina, uma droga indicada para baixar o colesterol, da marca Zocor. Se você estiver tomando alguma das drogas listadas (ou qualquer outra coisa que suspeita estar causando um problema), fale com um médico. Com frequência, uma pílula similar isenta desses efeitos colaterais se encontra disponível no mercado.

- **Faça uma vasectomia.** Se você já tem filhos e decidiu com sua esposa que não terão mais (ou está 100% seguro de que não quer ser pai), considere investir em reformas permanentes na fábrica de esperma. "O risco de uma falha contraceptiva pode representar uma grande fonte de ansiedade para alguns homens, especialmente aqueles que já tiveram algum desastre com relação ao controle de natalidade, ou um susto no passado", diz Karen Donahey, Ph.D, diretora do programa de terapia sexual e de casais da Universidade Northwestern. Essa ansiedade pode acarretar problemas de ereção, e provocar o mesmo círculo vicioso que torna a ansiedade do desempenho uma assassina da disposição.

- **Faça os seus Kegels.** O paradoxo: uma das melhores maneiras de tratar a disfunção erétil é fingir que você sofre de ejaculação precoce. Pesquisadores ingleses descobriram que o tratamento tradicional para aquelas respostas sensíveis a qualquer estímulo (fortalecer o assoalho pélvico) também é um remédio para os homens que não conseguem apontar suas pistolas. Em um estudo com 55 homens impotentes, 40% daqueles que praticaram exercícios para o assoalho pélvico, também conhecidos como Kegels, todos os dias por seis meses, readquiriram a normalidade de suas funções sexuais. Aparentemente as mesmas contrações musculares usadas para parar o jato de urina também podem evitar que o sangue escape durante uma ereção. Pesquisadores da Universidade de Milão, na Itália, também descobriram que músculos PC mais fortes levam a ereções mais vigorosas.

Contraia e relaxe os músculos da pélvis a qualquer hora em que estiver sentado ou deitado. Faça 18 contrações diariamente, segurando cada uma por dez segundos. Ou, algumas vezes durante o dia, faça seis contrações rápidas. Segure a última por cinco segundos.

- **Durma bastante.** Nós sabemos que você detesta desistir daquela conversa após o sexo, mas, no final, você vai ficar inconsciente, para o benefício dela. O seu pênis precisa do máximo de tempo de sono que você puder lhe proporcionar. Todas as noites, enquanto dorme, você tem entre três e cinco longas ereções. Você provavelmente já notou esse fenômeno da última vez que teve de urinar às quatro horas da madrugada. Essas ereções não acontecem apenas para tornar a vida de sua companheira de cama mais interessante. Elas trabalham para recarregar o seu pênis mantendo-o bem nutrido com sangue oxigenado. "Teoricamente, quanto mais ereções noturnas você tiver, mais flexível o seu tecido erétil irá ficar. E isso pode ajudar a manter as ereções fortes conforme os anos forem passando", diz Marc Goldstein, professor de medicina reprodutiva e urologia da Faculdade Médica da Universidade Cornell.

- **Mas não ronque.** O ronco pode sabotar uma noite de sexo, e não apenas por que é difícil se envolver em preliminares quando ela manda você dormir no sofá. "Todos os nossos tecidos precisam ser saudáveis, e o tecido peniano é especialmente sensível. Quando ronca, você está privando o seu tecido daquele oxigênio", diz o doutor Jones.

  Aproximadamente metade dos homens que roncam têm problemas com ereção, de acordo com Mansoor Madani, DM.D., um especialista em apneia do sono do Bala Institute of Oral Surgery, em Bala Cynwyd, Pensilvânia. Quando você ronca, tecidos em sua garganta vibram e podem bloquear a sua traqueia, impedindo temporariamente que respire. Isso pode prejudicar o fluxo de sangue para outras áreas vitais, diz o doutor Madani.

Dito isso, não desperdice seu dinheiro com artefatos anti-ronco que custam caros; uma pesquisa feita pela Força Aérea Norte-americana mostra que esses produtos não são eficazes. Em vez disso, tente deixar a cabeceira da cama num nível mais alto do que o resto da cama. "Roncar tem muito a ver com a gravidade", diz Phillip Westerbrook, M.D., fundador do centro de disfunções do sono da Clínica Mayo. "Se você elevar o torso sem dobrar o pescoço, isso muda o efeito da gravidade nos tecidos macios da garganta".

Se isso não funcionar, o ronco pode normalmente ser corrigido com cirurgias a laser que levam 15 minutos e reduzem o ronco em mais de 70%. Agora, se eles pudessem fazer alguma coisa com aquele bate-papo noturno...

- **Não use drogas.** Outra razão para dizer não. A cocaína pode aumentar o prazer sexual e atrasar a ejaculação, mas o uso prolongado irá prejudicar essas funções, enquanto a heroína e outras drogas do tipo mórfico neutralizam o interesse sexual e a habilidade de tornar-se rijo. Este é o seu pênis. Este é o seu pênis com drogas...

- **Não pule a cerca.** É comum a homens que começam a ter casos parar de ter ereções. Tão comum, na verdade, que os médicos que tratam a DE com frequência perguntam aos seus pacientes se eles têm alguma relação extraconjugal. A não ser que sua esposa saiba a respeito e participe dessa sua nova vida sexual, você está fadado a sentir pelo menos um pouco de culpa quando estiver com ela. Culpa pode se transformar em ansiedade, o que pode matar uma ereção.

ESQUEÇA A SAIDEIRA

Utilizar seu pênis sob o efeito do álcool pode prejudicar severamente a sua performance. Se isso já aconteceu com você no passado, tente alternar um drinque alcoólico com um copo de água, caso suspeite que a noite vá terminar em sexo (e peça vinho, não champagne; as bolhas aceleram a absorção do álcool, diminuindo os níveis de testosterona e o fluxo de sangue no pênis).

- **Acenda as luzes.** Os homens precisam de estimulação visual para ficarem realmente excitados. Na verdade, em uma pesquisa da *Men's Health*, aquela irritante preferência das mulheres de fazer amor no escuro foi a reclamação número um que os homens tinham sobre elas na cama. Se aquela lâmpada de 500 watts que você colocou no quarto deixa a sua parceira mais tímida, troque-a por algumas velas suaves que fazem com que a pele pareça bronzeada e sexy.

DEPRESSÃO, ANSIEDADE, PROBLEMAS DE RELACIONAMENTO E ESTRESSE SÃO TODAS CAUSAS PRINCIPAIS DE DISFUNÇÃO ERÉTIL.

Ok, até agora falamos sobre suas opções de prevenção. De qualquer modo, seguir a maioria delas é uma boa ideia. Mas, e se você apresentar dificuldades regularmente em conseguir e manter uma ereção? Ainda não há necessidade de entrar em pânico. Na verdade, o doutor Perring reafirma: "Há muita coisa que os urologistas podem fazer pelas pessoas". Aqui vão algumas estratégias.

- **Procure ajuda.** Considerando seu pênis como um barômetro de seu estado geral de saúde, ele também pode ser um indicador bastante acurado de seu estado mental. Depressão, ansiedade, problemas de relacionamento e estresse são todas causas principais de disfunção erétil. Apesar de medicamentos e algumas outras soluções poderem ajudá-lo a desempenhar seja lá o que for, seria tolice ignorar sinais tão claros de aviso de que você está com seu emocional abalado. Seu médico pode indicar a você alguém com quem conversar, ou você mesmo pode contatar um psicólogo.

- **Relaxe.** O famoso "deixar para lá" é algo que está progressivamente se extinguindo em nossa cultura acelerada. Lembre-se da reação que teve da última vez que ficou preso no trânsito, perdeu um ônibus ou levou a pior em uma discussão com um colega ou com sua esposa. Preocupações profissionais, ansiedade financeira, problemas nos relacionamentos, exaustão, tudo isso pode bagunçar o funcionamento adequado daquilo que é nosso assunto principal nesse livro. "Para mim, especialmente conforme envelheço, a tensão se mostra uma assassina de tesão", diz Liam, um advogado irlandês. "Se estou estressado por causa do trabalho, irritado com minha esposa, preocupado com meus filhos, tenho dificuldade em obter um melhor funionamento do meu pênis. O melhor remédio é relaxar, tirar férias, receber uma massagem ou apenas respirar profundamente".

- **É mais fácil falar do que fazer?** Talvez. Porém, já dissemos isso antes e diremos novamente: quase todos os homens experimentam esse problema. Preocupar-se a respeito apenas tornará

ISSO REALMENTE ACONTECE COM TODOS OS HOMENS

E esse é um problema maior para você do que para ela. Então, mande esse mau-humor embora e salve a noite focando toda a sua energia nela. Deixe o trabalho para seus dedos e sua língua. Isso acabará com as preocupações silenciosas dela sobre se o problema é ela e não você. E a expressão de felicidade dela talvez seja a mágica que você está precisando. No mínimo, você garantiu que na manhã seguinte ela saia falando sobre o que você fez, e não sobre o que não fez.

toda a situação pior da próxima vez e pode levar a um problema psicológico sério: tensão e prazer não se misturam.

O relaxamento é tão importante que profissionais treinadas para lidar com o problema da disfunção erétil, com frequência começam a sessão com exercícios para relaxar. Escolha um lugar onde não será perturbado, deite de costas e feche os olhos. Comece pela ponta dos dedos dos pés e vá subindo, tensione e relaxe cada grupo muscular. Quando acabar, continue deitado, escutando sua respiração por mais 15 minutos. É como tirar férias, de verdade.

- **Entre suavemente.** Em seu livro *Orgasmo múltiplo do homem*, Mantak Chia e Douglas Abrams descrevem a prática de sexo taoísta usada como tratamento para impotência. A solução? Faça sexo, de qualquer modo. É o que eles chamam de "entrada suave".

  Após ter certeza de que sua parceira está bem lubrificada, crie um anel com seu polegar e indicador ao redor da base de seu pênis, empurrando o sangue para a extremidade. Mantenha os dedos onde estão, insira o pênis em sua parceira e comece a se mover. Comprima o seu períneo e nádegas para enviar mais sangue ao pênis. Na maioria das vezes seu pênis ficará corpulento e você poderá remover o anel de dedos.

- **Seja picado.** Às vezes, o problema está somente na sua cabeça. Se você é daqueles que pensam demais, procure um acupunturista. Os resultados de um estudo publicado no *International Journal of Impotence Research*, sugere que a acupuntura pode ajudar a tratar DEs psicologicamente induzidas (Não se preocupe, os pontos ficam todos nas suas costas).

  "Na disfunção erétil psicogênica, o paciente tem problemas com o equilíbrio dos sistemas nervosos simpático e parassimpático", diz Paul Engelhardt, M.D., autor do estudo. "A medicina tradicional chinesa tenta restaurar esse equilíbrio". Claro, é como usar Feng Shui na sua gaveta de cuecas, mas funciona, pois 64% dos homens que se submeteram ao tratamento recuperaram, em seis semanas, a função sexual e não precisaram de tratamento posterior.

- **Tome algumas ervas.** "O uso de ervas para tratar aflições, sexuais e de outros tipos, é tão antigo quanto a humanidade", diz Cynthia Mervis, M.D., autora de *Love positions: a guide to aphrodisiacs and sexual pleasures.** A maioria dos afrodisíacos herbais trabalha tanto na corrente sanguínea quanto no cérebro, o efeito placebo é muito poderoso, e muitas dessas substâncias realmente aumentam a circulação sanguínea, o que representa algo sempre positivo para o pênis. Alguns deles também são eficazes por conter esteróis, substâncias similares aos esteroides ingeridos antes de determinados esportes: eles fornecem a você um salto hormonal para a competição, sem toda a timidez e a agressividade que acomete as pessoas logo após a ingestão de esteroides.

  Aqui vai uma lista das melhores ervas em todo o mundo:

  - **Ashwaganda**. A tradição de três mil anos da medicina Ayurvédica Indiana prescreve a raiz seca da planta ashwaganda para indisposições. A erva é tão versátil que é utilizada em remédios para todo o tipo de coisas, de reumatismo a tratamento de disfunções sexuais. Ela contém esterol de plantas e é conhecida por aumentar a massa muscular. Indicada tanto para homens quanto para mulheres que sofrem com sua libido, acredita-se que ela é capaz de reconstruir a vitalidade sexual e revigorar as funções sexuais. Os poderes da ashwaganda de aumentar a força sexual são atribuídos à inquestionável capacidade que a planta possui de combater o estresse. Nos EUA ela pode ser encontrada em pó e em forma de extrato.

  - **Catuaba**. A casca da árvore catuaba da Floresta Amazônica é usada por herbalistas brasileiros como um afrodisíaco, um tônico

* Sem título em português. Tradução livre: *Posições de amor: um guia de afrodisíacos e prazeres sexuais*. (N.E.)

JULGANDO AS SUBSTÂNCIAS NATURAIS

Existe muito lixo por aí. Siga essas dicas gerais para julgar uma substância herbal:

- "Estudos mostram..." Bem, estudos podem mostrar um monte de coisas. Se esses estudos não forem grandes, com controle de placebo, duplo-cegos, então, na verdade, não valem o papel no qual são escritos (isso significa que nem os pesquisadores, nem os participantes sabiam quem estava recebendo as pílulas reais e as de açúcar). Pergunte à companhia farmacêutica se não estiver escrito na embalagem.
- "Isso mudou minha vida..." Esse tipo de testemunho pode parecer bastante convincente, mas raramente é científico. Na verdade, as pessoas que são tão entusiasticamente orgulhosas de um produto podem até acreditar no que estão dizendo, mas isso não torna a coisa necessariamente verdade. "O placebo é responsável por uma média de 30% das melhoras nos sintomas em estudos", diz Donald H. Hensrud, M.D., da Clínica Mayo. O poder da sugestão é especialmente poderoso com relação às ervas, considerando que a maioria dos benefícios que elas prometem é subjetiva, como aumento da energia. Endossos do tipo "Funcionou para mim!" não significam muita coisa, exceto para a pessoa que foi paga para fabricá-los.

para os nervos e um estimulador para a libido debilitada. Para os índios Tupi, que habitam a região, "quando um homem idoso tem um filho, diz-se que a criança é filha da Catuaba", diz a doutora Watson. Existe pouca pesquisa científica sobre por que e como a casca da árvore da catuaba melhora a função sexual. Porém, em 1992, pesquisadores japoneses descobriram que, além de sua capacidade de aumentar a habilidade sexual, o extrato de catuaba parece proteger os ratos contra a bactéria *Escherichia coli*

- *"Este antigo remédio, usado pelos (insira uma terra distante aqui) por milhares de anos..." Muitos desses remédios foram usados por milhares de anos. Apesar da possibilidade disso ser verdade não significa que realmente funciona, ou que não irá matá-lo no processo. Nossos antepassados acreditavam que o asbesto* também seria uma boa ideia.*
- *Tire a dúvida com seu médico. Se você estiver interessado em remédios herbais, vale a pena procurar um médico que tenha conhecimento sobre o assunto. Antes de tomar uma pílula, converse com um deles e pergunte se existe algum perigo em tomá-la; informe ao seu médico quais são as outras substâncias que está tomando, tanto as prescritas, quanto por conta própria. Esses cuidados não representam exagero quando o risco pode vir a ser falha nos rins.*
- *Procure palavras como "Potência Herbal Garantida". "Nem toda erva dessa lista será padronizada, mas muitas sim, e vale a pena comprá-las", diz Cynthia Mervis Watson, então você saberá o que está tomando e a quantidade. Também escolha as orgânicas sempre que possível, e compre de companhias farmacêuticas com boa reputação. Ela recomenda fórmulas da Herb Pharm, Eclectic Institute, Gaia Herbs e Zand Herbal.***

* Também designado amianto. Usado na antiguidade em mechas de lanternas. Trata-se de um material com grande flexibilidade e resistências tênsil, química, térmica e eléctrica muito elevadas e que além disso pode ser utilizado como tecido. Contudo, suas fibras podem ser facilmente inaladas ou engolidas podendo causar graves problemas de saúde. (N.E.)

** No Brasil uma boa referência é a rede farmacêutica Weleda. (N.E.)

e infecções do estafilococo e previne que o vírus HIV entre nas células. Você com frequência a encontrará misturada ao ginseng ou à muirapuama.

– **Damiana**. Acredita-se em sua capacidade de intensificar o desejo e a performance sexual do homem. É por isso que tem sido usada na medicina popular há alguns séculos. Assim como muitas outras ervas consideradas afrodisíacas, a Damiana aumenta o fluxo de sangue por meio da vasodilatação, uma ação que pode aliviar a impotência masculina em variados graus. O doutora Watson lembra que essa erva também é famosa por induzir sonhos eróticos quando ingerida antes da hora de dormir. Ela recomenda amassar 30 gramas de Damiana seca em meio litro de vodca e deixar descansar por cinco dias. Em seguida, filtrar essa solução e imergir as ervas em 375 ml de água mineral por outros cinco dias. Depois, filtrar e aquecer a água somente o suficiente para dissolver ½ xícara de mel (ou mais, a seu gosto). Quando esfriar, adicione esta mistura à vodca. A poção irá durar por alguns meses; a doutora Watson diz que beber um pequeno cálice desse líquido todas as noites antes de dormir proporciona "resultados deliciosos" em aproximadamente cinco dias.

- **Chifre de veado**. Os chineses têm usado isso há séculos e por um bom motivo. É rico em nutrientes, minerais, ácidos carboxílicos e aminoácidos. É usado como um tônico rejuvenescedor, e uma das coisas que ele rejuvenesce é a sua conduta sexual. A doutora Watson recomenda escolher chifre de veado da Nova Zelânida, e diz que quinhentos miligramas diários devem ser o suficiente. Se você está preocupado com os animaizinhos, não há necessidade disso. Esses chifres se regeneram após retirados, e eles são extraídos de animais bem-tratados que são criados justamente para fornecê-los.

- **Ginseng**. Quanto você estaria disposto a gastar por uma raiz de ginseng que se parece bastante com, hmmm... outro tipo de "raiz"? Na Ásia, raízes de ginseng que se assemelham ao pênis do homem são vendidas por cerca de 1.000 dólares o quilo, e quanto mais velha a raiz, mais valiosa. Um colecionador pagou 180 mil dólares por uma antiga raiz anatomicamente correta! O ginseng eleva os níveis de testosterona, aumentando a libido e suprimindo a produção de prolactina, um hormônio que pode causar impotência (a rara espécie de ginseng coreano vermelho é o único que provou ajudar os homens a desafiarem a gravidade). Em um estudo recente de homens portadores de DE, os pesquisadores descobriram que 60% daqueles que tomaram 900 mg do ginseng coreano vermelho três vezes ao dia tiveram sua ereções melhoradas, comparados apenas aos 20% cento que tomaram o placebo. Você pode encontrá-lo na maioria das lojas de alimentos naturais. Para aumentar suas chances de obter o autêntico ginseng, procure um produto que possua de 100 a 125 mg de extrato de ginseng padronizado, que terá entre 4% e 7% de ginsenosides (o componente-chave do ginseng). Suas chances serão melhores se você encontrar um fabricante de renome.

- Erva *horny goat*. Parece interessante usar uma erva que inclui "horny"1 no nome. Essa erva faz com que o fluxo sanguíneo chegue às genitálias e aumente a energia sexual. Diz-se que ela funciona para ambos os sexos, o que explica o nome chinês para a erva: ying-yang huo, representando tanto a energia da fêmea quanto a do macho (também é conhecida como epimedium). As folhas dessa planta têm sido usadas há mais de dois mil anos para melhorar a libido com os alcaloides da planta. Diz a lenda que a erva recebeu o nome, em inglês, horny goat, quando um pastor de bodes notou, surpreso, os impulsos sexuais dos seus animais após terem comido a planta.

- Maca. Também chamada de maca peruana, ginseng peruano e ginseng dos Andes, a maca é regularmente usada no Peru por seus muitos benefícios. E o sabor dela é ótimo. O Festival Anual da Maca que acontece em Churin, no Peru, é a festa de bolinhos, tortas e aperitivos feitos do afrodisíaco. A reputação da erva de fortalecer a libido e a fertilidade está crescendo e as pessoas estão descobrindo que a planta realmente adiciona um pouco de combustão às suas vidas sexuais. É senso comum de que quanto mais maca se consumir, maiores benefícios se obterá da substância. E ela não provoca nenhum dano. Estudos toxicológicos conduzidos nos EUA descobriram que a maca não tem contraindicações, apesar de a doutora Watson aconselhar as pessoas portadoras de hormônios sensíveis ao câncer (como câncer de próstata ou seios) a não ingeri-la.

- **Muirapuama**. Outro afrodisíaco de raízes da América do Sul. Apesar de não ter sido submetida a testes rigorosos, a doutora Watson relata que os homens que participaram de um estudo feito no Instituto de Sexologia de Paris experimentaram melhora nas funções sexuais. Ela recomenda ferver duas colheres de sopa da madeira triturada por 15 minutos em meio litro de água; beba 30 gramas do fluído antes de ter relação sexual. Se você preferir algo alcoólico, adicione 30 gramas de muirapuama a duas xícaras de vodca por duas semanas, mexendo diariamente. Beba 30 gramas antes de mandar ver.

- **Ioimbina**. O povo Bantu, da África, tem usado tradicionalmente a ioimbina como um alucinógeno em rituais de casamento que incluem orgias de 15 dias. As pesquisas mostraram que seu princípio ativo, ioimbina, ajuda a relaxar as células musculares lisas do corpo cavernoso, permitindo que mais sangue inunde o pênis. Uma crítica recente do *Journal of Urology* sobre sete experimentos clínicos incluindo 419 homens impotentes descobriu que a versão prescrita da erva era mais eficiente em produzir ereções do que o placebo (uma versão prescrita da droga, chamada Yocon, encontra-se disponível). A ioimbina pode tanto aumentar quanto diminuir a pressão sanguínea, dependendo da pessoa que a está ingerindo, então ela deve ser evitada por pessoas que tenham problemas cardíacos ou no fígado, e por aqueles quem faça uso de inibidores MAO. Outras precauções: ela não deve ser utilizada concomitantemente à ingestão de uma variedade de alimentos e bebidas, incluindo queijo, vinho tinto, chocolate, cerveja, nozes, carnes defumadas e fermento. A ioimbina interfere na maneira com a qual o corpo interage com a tiramina, a substância encontrada nesses alimentos. A doutora Watson alerta que alguns usuários experimentaram efeitos sensoriais alucinógenos, assim como náusea, irritabilidade, suor e palpitações. Por conta disso, ela a recomenda como um ingrediente na preparação afrodisíaca e não como algo de uso diário.

INTERVENÇÕES MÉDICAS

Se o seu médico diagnosticar que a gravidade de sua disfunção sexual precisa de cuidados médicos, aqui vão algumas soluções que você pode tentar.

- **Testosterona.** É o potente hormônio masculino, produzido principalmente nos testículos, que alimenta pensamentos e fantasias sexuais. Se você tiver baixa libido, pode ser devido aos baixos níveis de "testosterona livre" em circulação em seu organismo. As deficiências representam a principal causa dos problemas relacionados à ereção e à falta de desejo. Estudos mostram que os níveis de testosterona podem cair 1,2% a cada ano, e sofrem uma queda ainda mais dramática após os 50 anos. Seu médico pode facilmente determinar os seus níveis com uma bateria de exames de sangue.

  A testosterona deve ser utilizada somente mediante prescrição médica, mas há outras maneiras mais agradáveis para que você volte a simplesmente pensar em sexo, por exemplo. Você também pode aumentá-la fazendo mais sexo, comendo carne e fingindo ser o General Maximus, de O gladiador. Afinal, apesar de o estresse liberar cortisol, um vilão para a ereção, um trabalho estressante (ou mesmo perigoso) envolvendo algum tipo de competição, como em direito ou em vendas, pode melhorar os níveis de testosterona. "Competição real pode elevar a testosterona, o que aumenta a libido", diz Helen Fischer, Ph.D, professora pesquisadora do departamento de antropologia da Universidade Rutgers, em Nova Jersey e autora de *Why we love*. "Ser exaltado por um emprego de alto poder e alto índice de estresse pode torná-lo mais ativo sexualmente", em vez de perder tempo com uma carreira confortável e restritiva.

Se o trabalho não é o que motiva você, busque a testosterona na liga de esportes recreativos. Homens que praticam esportes aumentam seus níveis de testosterona em até 15% de acordo com um estudo da Universidade Estadual da Pensilvânia. Ou, ainda melhor, faça dela a sua parceira fixa no jogo. O mesmo estudo mostrou que as mulheres tiveram sua libido aumentada em 49% durante a competição.

E quanto aos riscos de uma prescrição? "Não há evidências de que a testosterona cause câncer. Mas há provas de que ela pode piorar um câncer preexistente ou ativar um câncer latente que, caso contrário, poderia jamais ter causado qualquer tipo de problema", diz o doutor Perring. Se você pretende embarcar em um curso de longa duração em testosterona, seu tratamento precisa ser supervisionado por um médico, e você precisará fazer exames regularmente.

- **Viagra etc.** Existe uma variedade de medicamentos disponíveis para estimular o fluxo sanguíneo do pênis, incluindo Viagra,

CUIDADO COM O QUE DESEJA

Priapismo é uma ereção dolorosa e persistente que dura por diversas horas e não é aliviada pela ejaculação. Existe uma chance em 40.000 de que ela acontecerá com você. Geralmente causada por um bloqueio no pênis ou por tomar Viagra desnecessariamente, o priapismo não é algo com o qual podemos brincar. Corra para um pronto-socorro se isso acontecer, pois a condição pode causar dano e impotência. E tenha cuidado com elásticos de borracha. Isso é somente uma advertência.

Levitra e Cialis. O Viagra atingiu um mega-sucesso praticamente instantâneo por motivos óbvios: esta categoria de drogas devolveu a vida sexual a homens que achavam que jamais a teriam de volta. "É como uma segunda chance em minha vida", diz Manuel, um advogado costarriquenho.

Esses auxiliares têm representado um boom em particular para pessoas de certa idade. "Os auxiliares químicos 'rejuvenecem' o homem em uma média de 10 anos. O que quero dizer é que o Viagra ou o Cialis ajudam um homem de 70 anos a fazer o que um de 60 estaria fazendo sem o auxílio deles", diz o doutor Perring.

"Não há dúvida de que esses medicamentos mudaram o estigma da sexualidade da meia-idade", diz Valerie Gibson do *Toronto Sun*. "Há vida após os 45, 55, 65 – e há sexo!"

E quem sabe que outros milagres podem ocorrer já que você conseguiu sua vida sexual de volta? "Muitos homens percebem que após começar a tomar esses medicamentos, eles não precisam deles para cada episódio de atividade sexual de suas vidas, eles precisarão deles somente de vez em quando", afirma o doutor Steidle.

De maneira parecida, se você sofre com ansiedade de performance, uma ou duas investidas com a droga podem representar exatamente o que o urologista irá prescrever para que sua confiança seja restaurada. E, apesar de todos os três medicamentos terem o poder de evitar que você não dê conta do recado, a habilidade do Ciali de manter os seus efeitos por até 36 horas pode fornecer algumas vantagens psicológicas a mais, diz Julian Slowinski, PsyD, professor assistente de psiquiatria da Escola de Medicina da Universidade da Pensilvânia. "Isso dá ao homem e à sua parceira bastante tempo ao longo do final de semana para serem mais espontâneos".

Médicos preocupam-se com os pacientes que compram esses medicamentos pela internet, então fale abertamente em sua próxima visita ao consultório se sentir que gostaria de usar um

OUTRO DIAMANTE QUE ELA DESEJARÁ AGARRAR

Em Novo Santo Antônio, Brasil, o prefeito da cidade resolveu distribuir Viagra gratuitamente para homens de certa idade. O Projeto "Pinto Alegre" foi criado para alegrar os habitantes anciões da cidade. Funcionou, mas talvez não conforme esperado: imediatamente a incidência de casos extraconjugais foi parar nas estrelas. Aparentemente, uma vez armados e perigosos, os homens mais velhos de Novo Santo Antônio saíram para passear. O prefeito mudou de estratégia, distribuindo então as pílulas para as mulheres dos rapazes, para ministrarem o medicamento ao seu critério.

pouco de estímulo extra. "Eu não sou um vendedor desses auxiliares químicos, mas em minha clínica, eu não restrinjo o uso do Viagra a pessoas que não tenham função alguma", diz o doutor Perring. "Ele ajuda muitos homens a atingir uma ereção melhor e, com ela, eles obtém sensações mais agradáveis e, consequentemente, orgasmos mais satisfatórios. Em resumo, ela permite que as pessoas tenham um desempenho melhor e curtam mais".

Uma palavra de sabedoria: alguns terapeutas sexuais nos contaram sobre telefonemas que receberam de homens desesperados trancados em banheiros; "Não está funcionando, doutor!", mas as pílulas não são botões de acionamento liga e desliga, você precisa ser estimulado para que elas funcionem. Pule na cama com sua parceira ou olhe algumas imagens que o deixem excitado, e você ficará satisfeito com o resultado.

- **Injetáveis.** Certas drogas podem ser injetadas diretamente no pênis, tanto com uma seringa quanto com um êmbolo que insere um pequeno comprimido do medicamento dentro da ponta do pênis. Essas drogas produzem ereções mais duradouras em questão de instantes. Quando você se acalmar, converse com seu médico sobre as opções.

- **Implantes.** Se o problema persistir, você também pode perguntar ao médico sobre próteses penianas que podem ser cirurgicamente implantadas no interior do pênis para deixá-lo mais firme durante a penetração. Existem dois tipos diferentes:
  - O implante não hidráulico consiste de um par de hastes de silicone que podem ser dobradas ou abaixadas com a mão. É o design mais simples, mas o pênis permanece semirrígido o tempo todo.
  - O implante hidráulico incluiu um par de hastes vazadas, uma reserva de substância salina, uma bomba, tudo escondido dentro sob a pele. Para uma ereção, você simplesmente aperta o escroto para inflar seu pênis.

- **Dispositivo de pressão a vácuo.** O pênis é inserido num cilindro e uma bomba de pressão é acionada, desse modo o vácuo formado faz com que o sangue flua para o corpo do pênis. Um anel de borracha é então deslizado para a base do pênis para manter o sangue no corpo.

PARCEIRAS SUB-ROGADAS

As parceiras sub-rogadas alcançam uma taxa de sucesso de 90% no tratamento de disfunções sexuais, de acordo com Ted McIlvenna, Ph.D, presidente do Instituto de Estudos Avançados da Sexualidade Humana, em San Francisco. Apesar de parceiras sub-rogadas tratarem uma série de problemas sexuais, o doutor McIlvenna diz que elas são especializadas na cura de três deficiências: dificuldades na ereção, falta de desejo e baixa autoestima com relação ao corpo. A terapia com parceiras sub-rogadas funciona melhor quando o problema é psicológico e, não, físico.

Se você já tentou a terapia tradicional e acha que uma parceira sub-rogada poderia ser o próximo passo, solicite uma referência ao seu terapeuta ou contate a International Professional Surrogates Association, no endereço <www.surrogatetherapy.org>. No Brasil, contate o Centro de Sexologia de Brasília (CESEX) – <www.cesex.org.br>. Especialistas aconselham que você escolha uma parceira sub-rogada que trabalhe somente junto a um terapeuta certificado.

VOCÊ NÃO É O ÚNICO: DISFUNÇÃO SEXUAL FEMININA

Jennifer Berman, M.D., é uma médica especializada em urologia feminina; sua irmã Laura Berman, Ph.D, trabalha como terapeuta sexual. Juntas, elas dirigem o Centro Berman, em Chicago, e a Network for Excellence in Women's Sexual Health na UCLA, onde se especializaram no estudo e no tratamento da disfunção sexual feminina. As irmãs Berman estimam que 43% das mulheres norte-americanas sofrem do mesmo tipo de problema sexual. "Nossa missão maior é divulgar o problema da disfunção sexual feminina", diz Laura. "As mulheres não deveriam se sentir embaraçadas por procurarem ajuda".

Infelizmente, os médicos tendem a ignorar as queixas das mulheres, afirmando que elas se referem a problemas emocionais ou psicológicos. Mas muitas queixas sexuais comuns – como baixa libido ou inabilidade para chegar ao orgasmo – possuem causas físicas. Queixas a respeito de dores nos genitais são tratadas como histerias ou resultado de uma antiga experiência sexual negativa (que talvez esteja reprimida), diz a doutora Marianne Legato. Ela acredita que uma queixa desse tipo sempre merece uma investigação mais acurada. Existe um grande número de causas físicas para dores genitais e elas não são incomuns.

"Toda essa pesquisa sobre disfunção sexual feminina irá ajudar a resolver problemas da sexualidade masculina", diz a doutora Jennifer Berman. Digamos que a sua namorada ou esposa tenha uma condição não-diagnosticada que a faça perder o interesse no sexo ou não seja responsiva – você não acha que isso irá afetar a sua vida sexual? Na melhor das circunstâncias, você quer alguma coisa que ela não está disposta a lhe proporcionar. Na pior, a constante rejeição dela irá criar preocupações enganosas em sua cabeça – e isso, sim, poderá levar à baixa da sua libido, à ejaculação precoce e à disfunção erétil. Então, se a sua parceira estiver reclamando, ajude-a a encontrar um médico que a leve a sério.

Capítulo 12

FAÇA SEXO EM QUALQUER LUGAR DO MUNDO

Alcance o êxtase em localidades exóticas

Lutando contra crocodilos ou contra gigantes latas de cerveja, os australianos têm uma reputação aventureira que é reconhecida em todo o mundo. E, evidentemente, essa reputação se estende ao sexo. Nossa pesquisa mostrou que os homens australianos são os que mais fazem sexo em locais inusitados.

Por que esses caras sortudos estão fazendo sexo mais divertido tanto na cama quanto fora dela? E como nós podemos pegar essa onda?

Uma das teorias é genética. Além de possuir essa natureza desafiadora, um alto percentual de australianos descende de genes de criminosos que foram retirados das superlotadas cadeias inglesas e levados até a Oceania, a partir do século XVIII. "Esses homens possuem níveis elevados de testosterona e dopamina no cérebro", diz Helen Fischer. "A testosterona está associada à sexualidade e a dopamina à assunção de riscos, busca por novidades e energia. É provável que esses homens buscassem maior variedade de localidades para fazer sexo".

"Os australianos construíram sua identidade sobre o que eles denominam 'espírito larrikin'",* diz a doutora Patricia Weerakoon, coordenadora do programa de graduação de saúde sexual da Universidade de Sydney. "O 'larrikinismo' é uma tradição popular australiana antiautoritária, irreverente e que despreza as normas de propriedade". Essa

* Larrikin: gíria australiana que, no contexto, significa selvagem. Outros significados para o termo são barulhento e desorganizado. (N.E.)

Estatísticas rápidas

Percentual de homens em todo o mundo que fizeram sexo nos lugares descritos:

Em uma cama 84,1
Em um carro (estacionado) 57,1
Na cozinha 51,6
Nos campos 40,6
Na praia 35,5
Na piscina 31,6
No escritório 22,9
No carro (dirigindo) 20,5
No banheiro de um clube / restaurante 19,8
Sobre a lava-roupas 16,7
No elevador 9,3
No topo de um prédio 9,1
Em uma rede 7,0
Na academia 7,0
Em um transporte público 6,4
No hospital 5,5
Em um avião 3,9
Em um táxi 3,1
No aeroporto 2,8

cultura, em seu entendimento, desenvolveu-se em prol do prazer e do sexo, como evidenciado pela grande quantidade de convites que ela recebe para ministrar palestras sobre saúde sexual em Clubes Rotary e em igrejas. "Conversar sobre diversão e novidades é um costume dos australianos. As culturas têm feito isso ao longo das eras, mas a sociedade australiana realmente criou um espaço para que as pessoas se divirtam e transponham os limites do que é aceitável".

Clint Paddison, CEO do BlinkDating.com na Austrália, oferece uma explicação diferente: "Trata-se de uma cultura que se desenvolveu ao ar livre, principalmente pelo clima ser tão bom. Por exemplo, quase todos os restaurantes aqui oferecem mesas em sua área externa. Esse é um dos motivos por que atingimos a excelência em esportes como corrida, surfe e natação. Nós fazemos muitas atividades fora de ambientes fechados e, então, fazer sexo fora de quatro paredes não parece algo arriscado para um australiano". Jan Hall, Ph.D, psicóloga australiana, especialista em relacionamentos e assuntos sexuais e autora de *Sex life solutions*, concorda com ele: "Homens e mulheres australianas são práticos e adoram estar ao ar livre, então, é natural que o sexo em locais fora de casa seja um estimulante".

Independentemente de qual for a verdadeira explicação, o que nos interessa é a hodofilia, ou seja, a prática do sexo em lugares inusitados e isso é muito sexy. "Se for possível, minimamente possível, fazer sexo em um lugar ao ar livre, as pessoas não deveriam perder a oportunidade de fazê-lo", diz Buck Tilton, autor de *Sex in the outdoors: a human approach to recreation.** Por que o sexo em lugares diferentes além da cama liga seus motores? A australiana Gabrielle Morrissey, Ph.D, especialista em sexo e autora de *Urge: hot secrets for great sex,*** explica: "Quando criamos um estímulo novo e diferente, nossa mente pode processá-lo como uma excitação".

Isso representa um fato para os especialistas, que o denominam agorafilia, enquanto nós chamamos de "mandar ver em público". O alto risco de ser censurado dispara o fluxo sanguíneo e a atividade cerebral, aumentando a consciência quanto às sensações. "Isso torna nossos sentidos ultrassensíveis", diz a doutora Hall. "Tentar se certificar de que não serão vistos ou ouvidos torna tudo muito mais excitante". E o sexo, como resultado, se torna melhor: "A estimulação romântica da possibilidade de serem pegos aumenta todos os processos que o corpo experimenta quando nos aproximamos do orgasmo. Então, todas essas sensações são fortalecidas", diz a doutora Morrissey.

Pode existir um fator nostálgico também. Lembra-se da época da escola, quando você dava uns amassos em qualquer canto? Naquela época, o lugar mais excêntrico que você conseguia imaginar era a cama. Mas as escadas de emergência dos prédios e os pontos escondidos atrás das dunas na praia ainda estão lá, esperando por você. E, talvez, eles o ajudem a retomar um pouco do fervor da juventude que se caracteriza pela certeza de que alguém vai dobrar a esquina no próximo minuto.

Vale a pena notar que sexo em muitos desses lugares pode não conduzir ao melhor orgasmo do mundo para ambos. Não deixe que isso o impeça. As memórias (e os direitos de ostentação) irão lhe proporcionar tremendos dividendos mais tarde, quando fizer aquele sexo regular de quarta-feira à noite. E lembre-se de que você sempre pode começar em um lugar e depois ir para outro.

---

* Sem título em português. Tradução livre: *Sexo ao ar livre: uma abordagem recreativa.* (N.T.)

** Sem título em português. Tradução livre: *Desejo: segredos quentes para ótimo sexo.* (N.T.)

Neste capítulo falaremos sobre os lugares mais quentes e sobre o que você precisa para garantir que seu interlúdio privado em espaço público seja tão incrível quanto a fantasia de realizá-lo.

#1: UMA CAMA

Nada de surpresas aqui: 84% dos participantes de nossa pesquisa disseram que já fizeram sexo em uma cama. Nosso única dúvida: se somente 4% dos caras que responderam à enquete ainda são virgens, onde os outros 12% estão fazendo sexo?

Nossos australianos aventureiros não tiveram muita coisa a dizer sobre este assunto, provavelmente por que estão muito ocupados mandando ver em outros lugares menos convencionais. Eles escolheram fazer comentários sobre alguns outros pontos mais exóticos para a aventura, como nos campos, na praia e no hospital. Mas temos alguns comentários do resto do mundo aqui.

O que tem de bom

Existe algum motivo para não gostar? É confortável e apropriado, e você pode cair no sono na sequência. Adicione uma mesa lateral cheia de camisinhas, lubrificantes e quaisquer outros brinquedos que gostaria de utilizar, e você poderá até dizer que é o local perfeito para o crime. "É confortável", diz Antzhela, da Grécia. Angela, de Amsterdam, concorda: "É confortável, e um lugar somente nosso".

Melhores posições

Um bom lugar para tentar qualquer coisa nova, tão apropriada para a posição cachorrinho, quanto para a comportada papai-e-mamãe. Tem uma boa cabeceira? Isso seria perfeito para amarrar os punhos dela acima de sua cabeça (e se você não tem uma cabeceira, no que estava pensando quando comprou sua cama?).

Não se limite à superfície horizontal. Um de vocês (ou ambos) pode estar parcialmente fora da cama – você em pé, enquanto ela se senta na beirada; você se inclinando enquanto ela se senta na beirada; ela em pé inclinando-se sobre seus cotovelos (veja o Capítulo 7 para mais ideias) – o que trará uma nova dimensão para toda a brincadeira.

Com o que tomar cuidado

Tédio agudo, que destrói a alma e extingue a vida sexual. Mas não se preocupe, se você fizer um test-drive nas outras sugestões deste capítulo, não terá problemas com isso.

#2: EM UM CARRO ESTACIONADO

O que a maioria dos carros carece em conforto, eles aparentemente compensam em conveniência, porque 57% de nós já praticou sexo dentro de um carro.

No entanto, a utilização desse local parece estar mais relacionado às gerações. Um estudo global sobre sexo, conduzido pela companhia de camisinhas Durex, em 2006, por exemplo, descobriu que apenas 34% dos jovens entre 16 e 20 anos preferiam o carro, comparados a 69% dos homens com idade entre 45 e 55 anos. Não somos especialistas em estatísticas, mas isso parece sugerir que o sexo no carro é mais divertido quando ele não é nossa única opção (como é o caso de muitos adolescentes excitados).

O que tem de bom

É portátil. Você tem música, assentos reclináveis, porta-copos – e nada é tão ilícito quanto embaçar os vidros do carro durante uma rapidinha em um estacionamento.

> *UM ESTACIONAMENTO TOSCANO*
>
> *Se você e sua garota forem fãs de sexo no carro, uma boa dica é planejar uma viagem para Vinci, terra do grande Leonardo, na região da Toscana, Itália. Muitos jovens italianos moram com os pais, e, desse modo, não têm privacidade ou alternativas seguras. Como solução, o prefeito de Vinci autorizou a criação do primeiro "parque do amor" da Itália, equipado com luzes suaves, máquinas de camisinhas e 172 vagas para estacionar, nas quais vocês podem deixar tudo acontecer.*

Melhores posições

Utilize o banco de trás na posição horizontal, com ela por baixo. Ou sente-se no centro do banco de trás, como se estivesse em um táxi e deixe-a sentar sobre você com as pernas abertas, virada para a frente do carro e usando os bancos da frente como alavanca.

Com o que tomar cuidado

Com o Filho de Sam* – ou sua versão italiana, o Monstro de Florença,** ainda em liberdade. Calma, isso é apenas uma brincadeira. Na verdade, você precisa tomar cuidado com os policiais. Apesar de que se um policial de Coeur d'Alene, em Idaho, suspeitar que você está "ocupado", ele precisa buzinar duas vezes e dar a vocês alguns minutos para se recomporem, antes de se aproximar. Civilizado, não?

Quando estiver em Londres, é especificamente ilegal fazer sexo em uma motocicleta estacionada. Então, fique de olho nos *bobbies*.***

---

* Trata-se de David Richard Berkowitz, também conhecido como o Filho de Sam e o Assassino da rua 44, um assassino em série estadunidense que aterrorizou a cidade de Nova Iorque com seus crimes, praticados de julho de 1976 a Agosto de 1977, até ser preso. (N.E.)

** O Monstro de Florença, também conhecido como Il Mostro, é um apelido comumente utilizado para descrever o autor, ou autores, de 16 assassinatos que ocorreram entre 1968 e 1985 na Província de Florença, Itália. (N.E.)

*** Força policial inglesa, característica pelo uniforme. (N.T.)

#3: A COZINHA

Todo o mundo tem uma, e muitos de vocês – 51% – a estão usando para muito mais do que tomar café da manhã.

O que tem de bom

Uma gama de deliciosos estimulantes sexuais está ao nosso alcance (veja "Brincando com a Comida" para ideias do que usar e como). Sejamos honestos, chantilly não seria um clichê tão terrível em Hollywood se não fosse tão divertido – tanto a aplicação quanto a limpeza marcam muitos pontos.

Melhores posições

Levante-se enquanto ela se senta na beira do balcão da cozinha, pia ou mesa. "A superfície sólida fará com que até mesmo estocadas lentas e curtas tornem-se intensas", diz Isadora Alman, sexóloga californiana, colunista autônoma de *Ask Isadora*.

Ou divirta-se sobre o linóleo que se torna escorregadio quando molhado e mantenha a porta da geladeira aberta para ter acesso rápido ao pote de gelatina. Também achamos que você irá adorar como a luminosidade daquela pequenina lâmpada se comportará na pele dela.

Com o que tomar cuidado

Estamos assumindo que você não sofre inspeções regulares do departamento de saúde. Ainda assim, os malefícios habituais da cozinha são amplificados quando você (a) fica nu e (b) distraído. Tome cuidado com utensílios quentes e facas afiadas – é tudo diversão e jogo até que alguém se deite sobre um saca-rolhas.

Coisas doces são deliciosas para diversão sexual, mas você deve evitar colocar qualquer coisa dentro da vagina dela. Alimentos com alta concentração de açúcar – incluindo chocolate, mel e frutas – podem mudar o pH da vagina e levar a infecções, o que significa um tempo sem sexo para vocês.

E cuidado com alimentos congelados – coisas muito geladas podem entorpecer áreas sensíveis, até mesmo ao ponto de causar dor. Isso quando não grudam nessas áreas.

BRINCANDO COM SUA COMIDA

O que já foi usado e comprovado não oferece margem para erros: há um motivo pelo qual calda de chocolate e chantilly fazem parte da diversão de todos os filmes. Mas a sua geladeira contém um grande número de produtos deliciosos que se tornam bem mais gostosos quando servidos sobre a pele de seda de sua amada.

- *Brinque com texturas diferentes. Mel, melaço e geleias são grudentos; o açúcar mascavo tem uma granulação muito prazerosa. Abacates são cremosos e o creme de leite pode ser espesso.*
- *Alimente-a. "As melhores iguarias para o sexo são frutas que podem ser esfregadas contra o corpo dela, como manga e mamão", diz Ava Cadell, Ph.D. "Então, devore tanto ela quanto a fruta". Até mesmo o mais determinado carnívoro irá descobrir que as frutas são gostosas quando amassadas sob o calor da paixão e têm de ser lambidas da pele de outra pessoa. "Uma tâmara madura é uma ótima fruta para ser esmagada e então lambida do corpo de um homem", diz Liat, gerente de uma loja de departamentos de Israel. Mas você não está restrito aos doces. Experimente uma azeitona no umbigo dela, uma fatia de toranja sugada de seus lábios. "Certa vez eu comi meio quilo de pequenas fatias de salmão defumado entre as pernas de minha namorada", diz Adam, da Polônia. "Foi um casamento perfeito". "O abacate é bastante comum no México e meu namorado adora! Uma boa coisa a saber sobre brincar com eles é que são ótimos para o cabelo e a pele", diz Paula, administradora de hotéis, do México.*

E cuidado com alimentos congelados – coisas muito geladas podem entorpecer áreas sensíveis, até mesmo ao ponto de causar dor. Isso quando não grudam nessas áreas.

- *Jante com estilo.* *Nyotaimori, o ato de comer sushis e sashimis servidos sobre o corpo nu de uma mulher, remonta às antigas cortes japonesas; uma versão se tornou popular em festas norte-americanas também. Regras tradicionais incluem: não falar com o prato, não tocar no corpo dela, nada de gestos perversos ou inapropriados, e o uso obrigatório de palitinhos. Veja quantas dessas regras você quebra com sua parceira e certifique-se de revezar com o prato também (banhar-se com sabonete neutro é aconselhável antes do evento. E lembre-se: todas as regras de segurança envolvendo comida, como preparar, servir e comer peixe cru, ainda se aplicam, independentemente do quanto ela pareça apetitosa).*
- *Drinques sobre o corpo. "Num dia de muito calor, rolei uma lata de Coca-Cola gelada pelo corpo de minha namorada e então derramei o conteúdo sobre ela e o lambi", disse Alistar, da África do Sul. "Doce e salgado; desde então nunca mais provei uma Coca como aquela".*
  - *Despeje vinho sobre o umbigo dela e lamba tudo. Ou faça uma tequila completa, com rastro de sal até a boca de sua parceira, onde a fatia de limão estará esperando. Arriba!*
  - *Pegue uma taça de champagne e deixe as bolhas fazerem o bom trabalho no clítoris. Ou faça como os russos: tome um gole de vodca gelada e então beije os mamilos dela.*
  - *E quando estiver naquele sushi bar privativo, tente wakamesake, a prática japonesa de beber o saquê que escorre pelo corpo dela na taça formada em seu colo.*

#4: NOS CAMPOS

Um céu sem-fim repleto de estrelas, ar puro, os sons da natureza – não há nada como um pouquinho de natureza selvagem para despertar, dentro de cada homem, aquele animal carnívoro que bate em seu peito.

- *Algumas pessoas gostam do frio. Um cubo de gelo estrategicamente posicionado pode ser algo maravilhoso. "O frio é sentido por mais terminações nervosas do que o mero toque, então você estará expandindo o alcance das respostas", diz o especialista inglês, Phillip Hodson. Se a intensidade do frio superar a tolerância quando diretamente aplicado na pele dela, provoque-a segurando um cubo de gelo em suas mãos; conforme o gelo for derretendo, mire a queda das gotas sobre os pontos mais sensíveis do corpo dela. "Meu amor gotejou, gotejou e gotejou água gelada em meus mamilos, abdômen, minha genitália e minha boca. Foi sensacional".*
  - *Sorvete pode ser outra boa opção para se divertir. Sirva-o diretamente da embalagem com seus próprios dedos. Espalhe sobre todo lugar no corpo dela que você gostaria que fosse lambido. Faça uma banana split completa com chantilly, castanhas e uma cereja no topo, usando-a como taça.Colheres não são permitidas. "Nós mantemos vários sacolés em nosso freezer, que é suco congelado dentro de saquinhos plásticos; agora, minha namorada ri toda vez que vemos um garoto chupando um desses na rua", diz Nico, um empreiteiro da República Dominicana.*
  - *Ou tente o seguinte: "Eu estava muito ocupada naquele momento para me importar, mas depois eu descobri que ele tinha uma ervilha congelada na boca enquanto beijava minha genitália", diz Mariebelle, da França. "A pressão da ervilha congelada contrastava com sua boca quente. Nunca me esquecerei!"*
  - *Após resfriá-la, use seus lábios para aquecê-la novamente. Tome um gole de chá ou café e, então, beije seu clítoris. Ela não vai acreditar que você está mais quente do que ela.*

Eles também são reverenciados pelo tempo. Pinturas eróticas e poesias chinesas com frequência descrevem o sexo em um belo jardim, entre rochas e flores com formatos sugestivos. As estações eram frequentemente utilizadas como metáforas para a progressão do ato sexual, como as preliminares correspondendo à primavera, por exemplo.

Há algo sobre estar ao ar livre que nos remete aos nossos instintos primários e ao nosso ego selvagem. E esta é uma ótima receita para um bom sexo. "Meu marido e eu acampamos pelo menos duas vezes por ano. Nós procuramos um local bastante afastado, onde não temos contato com outras pessoas, usamos roupas somente quando temos vontade e voltamos às nossas raízes animais!", diz Dominique, uma empresária brasileira.

O que tem de bom

É como acampar no verão, mas sem a frustração sexual. Fazer sexo ao ar livre era parte central dos rituais celtas irlandeses, que acreditavam que a nudez e o sexo em campo aberto permitiam a conexão do ser humano com as energias elementais da Terra. E nada supera fazer isso ao ar livre no quesito novidade, especialmente se você for urbano. "Tudo é diferente: os aromas são diferentes, os sons, o modo como a luz refrata, a maneira com a qual o som é levado. É uma experiência totalmente nova", diz a educadora nipo-alemã Midori, autora de *Wild side sex*.*

E se exibicionismo for a sua praia, esta é uma boa maneira de se satisfazer. "Nós estávamos na mais remota localidade do interior que você possa imaginar; eu achei que não havia ninguém por milhas. E, quando começamos a mandar brasa, escutamos um casal, que havia saído para caminhar, tendo a mais horrível das brigas", diz Antonia, uma escritora inglesa. "Não conseguíamos conter as risadas; eles ficaram embaraçados e até mesmo mais furiosos quando perceberam o que estávamos fazendo".

* Sem título no Brasil. Em tradução literal: *O lado selvagem do sexo*. (N.T.)

Tenha em mente que o som se propaga muito bem à noite, especialmente em locais próximos da água e quando não há mais nada lá fazendo barulho a não ser alguns grilos. "Sempre acampamos com amigos e descobrimos que é melhor desaparecer enquanto estão todos reunidos em volta da fogueira após o jantar, ou, então, esperar até que seja bem tarde e todos já estejam dormindo", diz Friedrich, um representante de vendas de Mainz, Alemanha. "O pior momento é quando todos ainda estão se acomodando para dormir. Eu já escutei muitos casais nessa situação".

É claro, você não precisa confinar suas urgências primais à tenda. Como qualquer bom escoteiro, esperamos que você esteja preparado. Em uma caminhada, vale a pena carregar o peso extra de cobertores e uma almofada, ou um colchão inflável reforçado. Além de confortável, pode servir como uma jangada, caso você encontre algum rio ou lago para nadarem nus. Saia da trilha, encontre um bom abrigo e deixe acontecer.

Falando em nadar nu: "Em uma viagem ao Havaí, meu marido e eu descobrimos uma bela cachoeira e fizemos um sexo incrível embaixo, dentro e ao redor dela", diz Mac, uma médica de Perth, Austrália. "Parecia o maior e mais forte chuveiro do mundo".

Quer mais excitação? "Planeje o sexo ao ar livre para coincidir com um evento raro", diz a doutora Hall. "Algo bastante estimulante é fazer sexo na praia com a lua cheia ou em um parque, durante um eclipse". Se sua garota entrar no jogo, o clima também não precisa estar perfeito. Contanto que você fique atento com relação a relâmpagos, uma chuva torrencial ou uma manhã mística tomada pela neblina podem ser um pano de fundo bastante emocionante (a chuva também é ótima para mascarar os sons que vocês estejam fazendo).

Melhores posições

A doutora Morrissey diz que uma sessão ao ar livre deve incluir muita excitação manual antes de as roupas serem tiradas, para minimizar o tempo de exposição (não é uma alternativa prática para caminhadas, mas para outras localidades públicas, recomendamos que ela use uma saia). Quando as roupas estiverem fora da jogada, deixe que ela assuma o controle. "O que um homem precisa fazer é deixá-la ficar por cima para que ele possa relaxar seus músculos e atrasar o orgasmo", afirma a doutora Morrissey.

Com o que tomar cuidado

A higiene pode ficar comprometida depois de muito tempo de caminhada. "Se vocês fizeram um belo trekking até uma localidade bastante remota e distante, provavelmente, pedir sexo oral não seja uma boa ideia", diz Paddison. Mas muitas pessoas acham o mais leve odor – suor, repelente contra insetos e sujeira de verdade – parte da sedução.

Na verdade, há várias coisas com as quais você deve se preocupar. O maior perigo: que você não seja o único animal por ali. Sejamos sinceros, se você estiver bastante ocupado na natureza selvagem, não somente terá menores chances de notar o aparecimento de um urso ou de uma onça, como também estará em uma posição particularmente ruim para lutar ou correr (há alguma discussão sobre os ursos serem atraídos pelos sons e cheiros de humanos fazendo amor. Não se esqueça de jogar fora camisinhas usadas da mesma maneira que faria com o lixo, comida ou qualquer outra coisa que poderia atrair um animal selvagem (coloque em um saco e pendure); certamente não será uma boa ideia dormir com uma dentro da sua barraca.

UMA SESSÃO AO AR LIVRE DEVE INCLUIR MUITA EXCITAÇÃO MANUAL ANTES DE AS ROUPAS SEREM TIRADAS.

Se você foi escoteiro quando criança, deve se lembrar de que os processos alérgicos causados por alguma erva rasteira venenosa* não são brincadeira – e veja que naquela época, ela chegava apenas à altura dos seus tornozelos, já que você permanecia de pé.

---

* Planta venenosa encontrada em quase todos os EUA. A intoxicação pela hera venenosa ocorre quando do contato direto da pele com as folhas, raízes ou caules da planta, que causam erupções cutâneas que coçam muito. A substância química responsável por tal reação faz parte da seiva e se chama urushiol. (N.E.)

#5: A PRAIA

Sexo na praia é tão bom que até criaram um drinque com seu nome: *Sex on the Beach*. Qual é o segredo? Praias conotam sexo e romance, diz a educadora sexual canadense Ellen Kate Friedrichs, do SexAdvice.com. Sem mencionar que se você estiver na praia, provavelmente será por estar de férias. O tempo é bom, o sol é quente e as roupas são poucas. Provavelmente esse é o motivo para a prevalência desta fantasia em nossa pesquisa.

O que tem de bom

Independentemente de se poder presenciar um por-do-sol maravilhoso ou de sentir um friozinho ao permanecer fora do alcance da fogueira depois de um luau; há muito a ser apreciado em relação ao sexo na praia. Expectativas quanto a esse programa tendem a ser bastante altas. Tenha isso ao seu favor deixando claros para ela os seus planos desde o início da viagem.

Mais uma vez, a preparação é a chave. Um cobertor ou uma toalha de praia extra larga é o mínimo que se espera, claro; e se você pretende que a brincadeira dure o maior tempo possível, o uso de um pesado bloqueador solar também é aconselhavel.

Se você pretende um pouco mais de sofisticação, uma pequena tenda significa sexo na praia em alto estilo; ela não somente irá protegê-lo das queimadura provocadas pelo sol, como também lhe dará alguma privacidade. Sem barraca? "Nesse caso, espere um tempinho após o por do sol e então se afaste da luz ambiente, longe do píer ou do calçadão", sugere Lorelei Sharkey, autora de *Rec Sex*, além de a metade dos conselhos de sexo da revista *New York*, oferecidos por Em e Lo. Fique longe das dunas; "Você não será capaz de escutar um intrometido até que ele esteja em cima de você".

Se for a luz do sol que te excita, encontre um lugar isolado e leve uma cesta de piquenique como camuflagem. Ou entre na água – da margem, vai parecer que vocês estão apenas se beijando. "Estar ao ar livre e curtir a falta de gravidade são coisas que realmente me deixam ligada", afirma Sarah, uma estudante australiana. Mais tarde você pode propor um brinde a quem quer que tenha inventado o biquíni com laço na lateral.

Melhores posições

Na margem, comece na posição papai e mamãe e role à la A um passo da eternidade. Na água você pode ficar em pé, com a perna (ou pernas) dela ao redor de sua cintura. Leve consigo um Babelight à prova da água – um misto de chaveiro, vibrador e lanterna, tudo em um mesmo produto (<www.babeland.com>). Você pode prendê-lo em seus shorts, excitá-la e ainda encontrar o caminho de volta para o local do piquenique com estilo.

Com o que tomar cuidado

Se você realmente pretender fazer pesca submarina, certifique-se de ter um pouco de lubrificante a base de silicone em sua bermuda. A água em geral (e água salgada em particular) deixará vocês dois muito doloridos. Também esteja atento à areia – se água é um péssimo lubrificante, areia é terrível. E tente não traumatizar aquelas criancinhas brincando na areia.

#6: O ESCRITÓRIO

Ah, o escritório. O que as luzes fluorescentes, carpetes industriais e o cheiro de toner têm que faz com que o coração dispare após o término do expediente? Muitos de vocês – por volta de um quarto de vocês – sabem disso.

O que tem de bom

Deixe-nos enumerar. É exibicionista: a emoção da descoberta que sempre acompanha sexo semi-público é altamente elevada pela ideia de que o descobridor pode ser o chefe, e a garota é aquela gostosa do departamento de Marketing. É sujo: você pode ter certeza que a senhora que trabalha no financeiro não ficaria feliz de ver as nádegas da sua namorada na mesa dela. É diferente: se existir algum lugar menos sexy do que o escritório de uma corporação moderna – e que ainda assim ostente em si próprio uma sexualidade toda especial – por favor, nos avise?

Provavelmente a melhor coisa de se fazer sexo no escritório é a lembrança que sempre povoará sua mente: ele imprimirá permanentemente na mais monótona entre todas as locações convencionais do dia a dia, diversas memórias de sexo ilícito. Confie em nós, aquela máquina de fax nunca mais parecerá a mesma.

Melhores posições

Seja ergonômico. "Quando fiquei com meu namorado, nós vínhamos trabalhando juntos e sustentando esse alto nível de tensão sexual há meses. Quando finalmente aconteceu, nós fizemos sexo em todos os lugares que conseguimos pensar", diz Beatriz, uma advogada da Venezuela. "Nós fizemos na minha escrivaninha, na mesa dele e até sob a mesa dele. Usamos a cadeira do meu chefe, depois fotocopiamos meus seios, e ainda deixamos impressões digitais (e outras impressões) no vidro da sala de espera dos clientes. Foi como um filme pornográfico repleto de secretárias sexy. Nós não conseguíamos parar!"

Com o que tomar cuidado

Ser pego no ato pelo seu chefe, por exemplo. Pode até aumentar a fantasia, mas ser pego com as calças abaixadas (literalmente) é o tipo de

UM DESTINO NÃO TÃO EXÓTICO PARA SEXO EM FUGA

Não há nada como a emoção do exótico, mas encaremos os fatos, nem sempre é possível ir a algum lugar verdadeiramente ilícito e glamoroso. Quando este for o caso, faça amor em todos os cômodos de sua casa, diz Mabel Iam, psicoterapeuta argentina, apresentadora de televisão e autora de Os segredos do amante perfeito. *E quando ela nos manda fazer algo, nós simplesmente fazemos. E uma vez que você coloque os conselhos em prática, tente o seguinte:*

- *Sexo no closet pode soar mais como uma piada do que como uma dica sexual, mas não a dispense até que tenha tentado. Qualquer local pouco usual faz a adrenalina correr, mas o closet é uma mina de ouro inexplorada. Por quê? Barulhos são abafados, e você está cercado pelas texturas de diferentes tecidos, como um casaco de lã, uma jaqueta de nylon, um cachecol de seda. Como bônus, você pode experimentar um sopro do perfume que ela usa quando está se vestindo; os odores ficam nas roupas por*

coisa que poderá assombrá-lo por muito tempo. E também, se a pessoa com quem estiver lidando for uma colega de trabalho, você estará se expondo a algumas possibilidades potencialmente desagradáveis.

Em primeiro lugar, vocês terão que continuar a trabalhar juntos, quer decidam continuar dormindo juntos ou não. Em segundo, relacionamentos no trabalho são praticamente impossíveis de ser mantidos debaixo dos panos, portanto já surgem sob a presunção de que todo mundo saberá, incluindo clientes e pessoas com quem você mantem contato em outras companhias. Em terceiro, há uma possibilidade muito real de que venha a enfrentar um processo por assédio sexual.

E você certamente irá preferir que seu local de trabalho – seja o andar principal de uma firma de investimentos bancários, por exemplo, ou um cassino – não opere com um circuito fechado de câmeras.

muito mais tempo do que ficam na pele. Fora isso, os quartos fechados adicionam um senso excitante de restrição.

- *Pontos extras: dê uma escapadinha enquanto a família estiver sentada à mesa celebrando uma data especial.*

- *As escadas de cima para baixo. Como a academia caseira, as escadas são um tipo de mobília sexual que já vem junto com a casa. Elas são particularmente boas para casais que têm alturas diferentes, o que costuma tornar o sexo de pé uma realização praticamente impossível.*
  - *Melhores posições: sente nas escadas, de frente para o corrimão, com uma perna posicionada um ou dois degraus abaixo e a outra levemente flexionada. Ela se abaixa sobre você, também de frente para o corrimão e segurando nele para ter suporte. Para ela, é a posição cowgirl invertida, mas sem aquela fadiga nas pernas.*

#7: O BANHEIRO DE UM CLUBE OU RESTAURANTE

Jantar e dançar: que melhor maneira de criar a atmosfera perfeita? Em um restaurante, o vinho está fluindo, as chamas das velas estão tremulando. Em um clube, o ritmo da música é pulsante, e os corpos suados estão em movimento. Você está fervendo, ela está fervendo – por que esperar até chegar em casa? Não é surpresa que 19% dos homens retornem à mesa com as calcinhas dela no bolso.

O que tem de bom

O clima foi criado, a ameaça de ser pego é eminente, e a sensação é tão suja. "Eu não conseguia acreditar que aquela era eu! Isso é coisa que as meninas do *Sex and the City* fariam com um modelo masculino – e

- *Uma alternativa: ela fica em pé de costas para o corrimão, uma perna em cima dele. Você fica na frente dela, no degrau que mais fizer sentido e a penetra pela frente.*
- *Mais uma: ela se inclina, segurando no corrimão, enquanto você a pega por trás. Ou então ela fica de quatro, com as mãos apoiadas alguns degraus acima em relação aos joelhos, e você alguns mais para baixo.*

- *O sofá. Todo o conforto da cama com algumas diferenças (mas que ainda soam familiares) no cenário. Você pode escolher os seus prazeres aqui – incluindo uma super-carregada posição papai-e-mamãe, melhorada, pois você empurra seus pés contra o braço do móvel. Ou peça a ela que sente com as pernas abertas no braço do sofá, rosto para baixo, enquanto você entra por trás. Isso permitirá que seus pontos quentes rocem no agradável braço, de modo que ela receba múltiplos estímulos com mínimos esforços. E, além disso, você ainda pode manter um olho no jogo que está rolando na TV.*

não o que um casal legal de jovens médicos como nós faria", diz Bettina e Russell, uma pediatra e um cardiologista, de Leeds, Inglaterra.

Melhores posições

Ficar em pé provavelmente é sua melhor aposta, higienicamente falando. Ela pode colocar um pé em cima do suporte do papel higiênico (gentilmente moças, por favor) e usar a parte de cima da porta para dar um pequeno impulso extra. Se a arquitetura permitir, vocês podem manter a porta aberta e se olharem no espelho, e essa é uma bela imagem da depravação e de tudo o mais que há de errado no mundo ocidental, não é mesmo?

Se você preferir uma abordagem mais sutil, levante-a completamente de modo que as pernas dela fiquem ao redor de sua cintura

- *A garagem. Se as paredes dos quartos dos seus filhos adolescentes estiverem lotadas com pôsteres de mulheres gostosas montadas em motocicletas poderosas, você preferirá deixar este cômodo de fora da turnê. Espere até que as crianças estejam dormindo e então se esgueirem até a garagem, diz Mary Taylor, uma ex-dançarina exótica de Toronto e autora de* Bedroom Games. *"É realmente uma maneira sexy de quebrar o hábito do quarto", ela diz. "Em primeiro lugar, você está saindo de casa sem realmente deixar o seu lar, e as mulheres adoram por que é um lugar bastante masculino". É claro, você nunca seria estúpido o suficiente para deixar o carro ligado com a porta da garagem fechada. Claro que não seria!*

  Essa também é uma excelente maneira para transar na casa de outra pessoa. Durante o intervalo da final do campeonato que está assistindo na casa de um amigo, dê uma escapada ou então invente uma desculpa esfarrapada dizendo que precisa pegar mais cervejas que estão na geladeira extra da garagem e mandem ver.

e somente um par de pés fique visível debaixo da porta. Ninguém jamais saberá de seu pequeno segredo. A não ser que os gemidos ritmados e o balançar das paredes laterais entreguem o jogo.

Mas o banheiro não é a única opção, particularmente em um clube grande com várias esquinas escuras, áreas VIP, vestiários e coisas assim (fique fora do escritório, alerta Doug, um gerente de restaurantes de Nova Iorque). Se as coisas avançarem demais na pista de dança, vocês sempre podem apelar para o conforto das banquetas em busca de um pouco de alívio. "Minha namorada e eu adoramos sair para dançar. Depois que nós nos estimulamos na pista de dança, retornamos para a nossa mesa, tomamos um drinque e mandamos ver", diz Felipe, um cantor do Brasil. "Se todo mundo está se divertindo, quem se importa com o que estamos fazendo". Graças a Deus pelo serviço de reserva de mesas com atendimento especial.

- *Leve-a para fora. Você não precisa necessariamente ir acampar para experimentar a diversão de fazer sexo sob um manto estrelado. Agarre-a na varanda; faça sexo na sacada nos fundos da casa quando estiver completamente escuro lá fora (mas com todas as luzes acesas no interior, se quiser exibir o que tem). Arme uma barraca no seu quintal e se divirta bastante comprando um saco de dormir tamanho grande, para duas pessoas.*

- *Passeie no parque. Sente-se em um banco, abra seu zíper e faça com que ela se junte a você sobre seu colo, olhando para seu rosto. Para melhores resultados, sugerimos que o faça a noite. Sexo em lugares públicos – normalmente em parques – chamado de "dogging" na Inglaterra, é um passatempo bastante sério para muitas pessoas. Dê uma olhada na Internet e você encontrará websites devotados aos melhores lugares para se fazer ou assistir outros fazendo, se esta for, é claro, uma de suas preferências.*

Com o que tomar cuidado

1. **Funcionários que trabalham no banheiro.** Como se já não fosse o suficiente eles terem que ficar a noite toda cuirtindo aquele ambiente perfumado.
2. **Quebrar o vaso.** Veja bem, acentos de porcelana e mictórios não foram originalmente desenhados para suportar o peso combinado de duas pessoas durante a prática sexual. Aprenda com Sarah, uma empresária canadense: "Na noite antes do casamento de minha irmã, eu me enfiei no banheiro masculino durante o ensaio do jantar, para mandar ver com o primo gostoso do meu futuro cunhado. Eu estava sentada na pia, com meu pé apoiado no mictório para usá-lo como uma alavanca. No momento do clímax eu devo ter empurrado forte demais, por que o mictório foi arrancado da parede e caiu

- *Vá ao cinema. Fazer sexo a três é a única coisa que se equipara a outra fantasia líder em nossa pesquisa: transar com uma celebridade. Contudo, o mais próximo que chegaremos disso é cometendo o ato dentro de uma sala de projeção. Em um cinema completamente vazio, a penetração de fato ocorre somente pela audácia – ou para aqueles que não se importam com a grossa camada de Coca-Cola e pipoca que está no chão. Para o resto de nós, sexo no cinema significa sexo manual – ou oral, se você conseguir levantar os descansos de braços entre os assentos. Acha que isso é desafiador? Então é hora de estourar seu saco de pipocas e camuflar a atividade. De resto, somente lhe faltará comprar ingressos para mais um filme com George Clooney e Catherine Zeta-Jones, e todos ficarão felizes.*

no chão, espatifando-se em mil pedaços. No dia seguinte, durante o casamento, ninguém falava em outra coisa. Minha irmã ficou maluca".

#8: A MÁQUINA DE LAVAR ROUPAS

Dezessete por cento dos praticantes desse "esporte" ficaram sujos enquanto suas roupas ficavam limpas.

O que tem de bom

Além do fato de ser o maior vibrador que poderemos encontrar? Tem alguma coisa na lavanderia que a torna um lugar íntimo e pessoal. Fora isso, você pode já estar sabendo que ela está usando aquela calcinha de zebrinha que você deu como uma brincadeira, já que não há nada mais na gaveta. E encaremos os fatos, lavar roupa é muito chato, enquanto fazer sexo é ótimo para matar o tempo – considerando

- *Faça um depósito. Para realmente adicionar um pouco de pimenta em sua vida sexual, faça uma parada rápida no banco. Um caixa 24 horas é um local quieto, a porta fica trancada e não há câmeras. É um ótimo lugar para se fazer depósitos e saques.*

- *Encoste. "Os chuveiros nas paradas de caminhões são excelentes lugares para se quebrar a monotonia durante uma longa viagem, quando você preferir não parar em um motel", diz a educadora sexual Midori. "Normalmente eles são bastante limpos e privativos, mas na verdade dão a sensação de serem pervertidos".*

que um ciclo de lavagem é de 32 minutos, a duração é perfeitamente apropriada! Isso sem mencionar que as máquinas com carregador frontal oferecem apoio na altura certa para a maior parte dos casais. Há também um fator exibicionista, já que alguns moradores de apartamentos dividem a lavanderia com os outros condôminos. E também não devemos esquecer da Garota do Doritos.*

Melhores posições

Sente-a na beirada da máquina com as pernas dobradas e pendurada sobre seus braços. Se ela for flexível, coloque os pés dela sobre seus ombros. Como bônus, dê a ela um pouco de atenção com a língua enquanto ela fica completamente alucinada.

Como alternativa, sente você sobre a máquina e faça com que ela abra suas pernas sobre seu colo. Fique parado, pelo menos no começo;

* Em 1952, a ex-miss EUA, Ali Landry apareceu em um comercial durante o *Super Bowl*. A propaganda apresentava a jovem em uma lavanderia automática, comendo Doritos. O sucesso foi tamanho que ela acabou fechando um contrato e se tornando conhecida como a "Garota Doritos". (N.E.)

as vibrações irão chegar até seu pênis. Você pode ajustar os ciclos para que combinem com o clima. Comece devagar e vá aumentando, para sua informação, o ciclo de centrifugação é o mais rápido.

Com o que tomar cuidado

Não conseguimos imaginar qualquer motivo contrário à utilização da lavanderia como o local mais divertido para fazer sexo.

Por outro lado, o termo "lava-roupas", nos EUA, é às vezes depreciativo, e pode ser usado para descrever um sujeito que não tem muita habilidade no departamento cunilingue. Então, se ouvi-lo de uma norte-americana, é algo com o que deverá se preocupar.

#9: UM ELEVADOR

Quase 10% de vocês – homens – viram seu equipamento se levantar enquanto o elevador se dirigia para baixo.

O que tem de bom

A emoção de ser pego aumenta a cada andar. A não ser que você pare o elevador entre andares, é claro. Um elevador lotado também é um ótimo lugar para um toquezinho discreto. E nem devemos mencionar aqueles de vidro...

Melhores posições

Ela em pé, com uma perna para cima. Reze para que haja um daqueles corrimãos horizontais ao longo da parede do fundo – para que mais serve aquela coisa, se não para servir de apoio para esses momentos? Ela pode também se curvar, abrir as pernas e dobrar os joelhos para permitir acesso. A especialista inglesa Emily Dubberley também sugere a realização de sexo oral enquanto vocês estiverem descendo.

"Eu nunca teria feito isso, mas nós ficamos presos, e eu tenho um pouco de claustrofobia e comecei a chorar, por isso ele me deu um abraço", diz Trine, da Dinamarca. "E de repente, nós já estávamos um sobre o outro no chão daquela coisa. Eu parei totalmente de pensar no que aconteceria se ficássemos sem oxigênio. Foi sexo de primeira, e acabei satisfazendo uma fantasia que nem sabia que possuía".

Com o que tomar cuidado

Acidentalmente pressionar o botão de alarme. Além disso, se você tiver apertado o botão vermelho que para o elevador entre os andares, certifique-se de que vocês não fiquem tempo demais. É tudo diversão e brincadeira até que a polícia chega e abre os painéis do teto para resgatá-los.

Vale a pena checar também se há câmeras nos cantos do teto; a maioria dos elevadores modernos as tem como medida de segurança. A não ser, é claro, que você curta esse tipo de coisa. Ou que você seja dono do prédio e possa surrupiar a fita mais tarde.

#10: NO TOPO DE UM PRÉDIO

Gostamos de pensar nesta opção como sexo campal no estilo urbano. E neste caso, quase 10% de vocês já o praticaram, certo?

O que tem de bom

"Estamos cercados pelos barulhos da cidade, mas completamente separados dela", diz Tom, um irlandês que perdeu a sua virgindade no topo de um prédio, em Belfast. Isso sem mencionar a vista, diz um nova iorquino.

Tom não está sozinho quando afirma ter gozado de muitas de suas experiências formativas nas alturas. Uma pesquisa informal mostrou que topos de prédios são a melhor opção para muitos adolescentes urbanos que não possuem carros e acham que ficar em parques não é exatamente muito seguro. "Nós chegamos a desenvolver uma forma de arte; costumávamos deixar um cobertor e uma vela sobre o quadro da mangueira de incêndio no último lance das escadas. Tenho certeza que os caras da manutenção aproveitaram bastante aqueles apetrechos", diz Alan, um divertido empresário que cresceu em Nova Iorque.

"Você está completamente exposto. Com todas aquelas luzes ligadas ao seu redor, como é que alguém não iria vê-lo?", diz Laura, uma babá que mora em Londres. "É praticamente garantido que um cara qualquer, escovando seus dentes antes de ir para a cama, tenha uma visão panorâmica. Mas não é como se alguém entrasse inesperadamente em algum lugar e o pegasse no flagra – não importa o que ele veja, eu mesma nunca saberei! Entretanto, faço um esforço para dar um bom show". Deus te abençoe, Laura.

O telhado é o local ideal para aperitivos e champagne. Pegue uma cesta e algum tipo de acolchoado.

Melhores posições

Neste caso, a única coisa que o limita é sua imaginação – e preocupações comuns com a segurança, é claro.

Com o que tomar cuidado

A vista pode ser romântica, mas o local em si pode ser considerado bem menos romântico. É sujo lá em cima. Antes de abrir seu cobertor, tenha certeza de que não há pregos, pedaços de concreto ou outros detritos no chão.

E se alguém chamar a polícia, você terá que lidar para sempre com o sorriso na cara do zelador.

#11: EM UMA REDE

Bem, se você está transando em uma rede, é quase certeza de que esteja de férias ou que você more no tipo de lugar que outras pessoas, menos sortudas, costumam visitar quando estão em férias. Sete por cento de vocês já conseguiram que esse sonho se tornasse realidade. Bom para vocês.

O que tem de bom

A sensibilidade de Midori aponta que há diferentes tipos de redes: as mais baratas, com aqueles fios entrelaçados decorativos, que campistas às vezes carregam em suas viagens, e aquela grossa e pesada, mais reforçada, que se encontra tipicamente em resorts. Ambas têm benefícios, diz ela. No primeiro tipo, poderia ser desconfortável se um membro escorregasse, por engano, por entre o trançado – embora o entrelaçado possa neste caso ser bastante útil para alguns improvisos. Já quanto à segunda, basicamente é como fazer sexo enquanto flutua.

Moradores urbanos, e aqueles que não saem de férias tanto quanto gostariam, deveriam considerar aquelas cadeiras que ficam suspensas no teto. De um modo camuflado, elas são mobílias específicas para o sexo. Midori recomenda essas especialmente para pessoas com inabilidades parciais, temporárias ou de outro tipo – apenas se certifique de que o objeto esteja bem preso antes de colocar o peso de duas pessoas sobre ele.

E se você realmente estiver de férias, leve consigo um pouco de excitação. Tente o *Love Swing,** do <www.mypleasure.com>, para "adicionar giros, e movimentos rápidos e vigorosos ao seu ato de fazer amor". Ou então as redes especiais para casais da Nicamaka, feitas na Nicarágua, e encontradas pelo site <www.nicamaka.com>.

* Trata-se de um tipo de balanço desenhado especificamente para o ato sexual, que consiste de um assento para um dos participantes e de um arnês de segurança para o outro. (N.E.)

Melhores posições

Redes costumam funcionar melhor quando você fica em pé e ela se senta, contudo, existem ainda inúmeras outras possibilidades. Por exemplo, vocês podem sentar um de frente para o outro, na posição que praticantes de Tantra denominam Yab-Yum, e mandar ver. Ou talvez você possa se colocar por cima enquanto ela fica de frente, então você prende seus dedos do pé e da mão no trançado da rede para dar impulso. E se a rede estiver relativamente próxima ao chão, quem sabe um de vocês (provavelmente quem estiver por cima) possa manter um pé no chão. Ou ela consiga colocar as mãos no chão, enquanto a barriga e o peito descansam de lado na rede, e você vem por trás.

Com o que tomar cuidado

De um modo geral, vocês devem tomar cuidado para que a rede não vire e vocês caiam ou fiquem presos nela. A rede pode também se desprender de qualquer que seja o seu suporte, derrubando os dois no chão.

#12: A ACADEMIA

Se fantasias sempre virassem realidade, esta estatística provavelmente seria significantemente mais alta do que 7% – afinal, qual é o cara que não transformou uma sessão chata de malhação em algo muito mais agradável ao devanear com as extremante sensuais nádegas que estão sentadas no aparelho de musculação bem em frente a ele? (e ela achando que você estivesse assistindo ao *Project Runaway* na TV da academia!)

O que tem de bom

A academia pode ser um local ideal para um interlúdio romântico. Em primeiro lugar, exercícios são um poderoso afrodisíaco, pois eles põem os motores do seu sistema nervoso central para funcionar. As roupas também estão em menor quantidade que o normal – especialmente se no local houver também um salão para a prática de Ioga.

Melhores posições

Depende. Se a academia estiver lotada, uma rapidinha no vestiário terá que ser o suficiente. Mas se por qualquer motivo vocês estiverem sozinhos – ou se possuírem uma academia em casa – então terão os equipamentos à sua disposição e é aí que a diversão realmente começa. "O lugar inteiro está cheio de bancos ajustáveis, cadeiras, superfícies inclináveis, tudo coberto com almofadas de vinil preto. Isso sem mencionar os espelhos e as bolas suíças", diz Carlos, uma personal trainer da República Dominicana. "Levaria uma vida inteira para enumerar todas as possibilidades".

> *"Eu trabalhava como salva-vidas em um centro de fitness no verão passado e meu namorado costumava entrar para me esperar nas noites em que eu precisava fechar o acesso à piscina. Nós fizemos sexo em cima de todos os equipamentos", diz Zola, uma estudante da graduação, na África do Sul. "E aqueles espelhos..."*

Com o que tomar cuidado

É realmente uma coisa desrespeitosa, se é que você se preocupa com isso. Na verdade, um grupo de zeladores processou uma grande rede de academias nos EUA, alegando que frequentemente eles tinham que testemunhar e limpar as bagunças dos membros que faziam sexo em vestiários, saunas e nos chuveiros. Então por favor, certifique-se de deixar tudo limpinho quando vocês terminarem.

#13: TRANSPORTE PÚBLICO

Trens, aviões e automóveis – 6% de vocês já fizeram sexo em algum tipo de transporte público.

O que tem de bom

Não é por acidente que cineastas de Hollywood usaram a imagem de um trem passando por um túnel para simbolizar sexo. Quer seja por causa do movimento do veículo, da proximidade e do anonimato que mantemos em meio a tantas outras pessoas, ou pela simples oportunidade de interromper as horas de ociosidade forçada em nossas vidas super ocupadas, viajar nos dá oportunidade para apimentar nossas vontades e sensações. "Basicamente eu uso o transporte comunitário para pensar em fazer sexo", diz Jon, um acadêmico francês. "Na hora que chego em casa, estou pronto para praticar com minha namorada".

Mas tudo fica ainda melhor quando se pode partilhar o amor en route [no trajeto]. "Meu namorado da faculdade e eu fizemos o sexo mais quente de todos no TGV (o trem interurbano francês) enquanto íamos e voltávamos da universidade", diz Alix, uma pasteleira da cozinha parisiense. "Eu tinha que levar um cobertor para jogar sobre nossos colos e nós ficávamos enlouquecidos um pelo outro! A coisa ficava ainda melhor por que não podíamos fazer sexo de verdade, e éramos forçados a usar apenas nossas mãos".

Estranhos em um trem, alguém se habilita? "Quando eu era estudante, uma garota alemã se insinuou para mim no meio do vagão-dormitório na frente de minha cabine. Eu a convidei para entrar e nós nos divertimos muito (em silêncio)", se recorda Pablo, um professor de música espanhol. "E eu não falo uma palavra de alemão".

Com o que tomar cuidado

Além de ser preso? Ofender os outros. Midori nos alerta que há enorme diferença entre manter a privacidade em um local razoavelmente público e esfregar os detalhes mais sórdidos de sua própria vida na cara de alguém. Por exemplo, silenciosamente masturbar alguém por baixo de um cobertor em um vagão de trem semi-vazio enquanto todos os demais passageiros estão adormecidos é privacidade em uma localidade pública. Se ninguém "bancar o espertinho", então quem se importa? Mas submeter um grupo de desavisados ao seu próprio filme pornô pessoal é outra coisa completamente diferente. "outras pessoas não querem ser adereços de sua vida sexual", diz Midori. "É uma invasão à privacidade alheia obrigar alguém a ser testemunha de sua expressividade sexual".

Contudo, Midori jamais deixaria alguém excitado e fissurado. Ao invés, ela sugere algo um pouco mais sutil e sofisticado: "Os novos brinquedos sexuais com controle remoto podem ser bastante divertidos se vocês tiverem que estar juntos, sem, de fato, estar fisicamente juntos". Você pode controlar a velocidade e a intensidade do que ela está sentindo por baixo da calcinha, até mesmo estando do outro lado do corredor.

#14: O HOSPITAL

Cinco por cento de vocês já fizeram sexo no hospital. Afinal, lá está cheio de camas, incluindo algumas ajustáveis.

O que tem de bom

Para começar, o fato de ser totalmente inapropriado. É um local onde você deveria estar preocupado em melhorar, e não tentando se dar bem.

Como Midori coloca, é mais fácil se você for um funcionário do hospital. Foi o que ouvimos também. "Eu nunca transo com um paciente. Mas já me diverti muitas vezes com pessoas visitando pacientes!", diz Bree, uma enfermeira alemã. E não importa de onde você é, a figura da enfermeira safada é uma das mais proeminentes tanto para homens, quanto para mulheres.

> **OS NOVOS BRINQUEDOS SEXUAIS COM CONTROLE REMOTO PODEM SER BASTANTE DIVERTIDOS SE VOCÊS TIVEREM DE ESTAR JUNTOS, SEM, DE FATO, ESTAR FISICAMENTE JUNTOS.**

"Eu conheci meu marido quando éramos ambos residentes em um hospital. Todos os estudantes estavam envolvidos em relações desastrosas, mas era bastante divertido. Era como se você estivesse o tempo todo entrando em um closet ou em uma sala vazia qualquer para dar uma rapidinha", diz Mac, da Austrália. "Nós tivemos nossa dose de diversão. Ele ainda trabalha lá, então para o nosso décimo aniversário, eu fui até o hospital e entrei sorrateiramente, depois lhe enviei uma mensagem para que ele me encontrasse no closet da antiga lavanderia. Foi delicioso!"

"Eu acho que é uma fuga também, uma forma de lidar com o estresse que é estar o tempo todo em um hospital", diz Jorge, um médico espanhol. "A maioria das pessoas odeia esses lugares, especialmente se tiverem que ficar lá por um bom tempo, como, por exemplo, quando têm um pai doente. Fazer sexo é um ótimo alívio."

"Eu fiz sexo oral em meu marido no dia seguinte depois que dei a luz", diz Nikki, uma designer de joias da Austrália. "Nós caímos um em cima do outro como animais, talvez fosse a nossa forma de lidar com o estresse de ter um filho!" A maior parte dos novos papais não pode contar com o frescor e a disposição de Nikki.

Melhores posições

Se você estiver em um quarto, coloque a cama para trabalhar em seu favor! A posição papai-e-mamãe assume novas formas de relevância quando o leito está um pouco mais alto. Se você estiver em um armário, nas escadas ou no banheiro, manter relações em pé é mais apropriado.

Com o que tomar cuidado

Interferir na recuperação. Se um de vocês (ou ambos) estiver(em) em tratamento no hospital, tome cuidado quando se mover em meio a todos aqueles tubos intravenosos.

#15: UM AVIÃO

Somente 4% de vocês atingiram novas alturas enquanto estavam em uma aeronave. "Aliás, estou chocada que apenas 4% tenham feito sexo em um avião", diz Liz, de Liz e Julia, duas inglesas extraordinárias e autoras de *You F'Coffee Sir?!!* (A M'do seu Café Senhor?!!, em tradução literal). "Acho que todos aqueles porcos imundos estavam nos meus voos".

Os seletos 4% podem se considerar como parte da elite do Clube da Milhagem Aérea, retroativamente "fundado" pelo inventor do piloto automático, que em 1916 caiu com sua amante em um lago em Long Island, e viveu para contar a história. E se isso parece com uma daquelas coisas que encontramos na internet, bem, você não está errado.

O que sabemos é o seguinte; apesar de somente um pequeno percentual de indivíduos já ter se juntado ao clube, não é por falta de interesse. Trata-se de uma fantasia bastante popular. "Esta é uma fantasia para muitas, muitas pessoas, que desejam transar no banheiro de uma aeronave a 39.000 pés de altura", diz Liz e Julia. "Mas para pessoas como nós, que passam muito tempo no ar como parte de nossa vida profissional, isso nos deixa realmente embaraçadas!"

ENTÃO ACABEI ME TORNANDO ESPECIALISTA EM FAZER FAZER SEXO NOS AVIÕES.

O que tem de bom

"Não é confortável, mas é algo divertido para se vangloriar posteriormente", relata Nadja, da Croácia. Qual é o apelo de se fazer sexo voando? Talvez seja a emoção de fazer alguma coisa suja, ilegal e que de outra maneira seria reprimida, já que apenas uma fina parede de plástico (ou um cobertor de lã ainda mais fino) é o que os separam de 500 outros viajantes inocentes. Talvez seja a pressão atmosférica mais baixa e o oxigênio rarefeito da cabine, que fazem com que um orgasmo pareça tão doce. Talvez seja a ideia de entrar para um clube tão seleto. Seja o que for, a emoção definitivamente perdura.

Melhores posições

Um conselho para fazer com que esta fantasia se torne realidade vem de James, um britânico que trabalha para um banco internacional, e um autoproclamado especialista em aviões. "Eu voo por volta de 150.000 milhas por ano e acho que conversar com mulheres no aeroporto é consideravelmente menos tedioso do que ficar lendo revistas ou trabalhando em meu notebook. Então acabei me tornando especialista em fazer fazer sexo nos aviões". Aqui vai meu método preferido: espere pelo começo do filme noturno, quando as luzes se apagam na cabine. Quando chegar o momento certo, levante-se e vá até o banheiro; a garota que você conheceu deve se juntar a você um ou dois minutos depois. Enquanto estiver esperando por ela, esguiche uma quantidade generosa de desinfetante no assento do banheiro, limpe-o com uma toalha e, fique a postos. Quando sua parceira de viagens chegar poderá sentar-se no seu colo. "As barras de segurança são auxiliadores espetaculares", afirma James. "Eu quero inclusive colocá-las em meu quarto, em casa" (Liz e Julie avisam que isso é melhor em grandes jatos, onde há mais espaço).

> *"Turbulência pode assustar. Houve uma ocasião em um voo de Hong Kong em que a garota com quem eu estava entrou em pânico. Mas se não for nada sério, pode ser bastante divertido, e adicionar uma dose de emoção". Você não tem muito tempo, ele avisa: "Uma fila se forma rapidamente do lado de fora da porta, mesmo no meio da noite".*

Posteriormente, ela sai do banheiro e você espera um minuto ou dois antes de seguí-la. "Isso é apenas para ser educado no caso de enfrentarem alguma dificuldade", diz James. "Eu escutei que a melhor coisa a fazer caso você seja pego por uma aeromoça é dizer que estava se sentindo mal e a sua amiga foi até o banheiro ajudá-lo, mas isso nunca aconteceu comigo".

Liz e Julie têm outras sugestões:

- ela se agacha sobre o assento ou, se for mais aventureira, se ajoelha sobre ele, enquanto você a pega por trás;
- ela se empoleira na beirada da pia, enrolando suas pernas ao seu redor enquanto você fica em pé. Isso pode parecer desconfortável para ela, já que a pequena torneira ficará comprimida em suas nádegas, o que por sua vez irá fazer pressão contra a pia. Melhor para quem for mais magro;
- ela pode se sentar sobre a privada e fazer uma felação; para retribuir o favor, você senta enquanto ela fica em pé com uma perna apoiada sobre aquela pequenina pia;
- para o desafio definitivo, um de vocês se ajoelha no chão, enquanto o outro se senta sobre a privada, joelhos para cima e o fundo transferido para frente. Vocês dois podem até tentar aquela ação "pés enganchados sobre os ombros". "Esta é apenas para aqueles que não ligam a mínima para higiene", afirmam Liz e Julie. "O banheiro de aeronaves é praticamente tóxico e coberto pelo mijo acumulado de décadas".

Se os banheiros não são apelativos, a alternativa é esperar que as luzes se apaguem, jogar um daqueles pequenos cobertores sobre vocês dois, e permitir que suas mãos façam o serviço. Se você estiver sozinho em sua fileira e tiver certeza de que ninguém mais está acordado ou que não será importunado, por que não? Mas seja razoável. Como você se sentiria se o cara sentado no assento ao lado do seu estivesse fazendo o mesmo?

Então é isso aí – um guia para chegar às alturas, vindo direto dos profissionais. É claro, esses profissionais têm áreas de abrigo na cabine de comando se quiserem tentar algo diferente, o que, segundo Liz e Julie, realmente acontece.

Com o que tomar cuidado

Por exemplo, multas federais. Parece que a cada seis meses há uma nova história sobre um voo que teve que pousar por causa de um

Estatísticas rápidas

Percentual de homens que sonham em se juntar ao Clube da Milhagem:
1.Croácia 24,4
2.Rússia 21,5
3.Ucrânia 20,7
4.República Tcheca 20,0
5.Austrália 15,1
O menor (Indonésia) 1,0

casal excitado que não parava de provocar sexualmente um ao outro. Fora isso, é ilegal mandar ver nos banheiros – isso sem contar que é vagamente antihigiênico, o que parece ser o ponto no qual a maioria das aeromoças tenta se fixar.

QUANDO ATÉ MESMO UMA PEQUENA DPA* É DEMAIS

Em alguns países, beijos em público – mesmo entre pessoas casadas – é ilegal. Então é importante lembrar que as ideias norte-americanas sobre liberdade de expressão são um conceito, normalmente, norte-americano.

Se você estiver viajando para o exterior com sua namorada, talvez seja melhor você guardar suas mãos para si, pelo menos em público. Por exemplo, na Ásia, é bastante raro ver casais até mesmo darem as mãos, quanto mais se beijar em público. Quando um teatro de Pequim promoveu uma sessão de cinema diferente ao oferecer 20% de desconto para casais que se beijassem e abraçassem na bilheteria – 20% não chegou nem perto de superar o tabu contra demonstrações públicas de afeto.

O governo turco censura emoticons, de modo que você não pode nem enviar uma figura dando uma piscadela para sua amada. A edição da Playboy da Indonésia não contém nudez, e na verdade, o editor chefe foi processado por obscenidade. O país tem uma lei que criminaliza a exposição de "partes sensuais do corpo", como as coxas e os quadris.

O fato é que quanto melhor você se encaixar na cultura que está visitando, mais se divertirá. Isso sem mencionar a satisfação que obterá em subverter a imagem de "Americano Depravado". A maior parte dos guias internacionais contém boas informações sobre comportamentos sociais, como os padrões de vestimenta para as mulheres e a visão prevalecente de como se comportar em público. Eduque-se e esteja ciente em relação à cultura local.

* Demonstração pública de afeto. (N.E.)

#16: UM TAXI

Confissões na cabine do taxi, sem dúvida. Três por cento de vocês têm aparentemente muito sobre o que falar.

O que tem de bom

São o melhor tipo de preliminares para aquelas ocasiões em que você não consegue manter suas mãos longe dela. Desafiem um ao outro. Você consegue levá-la até onde ela quer chegar antes que realmente cheguem aonde precisam ir?

Melhores posições

Dê uma olhada no título "Um carro estacionado" para refrescar sua memória sobre as melhores táticas para o banco de trás.

Com o que tomar cuidado

Paradas repentinas. Lembra-se de *O mundo segundo Garp?** Isso sem mencionar o motorista que está dirigindo o veículo. "Para ser honesto, eu me importo menos com o sexo dentro do carro do que com muitas outras coisas", afirma Ronald, um motorista de taxi. "Prefiro os dois transando, do que vê-los vomitando por todo o lugar por que beberam demais".

Vocês podem adicionar um pouco de diversão ao jogo ao sentarem propositalmente próximos um do outro, repousando as mãos no colo do(a) companheiro(a), sem deixar que as suas expressões os entreguem. E se isso não funcionar, Midori mais uma vez chega com

* Trata-se de um livro publicado originalmente em 1978, de John Irving, que logo se transformou em um dos maiores clássicos da literatura norte-americana da segunda metade do século XX. O romance conta a história de T. S. Garp, o filho bastardo de Jenny Fields, uma líder feminista adiante de seu tempo. Utilizando-se de personagens na maioria loucos e em eventos ainda mais estranhos – jogadores de futebol transexuais, adultérios múltiplos, ursos ciclistas e feministas enlouquecidas, o autor mantém o realismo em todas as cenas. Nas mãos dele, todos viram 'pessoas de verdade', até o urso. (N.E.)

um sábio conselho: "Dê uma boa gorjeta. Eu posso até sugerir que você dê a gorjeta antes. Ou até melhor, contrate uma limusine privada para a noite, e diga para a companhia que é para um evento romântico. Eles já viram isso antes e o motorista é mais bem recompensado nessas ocasiões.

#17: O AEROPORTO

Se você tiver uma longa noite de espera, o que o impede de usar o hotel do aeroporto como o seu próprio motel pessoal? Mesmo para uma espera curta, há vários excelentes lugares nos quais poderá fazer uma bon voyage.

O que tem de bom

Festejar adoça a tristeza e nada pode tornar o sexo mais ferino.

Melhores posições

cada vez mais os banheiros dos aeroportos têm cabines únicas para acomodar famílias e pessoas com deficiências, destaca Midori. Seja rápido, para não causar um inconveniente a alguém que realmente precise usar as dependências. Ela também pontua que para aqueles de vocês que têm privilégios como utilizar salões para executivos para conferências, tais recintos costumam ser bastante privativos. Shhh! Fiona Patten, da Sociedade Eros Australiana, diz, "O chuveiro no clube Qantas* é um local conveniente".

Com o que tomar cuidado

Isso tem a ver com o novo nível de segurança dos aeroportos, já que quase todo solteiro com quem conversamos afirmou ter sido

* Companhia aérea australiana. (N.E.)

alertado contra as consequências de se meter em uma área não autorizada. "Eu sou originalmente do Paquistão, então é desnecessário dizer que sou detido já no momento em que saio do taxi", diz Nawaz. "Sinto muito, querida, mas você vai ter que esperar até que cheguemos em casa!"

*LUGARES PERIGOSOS: ONDE **NÃO** SE DEVE FAZER SEXO*

Todos temos vontade de experimentar, mas há alguns lugares e momentos em que não deveríamos tentar. São eles:

- *Uma piscina ou banheira quente: Por mais sexy que aquela incrível e equipada Jacuzzi pareça, ela na verdade não é um dos melhores lugares para se fazer sexo – apesar de 32% de vocês já a terem utilizado para tais propósitos. "Clorina e outros químicos presentes em piscinas e banheiras quentes podem entrar pela pele da vagina da mulher através de lesões microscópicas, causando até 10 dias de inchaço e dor", diz Bruce Bekkar, M.D., coautor de* Your guy's guide to gynecology.* *Isso também significa um período de seca de dez dias para você até que ela se cure.*
- *Enquanto dirige: Um surpreendente número de 21% de vocês já curtiram algum tipo de ato sexual enquanto dirigiam. Detestamos contrariar sua vontade, mas em que diabos vocês estavam pensando? Um estudo de 2005 com motoristas de Perth, Austrália, feito pelo Instituto de Seguros para a Segurança nas Estradas, descobriu que motoristas que usam celulares enquanto estão dirigindo são quatro vezes mais propensos a se envolverem em acidentes sérios o suficiente para causar perdas. Nem conseguimos imaginar como seriam as estatísticas para motoristas que se envolvessem em outras atividades. Simplesmente encoste!*

* Sem título no Brasil. Em tradução livre: *O guia ginecológico para homens.* (N.E.)

Capítulo 13

FAÇA O SEXO MAIS SELVAGEM DO MUNDO

E faça com que suas fantasias se tornem realidade

Não é a toa que dizem que nosso cérebro é o órgão sexual mais importante que temos. Quase tudo o que você quer – entre os lençóis e fora deles também – começa como uma simples ideia em sua cabeça. "Uma fantasia sexual se refere a qualquer imagem mental que seja erótica e excitante para aquela pessoa. Pode ser uma história elaborada, a reminiscência de um encontro passado, ou o sonho de um encontro futuro", diz Victoria Zdrok, Ph.D, conhecida como Doutora Z, uma russa de nascença, uma conselheira para encontros, autora, locutora de rádio e colunista da Penthouse (será que mencionamos que ela foi também atração principal da Playboy?).

De acordo com a Doutora Z, aqueles que frequentemente fantasiam com a masturbação, em geral, fazem sexo com mais frequência, têm mais parceiros, e se envolvem em uma maior variedade de atividades eróticas do que os que não têm fantasias frequentes. Então ponha a sua cabeça para funcionar. Neste capítulo, mostraremos quem nesse mundo pensa no que, e com mais frequência (e também quem pensa menos), e como colocar este tremendo e poderoso prazer para trabalhar a seu favor.

TRAZENDO AS FANTASIAS PARA O QUARTO

Como qualquer terapeuta sexual poderá lhe dizer, há uma variedade incrível naquilo que pessoas 'normais' pensam. O sonho que um homem tem por quadris gigantes é o devaneio de outro homem por botas de borracha com salto alto. Tal diversidade nos deixa bastante ansiosos. A Doutora Z diz que de acordo com uma pesquisa, a média de uma em cada quatro pessoas sente-se culpada por conta de suas fantasias, e que a maneira com a qual a maioria de nós lida com essa culpa, é reprimindo-a. Em um estudo com estudantes de faculdade, 22% das mulheres e 8% dos homens disseram que eles geralmente tentam suprimir os sentimentos associados com as fantasias. Mas a pesquisa mostra que aqueles que se sentem culpados fazem sexo com menos frequência e se divertem consideravelmente menos.

"As pessoas se sentem culpadas quando suas fantasias entram em conflito com ideologias pessoais", diz a Doutora Z. "Uma mulher forte e independente pode se sentir culpada e envergonhada ao ter fantasias nas quais ela é dominada por um bruto insensível. Pessoas que têm o que eles consideram fantasias incomuns ou que nos desvirtuam, também podem experimentar culpa ou vergonha, e podem até temer que tais fantasias as levem a perder o controle ou agir de maneiras não aceitas socialmente.

HÁ UMA VARIEDADE INCRÍVEL NAQUILO QUE PESSOAS "NORMAIS" PENSAM.

Mas não há necessidade de se sentir desconfortável. Muitas vezes, fantasias são como um ensaio para a coisa real. Em outras, elas são as melhores opções no sentido de agirmos como jamais faríamos sob outras circunstâncias; na verdade, com frequência o que as tornam sexy é justamente o fato de não fazerem parte dos domínios da realidade.

Outra fonte principal de ansiedade vem de pensarmos em uma pessoa que não seja nossa parceira. Agir dessa maneira o torna infiel? Na verdade, não torna. Aliás, é uma coisa boa, já que a maioria das fantasias das pessoas não tem mesmo a ver com os atuais parceiros. "Nós consideramos tais fantasias uma forma de traição simbólica ou infidelidade cognitiva, e elas nos fazem questionar nossa própria integridade, em como podemos estar apaixonados por alguém e pensar em outra pessoa?", atesta a Doutora Z. Mas pensar em outras pessoas em nossos momentos mais privados não significa que somos desleais ou que não achamos mais a nossa atual parceira desejável. Trata-se apenas da mente fazendo o que parece natural para ela. O que não é natural é tentar deter esse processo.

De fato, uma vida ativa cheia de fantasias pode ser um benefício real para o seu relacionamento: você pode usar suas fantasias para apimentar sua vida sexual quando sua relação esfriar. E se você for mais curioso sexualmente do que sua parceira, uma vida ativa de fantasias pode ajudá-lo a estar contente com um relacionamento físico que seja menos aventuroso.

Todas as fantasias são apropriadas para serem partilhadas? Não necessariamente, dizem muitos especialistas. Aqui vai um teste de Ph para saber se você deveria compartir sua fantasia com sua parceira ou manter a boca fechada.

Ela vai enlouquecer?

"Você conhece a pessoa com quem está, então precisa perguntar a si mesmo se ela irá enlouquecer", diz Robin Milhausen, Ph.D, professora assistente da Universidade de Guelph, no Canadá, e apresentadora do *talk show Sex, Toys, and Chocolate*, um show de TV sem censura que fala sobre sexo. "Antes de você sugerir algo novo, pergunte a si próprio: isso é uma coisa com a qual ela consegue lidar, ou apenas irá forçá-la a abandonar sua zona de conforto?" Por exemplo, você não deveria sugerir uma fantasia de domínio sexual a uma mulher que tenha um histórico de maus tratos.

Ela vai achar que pode estar havendo algum exagero?

> *"Às vezes nós atribuímos mais importância para as fantasias do que deveríamos", diz a Doutora Milhausen. "Somente por que alguma coisa te excita só de pensar a respeito, isso não significa necessariamente que seja uma expressão dos seus desejos mais profundos e obscuros. Muitas mulheres pensam em fazer sexo com cinco caras de uma vez, por exemplo. Mas na verdade elas não querem ter essa experiência; na realidade, se isso acontecesse, elas ficariam nervosas".*

> *"Eu tenho uma fantasia sobre converter uma lésbica – sabe, meu método masculino de fazer amor é tão bom que ela jamais iria querer transar com outra mulher", diz Witold, que trabalha para uma companhia aérea, na Polônia. "É apenas uma coisa tola na qual eu penso de vez em quando. Eu cometi o erro de contar isso para a minha namorada e ela enlouqueceu! De repente, ela estava convencida de que havia algo de errado comigo ou que eu me sentia atraído por mulheres gays. Ela não conseguia esquecer esse assunto."*

Em um caso como esses, é melhor manter o bico fechado. Afinal, a meta de partilhar suas fantasias é transformar a sua vida sexual em algo mais erótico, e que ajude a realizar o seu potencial sexual. E não dá para fazer isso sendo expulso do quarto e tendo que dormir na varanda. Com isso em mente, nós conversamos com alguns dos maiores especialistas do mundo no âmbito de fazer com que sua parceira faça parte de suas fantasias desde o momento em que você começar a mergulhar nessas águas.

"DIGA-ME O QUE VOCÊ ESTÁ PENSANDO"

Poucos homens têm problemas em contar piadas sujas ou em se gabar das conquistas de sábado à noite para um colega. Mas quando se trata de conversar abertamente com uma parceira, de maneira honesta e explícita sobre sexo as inibições normalmente sufocam as palavras.

"Inibições são sobras de velhas mensagens transmitidas para nós quando ainda éramos crianças, segundo as quais o sexo é algo nojento, pecaminoso ou prejudicial", diz o Doutor Ira L. Reiss, Ph.D, ex-presidente da Academia Internacional de Pesquisa Sexual e autor de *An end to shame: shaping our next sexual revolution*. Nós nos apegamos a essas crenças enquanto adultos, diz ele, e o resultado com frequência é vergonha e a inabilidade de curtir plenamente o prazer.

A primeira coisa a se lembrar, de acordo com Barbara Carrellas, educadora sexual e autora de *Urban tantra: sacred sex for the twenty-first century*, é o seguinte: "Pedir alguma coisa que queira não é uma exigência ou um ultimato. É uma solicitação sincera que a sua parceira pode acatar ou educadamente recusar".

Em geral, as mulheres adoram descrobrir seus segredos e novas coisas sobre você. "Não há um caminho estabelecido para se fazer isso, estamos falando de uma quantidade enorme de possibilidades: o quanto uma pessoa fica confortável ao falar sobre sexo, a confiança e intimidade que existem no relacionamento, o quão similar são as metas e direcionamentos dos indivíduos", diz David Seal, Ph.D, professor associado do departamento de psiquiatria e comportamento médico da Faculdade de Medicina de Wisconsin. "Essencialmente, o que reza aqui é o grau de compatibilidade sexual que duas pessoas têm, e o nível que ambas são capazes de atingir ou mesmo dispostas a se comprometer para que possam acomodar o(a) parceiro(a)".

Essas conversas podem ser difíceis, admite o Doutor Seal, mas ele também diz que os casais que conseguem navegar através delas com sucesso são os que têm os melhores relacionamentos, não apenas sexuais, mas também emocionais.

Existe um grau inerente de risco em conversações como essas, diz o Doutor Seal. Uma resposta ruim, gostando ou não, é uma possibilidade. E mesmo que você esteja preparado, a rejeição pode machucar bastante. Considere essas duas histórias: "Eu partilhei algo no qual havia pensado desde a adolescência e ela riu de mim", diz Carlos, um médico da Venezuela. "Ela não teve intenção e se desculpou depois, mas para mim, o relacionamento estava morto depois disso".

"Eu tinha a fantasia de ser possuída por um estranho – surpreendida, amarrada, tomada a força – como em um estupro. Quando eu finalmente tive coragem de contar ao meu marido, posso dizer que ele sentiu alguma repulsa. Mesmo assim, nós tentamos, mas a coisa toda foi tremendamente patética", diz Jéssica, uma inglesa que mora no Cairo. "Eu gostaria de ter mantido a boca fechada, pois ao menos, ainda teria a minha fantasia".

Então pense antes de agir: "Pergunte a si mesmo, 'Isso é algo que tem volta?' Se você estiver prestes a iniciar uma conversa sobre esse assunto, é melhor você se perguntar se o que vai dizer é algo do qual ela possa facilmente se recuperar", diz a Doutora Milhausen.

Alguns bons primeiros passos:

Descubra por si mesmo

É uma boa ideia saber o que você espera de uma fantasia e ser capaz de articulá-la claramente para si próprio antes de partilhá-la com sua parceira.

Digamos, por exemplo, que pensar na possibilidade de fazer sexo a três o deixe incrivelmente excitado. Há muitas variações diferentes para esta fantasia tão comum – o que é que esse pensamento tem que o deixa tão ligado? Seria a ideia de ter duas mulheres servindo-o sexualmente? Talvez o sentimento de domínio e o fato de precisar saber que consegue satisfazer a ambas? Seria ainda a ideia de observar duas mulheres curtindo uma a outra? Você efetivamente gostaria de participar ou somente de assistir?

E o que é mais importante, essa é uma fantasia sobre a qual você apenas gosta de pensar ou é algo que realmente gostaria de experimentar?

Nade, não mergulhe

"Partilhar fantasias sexuais com sua parceira requer boa comunicação e um alto grau de confiança", diz a Doutora Z. Pode estar certo disso!

Ela propõe que você comece discutindo o tópico de forma geral, e veja como a sua parceira responde. "Uma maneira com a qual o homem pode fazer isso sem arriscar despertar repulsa ou se sentir muito vulnerável, é alugando um filme ou DVD que envolva tal fantasia e então discuti-la junto com a parceira", aconselha a Doutora Z.

Quase todos os especialistas com quem conversamos aconselham abordar o tópico da fantasia com a parceira mencionando um artigo de revista, um *talk show*, uma série de TV ou algum outro artigo do "mundo real" que desencadeie o assunto. Talvez uma cena de um desengonçado sexo a três seja a premissa cômica do episódio de Friends que ambos estejam assistindo na cama; ou você tenha descoberto que dois amigos seus partilharam um encontro amoroso um tanto público em plena balsa de Staten Island; quem sabe a história de os paparazzi terem fotografado uma celebridade sendo assediada pelo namorado (a Doutora Z recomenda a série de TV *Nip/Tuck*,* que apresenta quase todo tipo de fantasia fora dos padrões – sexo com um travesti etc). Tudo isso pode servir como pretexto para iniciar um diálogo sobre o assunto, além de uma ótima oportunidade para que você partilhe com ela a fantasia que tem em mente.

> *"Eu sempre curti a ideia de uma troca de papéis, então certa noite, eu 'acidentalmente' deixei um artigo sobre isso em uma de minhas revistas femininas aberto sobre a mesa", diz Dorke, uma cineasta alemã. "Quando voltei para casa, meu marido estava folheando o artigo e me perguntou se eu achava que nós poderíamos tentar algo. Eu queria dar piruetas no ar".*

Diga a ela que você teve um sonho selvagem com ela, então relate-o, sugere Ian Kerner, Ph.D, um terapeuta sexual e autor de *She*

* Trata-se de um polêmico seriado dramático norte-americano. No Brasil é exibido pela TV a cabo, no canal Fox, e na programação aberta pelo SBT, com o título de *Estética*. (N.E.)

comes first. Afinal, ninguém pode culpá-lo por ter um sonho e se for alguma coisa que ela não esteja interessada em ir atrás, é fácil deixar o assunto de lado.

Faça com que ela se sinta bem

"Quanto mais sexy ela se sentir e quanto melhor ela achar que é fazendo sexo, mais inclinada ela estará para tentar coisas novas, diz a especialista Australiano-Inglesa Tracey Cox, autora do livro *Supersex*. "O segredo para convencê-la a fazer qualquer coisa sobre a qual ela esteja nervosa? Mande uma mensagem bastante clara: "Eu quero você mais do que desejo realizar minha fantasia". E em seguida escreva: "Você não precisa concordar se não quiser".

Leve-a para fora do quarto

A Doutora Seal sugere que conversações desse tipo se desenrolam melhor quando mantidas fora do quarto, e as emoções e vulnerabilidades naturais estão fora do estado de excitação. A Doutora Milhausen concorda: "Falar de sexo dentro do quarto é um erro, é muito proximal. É sempre melhor trazer o assunto à tona de uma maneira calma e especial.

Em outras palavras, provavelmente será melhor não tentar nada novo no momento em que ambos estiverem com tesão e embaixo dos lençóis, a não ser que sua fantasia seja justamente escutar um berro, do tipo: "Que diabos está tentando fazer?" Introduza o tópico em uma situação privada e não-sexual durante o jantar, por exemplo, ou quando ambos estiverem silenciosamente sentados no sofá (uma massagem nos pés durante esta discussão não causará nenhum dano).

Se ela for sexualmente destemida, você poderá fazer disso um jogo também. Vá jantar em um restaurante super atual e combine com ela que "durante a refeição, vocês só poderão falar sobre assuntos sexuais", sugere Patricia Love, M.D., coautora de *Hot Monogamy* (Monogamia Quente, em tradução literal). "Há algo bastante erótico em falar abertamente e ao mesmo tempo ser secretivo em relação à sua sexualidade".

Mas o diálogo é essencial. "É melhor saber quais são os limites – mesmo se você não gostar deles – do que tentar ir mais longe do que o outro queira permitir", diz o Doutor Seal.

Mantenha o tom brincalhão

Sexo não precisa ser sério! E você vai apavorá-la se ela achar que o que você está propondo quebrará de algum modo o acordo entre vocês. Se há alguma coisa que você queira tentar, fale com ela a respeito de uma maneira leve e divertida. A Doutora Z recomenda um jogo adulto do tipo Verdade ou Desafio.

O que quer que aconteça, mantenha a cabeça erguida. "Não deixe que a culpa ou a vergonha interfiram,. Esses sentimentos não tem espaço dentro do quarto", diz a educadora nipo-alemã Midori, autora de *Wild side sex*. "Ao invés de dizer, 'Você provavelmente vai me achar um louco por querer algo assim, mas você quer me amarrar?', tente: 'Ei, eu tenho tido esses pensamentos em tanto malucos. Você gostaria de tentar algo novo esta noite?'"

Faça com que ela se excite com a ideia

Se você a pressionar, ela provavelmente rejeitará a possibilidade. Ao invés, atrele os desejos dela aos seus e use todo esse poder positivamente. Plante a semente da sua fantasia. "Eu estava pensando no quanto você ficaria incrivelmente sexy com areia sobre todo o seu corpo, e em como sua pele ficaria bronzeada pelo sol" – deixe que a libido de sua companheira faça o resto do trabalho por você.

Funcionou com Marina, do Brasil: "Ele fez com que eu me visse como uma aventureira sexual, alguém que faria sexo em público simplesmente por desejar. Ele me pressionava um pouco mais a cada vez, me excitava na sacada de uma festa, e certa vez acabou indo realmente longe demais em um trem lotado. Nós finalmente fizemos sexo em um parque, depois de meses de preliminares. E quando aconteceu, acabou sendo minha a ideia!"

O que existe ainda é plenamente válido!

Deixe claro que aquilo que você está sugerindo é apenas uma adição, e não uma substituição para a sua atual vida sexual e que sua proposta não é uma intervenção, mas um aprimoramento para as relações que já eram fantásticas.

Talvez ela se recuse a vestir uma fantasia por achar que isso se tornará uma exigência de sua parte. Ela também poderá se magoar com a mera insinuação de que sexo regular entre vocês precisa de um toque mais apimentado, ainda que concorde. Então, deixe claro desde o início que ela não precisará usar as roupas da Britney Spears todas as vezes que vocês transarem, e que você está realmente satisfeito com a maneira como o relacionamento de vocês tem se desenvolvido.

PLANTE A SEMENTE DA SUA FANTASIA [...] DEIXE QUE A LIBIDO DE SUA COMPANHEIRA FAÇA O RESTO DO TRABALHO POR VOCÊ.

"Não insinue que suas sugestões visam a corrigir uma relação que tenha se tornado estática", diz Mark Elliot, Ph.D, diretor do Instituto de Psicologia e Saúde Sexual, em Columbus, Ohio. "Quando mencionar algo divertido que gostaria de tentar, é preciso que o objetivo seja o de curtir uma sensação diferente, e nunca de tentar consertar um relacionamento que possa estar enfraquecido".

Demonstre que ela é parte de sua vida

Ela não gostaria de se sentir como se fosse uma parte dispensável de sua fantasia, como um acessório ou como as roupas alugadas. Deixe claro que o que o excita não é a saia estilo escocês que ela está usando. O que o faz ferver é a ideia de vê-la vestida como uma estudante provinciana.

"Quando você introduzir uma ideia extraordinária, tenha certeza de tornar sua parceira o ponto focal", diz Lorelei Sharkey, autora de *Rec Sex*, e metade dos conselhos sobre sexo da revista *New York*, oferecidos por Em e Lo. "Isso fará com que tudo revolva em torno do seu relacionamento com ela, e não simplesmente de suas próprias fantasias pessoais".

Se você sentir que ela está sendo receptiva, poderá começar a falar sobre suas fantasias quando estiverem na intimidade. "Não consigo parar de pensar em você me amarrando", por exemplo, e ver como ela responde.

O que ela ganha com isso?

"Converse de uma forma colaborativa", avisa Christine Webber, uma psicoterapeuta inglesa e colunista sexual do *Netdoctor UK*. Ela sugere uma linguagem como: "Nós nos damos tão bem, eu estava me perguntando se há alguma coisa diferente em que você esteja pensando ou que gostaria de tentar".

Midori também sugere que quando você abordar o assunto, tenha certeza de fazer a mesma quantidade de perguntas que se propuser a responder. Se você criar um espaço aberto no qual esteja claro que ela poderá também partilhar suas próprias fantasias, é mais provável que ela simpatize com seus pedidos. E se você se propuser a colocar em prática uma das fantasias dela, estará abrindo a porta para realizar uma das suas também

E o que fazer se aquilo que ela propôs não for exatamente algo que lhe deixe confortável? Midori diz que essa é a hora de sorrir, menear a cabeça e seguir em frente. "Obrigado por se abrir comigo; eu adorei saber mais sobre seus desejos e fantasias. Não tenho certeza de que me vestir de pirata me deixaria exatamente ligado, mas eu gostaria de escutar mais a respeito. Mas primeiro, tem mais alguma coisa na qual você esteja pensando?

Espere

A não ser que você a tenha conhecido em um evento fetichista, o primeiro encontro não é a melhor ocasião pra você sacar o seu, digamos, chicote de couro. Na maioria dos casos, o devido tempo, o uso de tato e a confiança irão levá-lo onde você quer chegar. Sessenta e seis por cento das mulheres com quem conversamos durante nossa pesquisa disseram que elas estariam dispostas a experimentações, mas somente após um tempo de relacionamento.

Crie uma zona de segurança

> *"Nós estávamos transando em um parque quando um policial nos pegou no ato e mandou que parássemos", diz Jon, um acadêmico francês. "Na verdade eu achei que foi bastante engraçado (eu acredito que o policial também tenha achado). Mas ainda que não tenham havido consequências reais e mais graves, minha namorada ficou furiosa e se sentiu humilhada com o ocorrido durante semanas".*

Não superestime o poder do condicionamento social; até mesmo as mulheres mais liberais aprenderam que se comportar de uma maneira sexualmente aberta e provocativa colocará em xeque seu valor pessoal. "Existe todo aquela história de "complexo de 'vagabunda'" que vem de há muito tempo", diz Candida Royalle, uma produtora de filmes adultos e atriz veterana da indústria. "Faça com que ela sinta que não será julgada".

Escreva

Se ela for tímida, sugira que cada um de vocês elabore fantasias e as escreva em um papel, sendo uma delas bastante provocativa (tipo, sexo em público) e a outra agradável (como uma longa massagem nos pés). A Doutora Z sugere trocar revelações: cada pessoa pode escrever desejos sexuais e então colocá-los dentro da "cesta de desejos sexuais", revezando-se em retirá-los a cada noite. Escrever tais ideias e sugestões pode ser mais fácil do que verbalizá-las,além de ser realmente bastante sensual ler as mais profundas e sórdidas fantasias de sua amada escritas no papel.

Se os dois tiverem uma tendência para o exibicionismo, envie a ela um cartão postal apimentado, com sugestões para o final de semana. O que você deseja ficará, afinal, somente entre você, ela e o cartão postal.

Descubra por que não

"Se a sua parceira está relutante em se envolver em uma fantasia com você, é preciso que você saiba o motivo e isso significa saber o porque de sua negativa", diz a Doutora Milhausen. Por exemplo, se uma mulher tem problemas com a silhueta de seu corpo, sexo com todas as luzes acesas ou em frente a um espelho não é apenas "não sexy" para ela, mas o pior cenário que ela consegue imaginar , um pesadelo absoluto.

Muitas vezes essas necessidades podem ser resolvidas de modo que ambos consigam o que desejam. Talvez um belo bustiê preto de cetim mantenha o corpo de sua amada firme o suficiente para que ela não se importe em fazer uma rodada em frente a um espelho de corpo inteiro. O ato de prendê-la à cabeceira da cama talvez se torne mais agradável se você adquirir um par de algemas cor-de-rosa e permitir que ela as utilize em você primeiro.

Permissão para rir

Cox sugere que você reforce para sua parceira a ideia de que você está tão sujeito ao embaraço quanto ela, e que estará rindo junto com ela e não dela. "Com frequência é uma simples maneira de dar a ela – na verdade a ambos – a permissão para não apenas rir, mas cair na gargalhada se as coisas derem errado. Afinal, é muito melhor rir do que se manter demasiadamente sério.

OS PRÓXIMOS PASSOS

Tudo bem, ela concordou com uma tentativa. Como você irá incorporar a sua fantasia em sua vida sexual real?

Torne a situação natural

"O primeiro passo para conseguir que sua parceira experimente uma fantasia, é tornando a experiência algo natural. Mostre a ela que outras pessoas têm essas fantasias também", diz a Doutora Z. Ela sugere a leitura de livros que compilem as fantasias alheias, como por exemplo *My secret garden*,* de Nancy Friday, ou a darem uma olhada juntos em alguns sites ou salas de bate-papo. Assistir a filmes é outra boa maneira de tornar as fantasias dela algo normal (veja a sessão "Vamos ao cinema?" para algumas sugestões).

Se você está pronto para dar o próximo passo, a Doutora Z recomenda alugar filmes orientados para casais com recomendação para adultos, que contenham as fantasias em questão (ela recomenda filmes de Candida Royalle, Andrew Bake ou Michael Ninn).

Planeje

Se ambos estão decididos a fazer a coisa acontecer, ela deve ser "muito bem planejada e discutida com antecedência", diz a Doutora Z. Ela também alerta que "fantasias normalmente perdem o seu apelo erótico depois que são colocadas em prática, portanto, se uma fantasia é particularmente especial, talvez seja melhor que não se tente realizá-la".

E vale a pena ir devagar

"Recomendo que meus pacientes somente introduzam uma nova ideia uma vez por semana ou a cada segunda vez em que fizerem sexo", diz Alex Caroline Robboy, a fundadora do <www.howtohavegoodsex.com>. De outro modo, ela poderá se sentir sobrecarregada.

Caminhar lentamente é sempre a melhor forma para se começar, diz Dee McDonald, a fundadora do Centro de Bem-Estar Sexual em Londres e Sussex. "Mesmo que vocês dois estejam ligados na fantasia,

* Sem título em português. Tradução livre: *Meu jardim secreto*. (N.E.)

ainda assim é melhor começar devagar, conversando bastante sobre ela e então incorporando aos poucos um pouco daquilo que você gostaria de tentar em seu ato de fazer amor".

Combine o uso de uma palavra de segurança

Pessoas que brincam seriamente utilizando-se de algemas, praticando o sadomasoquismo e a arte da dominação usam o que se denomina "palavra de segurança". Trata-se de um vocábulo completamente fora do contexto da fantasia – pode ser uma cor, "roxo", por exemplo; ou, ou a palavra "Porto Seguro" – com a qual qualquer um dos parceiros poderia parar a ação. Afinal, se o jogo pressupor que você deverá amarrá-la e possuí-la a força, enquanto ela implora que você pare, como saberá quando realmente foi longe demais?

Este truque oferece um bem-vindo grau de liberdade: quando qualquer um de vocês escutar a palavra, vocês automaticamente saem do personagem e param o que quer que estejam fazendo (e se ela estiver presa, pergunte se deseja que a solte).

Algumas pessoas chegam a usar uma lista de palavras de segurança – amarelo, por exemplo – para indicar que precisam dar um tempo, ou que precisam checar algo com o parceiro; vermelho para parar a ação totalmente. A palavra verde pode ser utilizada para indicar a um parceiro que esteja preocupado com as suas condições que você ainda está a bordo da brincadeira, e sem quebrar a fantasia.

ASSISTIR PORNOGRAFIA COM SUA PARCEIRA

Já foi dito que os homens se estimulam muito mais com o incentivo visual do que as mulheres. Mas não é exatamente isso o que mostram as pesquisas. Um estudo da Escola de Medicina da Universidade de Washington mediu a atividade cerebral de 264 mulheres enquanto elas assistiam a imagens eróticas. A conclusão: Mulheres têm respostas tão fortes quanto as observadas nos homens. E pesquisadores australianos

VAMOS AO CINEMA

Filmes populares, com cenas não tanto assim:

- *Lua de fel: sado moderado, exibicionismo e voyeurismo.*
- *O último tango em Paris: brincadeira anal.*
- *Traídas pelo desejo: lesbianismo.*
- *9 ½ semanas de amor: sexo e comida; fantasias com striptease.*
- *Corpo em evidência: sado moderado.*
- *Emanuelle: Clube da milhagem aérea, lesbianismo.*

descobriram que quando homens e mulheres assistem as mesmas cenas de filmes adultos, as mulheres têm um maior fluxo de adrenalina.

Então por que mais mulheres não estão assistindo pornografia? Em primeiro lugar, muitas delas estão, mas elas talvez não gostem dos mesmos filmes que você. Os roteiros brega e a ausência de intimidade que há entre os personagens não ajudam. "Não é preciso que apareçam bombons e flores, mas seria mais legal se ambos não parecessem odiar um ao outro", diz Marina, do Brasil.

Também pode ser intimidador. "Muitas mulheres se sentem ameaçadas pela aparência das jovens que aparecem nesses filmes – todas com pernas espetaculares, cabelos loiros e seios gigantescos", diz Valeria Gibson, colunista sexual e de relacionamentos do *Toronto Sun*. Na verdade, tem havido uma dramática onda de reconstrução genital feminina, por que as mulheres querem se parecer mais com estrelas pornô (ou com alguma celebridade que tenha sido recentemente fotografada saindo de uma limusine sem as calcinhas). Da mesma maneira que os quase 23 centimetros do sujeito que aparece na tela podem fazer com que você pause por um minuto e olhe para baixo, para seu modesto "equipamento"; ver aquela loira siliconada na tela pode fazer com que ela se pergunte se a falta de todas aquelas extraordinárias cirurgias que as deixam perfeitas, faz com que você se torne meio frio. Reforce abundantemente as qualidades dela, e tudo ficará bem.

Mas Gibson levanta outro ponto que explica por que a pornografia não atrai mais mulheres: "Muitas delas sentem que o sexo, da forma

O MÉTODO SANDUÍCHE IDEALIZADO POR MIDORI

A educadora sexual Midori passou os últimos 20 anos ensinando homens em todo o mundo a como tornarem suas vidas sexuais mais aventurosas, e acabou desenvolvendo uma abordagem brilhante para incorporar coisas novas. Ela chama de O Método Sanduíche. Leia e aprenda.

> "Imagine um sanduíche. Pense no sexo bom e regular com sua parceira como sendo cada uma das fatias do pão, e qualquer nova atividade que você queira introduzir como sendo o recheio. Então podemos dizer que o sexo bom e regular (SBR, para encurtar) segue este formato: ambos partem para as preliminares, o homem brinca com os seios da mulher, ambos se envolvem em sexo oral, e então procedem para o intercurso.
>
> "Agora digamos que você queira introduzir um pouco de espancamento a esta rotina e sua parceira tenha concordado em tentar. Então vocês começam fazendo tudo da maneira que fariam normalmente, mas antes de partir para o ato propriamente dito, você faz cócegas nas nádegas de sua parceira e ela retribui com algumas palmadas".

Eis aqui por que o Método do Sanduíche funciona tão bem: Digamos que ela esteja adorando. Então esta noite, você decidiu que fará um sanduíche um pouco mais substancial, cujo recheio será um pouco mais apimentado. Mas vamos dizer que não funcione como esperava – talvez ela esteja desconfortável ou você não curta tanto quanto imaginou – então você simplesmente retoma de onde havia parado, voltando diretamente para o SBR. Ambos fazem sexo como de costume e tudo acaba bem. E como os seres humanos estão programados para se recordar do começo e do final de uma experiência muito melhor do que do ocorre no meio, a abertura romântica e o delicioso orgasmo alcançado por ela serão as coisas das quais certamente se lembrarão. A beleza desse método é que ele á perfeito para introduzir praticamente qualquer coisa.

como é mostrado tradicionalmente na pornografia, é muito mal representado, e parece exatamente o que é – uma performance". Nós escutamos isso refletido em comentários de muitas das mulheres com quem conversamos. "Eu sempre achei que a pornografia oferecesse um desserviço", diz Emma, uma publicitária inglesa. "De certo modo, ela realmente ensina os homens a fazer da maneira errada. Não acha? Quero dizer, todas essas mulheres que gozam logo ao serem penetradas, e toda aquela movimentação, além da maneira ridícula com que elas fazem sexo oral, tudo isso seria desastroso para mulheres de verdade".

Estatísticas rápidas

Percentual de homens que assistem pornografia todos os dias:
1.Brasil 30,1%
2.Indonésia 28,4%
3.Reino Unido 24,5%
4.Filipinas 23,3%
5.Portugal 22,7%
6.EUA 19,5
Média Mundial 15,9%

Vá devagar e seja gentil

Naked News é um programa de notícias de Toronto, cujas apresentadoras são mulheres dando notícias via internet. Feche os olhos e lhe parecerá apenas mais um programa de previsão do tempo; abra-os e você verá que as profissionais estão estranhamente nuas.

Não, não é nada pornô – na verdade, as notícias são bastante sólidas. Mas é uma forma para você sentar-se junto com sua parceira e ver pessoas de verdade que não estão usando roupa alguma. E ainda se atualizar dos eventos mais recentes. Visite <www.nakednews.com>.

Eduque-se

O mais popular vídeo educacional vendido na Good Vibrations [Boas Vvibrações], uma loja de brinquedos sexuais de São Francisco, é *Sex: a lifelong pleasure.** É uma série holandesa em cinco partes feita para casais heterossexuais. Outras opções incluem *Better sex* [sexo melhor] e os títulos da *Sinclair Library*, ou ainda *How to female*

* Tradução livre: Sexo: prazer eterno. (N.E)]

*ejaculate,** que define o ponto G e conclui, dizendo: Está pronto para isto? – cinco mulheres tendo orgasmos simultaneamente.

Recorra à arte antiga

Outra opção é dar a ela um livro de cabeceira. Muito da arte erótica ao longo da história foi desenhada não apenas para educar (coloque a perna dela aqui), mas também para excitar. Shunga são pinturas japonesas dos séculos XVI, XVII e XVIII; muitas reimpressões estão disponíveis, assim como reproduções do Kama Sutra e de outros textos antigos. Deliciosos e ainda assim, superexplícitos, esta é uma maneira clássica de fazer com que ela veja as figuras.

Apesar de nosso conselho ser geralmente para envolvê-la, ir até a loja de filmes para apanhar alguma coisa para assistir pode muito bem ser algo com o que ela se sinta bastante desconfortável. Escolha algo online, ou se ofereça para ir alugar. Não se esqueça de que você facilmente pode usar a pornografia para incorporar alguma das outras fantasias deste capítulo. Se ela não topar ir para casa com você e outra garota, por exemplo, você ao menos pode assistir a um filme em que pratiquem um *ménage à trois* e sonhar.

Sarah Hedley, especialista inglesa e autora de *Sex by numbers*, sugere que seria uma boa ideia oferecer a ela sexo oral durante o filme. Afinal, isso é sempre um bônus bem-vindo.

FAZENDO SEXO AO AR LIVRE

Francamente, ficamos um pouco surpresos que esta tenha sido uma escolha tão popular em locais com climas tão difíceis. "Somente no verão!", diz Anna, da Ucrânia. "A não ser que tenhamos muitos casacos de peles" Também é algo curioso que países tão geograficamente próximos tenham reações tão fortes pró e contra. E será que nós fomos os únicos que assistimos *A bruxa de Blair*?

* Sem título em portuguêsl. Tradução livre: *Como alcançar a ejaculação feminina.* (N.E.)

Estatísticas rápidas

Percentual de homens que fantasiam fazer sexo em meio à natureza selvagem:
1.Ucrânia 37,1%
2.Rússia 32,5%
3.Portugal 25,0%
4.Hungria 23,1%
5.Holanda 22,6%
6.Brasil 19,0%
7.EUA 12.2%
O menor índice (Eslovênia)

Seja qual for a taxa, para mais informações sobre como fazer este sonho virar realidade, retorne ao Capítulo 12, item #4, o qual traz muitas dicas.

LINGERIES ULTRAJANTES

Aproximadamente 17% dos homens em todo o mundo gostariam de ter a habilidade de ver através das roupas das mulheres. Nós não podemos realmente oferecer-lhes visão de raio-X, mas aqui vai a melhor coisa depois disso (trata-se da sétima mais popular fantasia sexual): faça com que ela use lingeries sensuais.

As mulheres adoram roupas de baixo e esse pode ser um presente bastante indulgente – e excitante – até mesmo para uma menina comportada. "Meu namorado me comprou uma lingerie com laços, que é diferente de tudo o que eu já havia usado", diz Brittany, uma professora do Canadá. "Não é mesmo o meu estilo, mas quando eu a uso sinto como se me tornasse uma pessoa diferente na cama – sexy, louca, poderosa".

Não se poderia dizer isso com base naquelas festas de pijama, mas a verdade é que muitas mulheres não têm qualquer experiência com lingeries. Muitas outras acham que usar roupas reveladoras, mesmo na intimidade do quarto, traz à tona muitos assuntos desconfortáveis referentes ao corpo. Mas apenas por ela jamais ter usado lingeries sensuais não significa que ela não irá usá-las, principalmente se você demonstrar um pouco de paciência. Ela pode ainda não estar pronta para um conjunto de meia-calça e espartilho vermelho – mas talvez ela possa ser convencida a trocar aquele conjunto de flanela estilo vovozinha por um belo top de algodão e shorts de boxeador. Quando ela finalmente utilizá-los, vá fundo nos elogios. Portanto, comece devagar e desenvolva a partir daí.

Estatísticas rápidas

Porcentagem de homens que fantasiam com lingeries sensuais:
1.República Tcheca 26,3%
2.Portugal 26,2%
3.Indonésia 25,2%
4.Hungria 23,8%
5.Holanda 21,7%
6.EUA 16,3%
O menor índice (Ucrânia) 4,3%

Divirta-se fazendo compras

Boutiques de lingeries hoje em dia fornecem roupas tanto para homens, quanto para mulheres, e se você conseguir relaxar e aproveitar, a experiência pode servir como um tipo de preliminar. É uma boa ideia telefonar com antecedência; algumas lojas permitirão, inclusive, que você marque um encontro.

Dê ao vendedor o máximo de informações possíveis sobre a mulher para quem você está comprando a peça: que tipo de perfume ela gosta, a cor do cabelo e o tom da pele, assim como o tipo de lingerie que ela costuma comprar. Olhe na gaveta de calcinhas dela para ter certeza dos tamanhos, e se você conseguir, pegue escondido dela um conjunto de sutiã e calcinha e leve-o com você para fazer uma comparação. Tamanhos podem variar amplamente, e é muito importante que as roupas sirvam bem. De qualquer modo, guarde esta receita.

Existem, é claro, varejistas óbvios:

- <www.victoriassecret.com>;
- <www.anyany.com.br>;
- <www.fruitdelapassion.com.br>;
- <www.fredericksofhollywood.com>;
- <www.agentprovocateur.com>;
- <www.modarosa.com.br/categories>.

Para algo mais especial, você pode tentar um dos seguintes:

- **37=1 Atelier**: Esta loja de Nova Iorque reduziu a lingerie à simples geometria; eles aceitam pedidos – <http://jeanyu.com>.
- **Eres Paris**: A lendária linha francesa de lingeries do país que as inventou – <www.eresparis.com>.

- **La Perla**: Fundada em 1954, esta linha italiana têm as mais sensuais roupas de baixo – **<www.laperla.com>**.
- **Myla**: O lema não oficial desta companhia inglesa é "Ótimo sexo é uma indulgência privada e a definitiva luxúria". Enquanto estiver por lá, aproveite para dar uma olhada na linha de brinquedos sexuais ultra-luxuosos, tão bonitos que você poderia até exibi-los em sua mesinha de café, ou no criado ao lado de sua cama – **<www.myla.com>**.

Prepare-se para tomar um choque

Você pode ficar surpreso com o preço que alguns lencinhos de seda podem custar. Lingerie de verdade – de qualidade – pode ser cara, mas peças bonitas duram por bastante tempo, e a costura cuidadosa e bem feita fazem parte do que as torna um presente tão bom. Não nos interprete mal: definitivamente há um lugar para as lingeries mais baratas que ela usa no dia a dia; e a pequena irritação que aquele laçinho barato poderá causar em sua pele pode até ser estimulante de algum modo. Mas a não ser que vocês já tenham conversado sobre o assunto, lembre-se que um uniforme de arrumadeira francesa feito de poliéster não é uma grande opção.

Apresentação é tudo

Você não irá conseguir a receptividade que está procurando se entregar o jogo antes do tempo. Em vez disso, provoque-a, dando dicas sobre um misterioso presente, e então espere até que ela entre no banho para acender algumas velas no quarto; deixe o presente sobre a cama.

Outra opção é dar-lhe o presente no local onde ela menos espera. Passe para ela um fio dental de seda por baixo da mesa do restaurante e peça que ela vá até o banheiro feminino e se troque.

PEÇA A ELA QUE FAÇA UM STRIPTEASE

Striptease e lap dance estão em terceiro lugar entre as mais comuns fantasias mundo afora.

Diga a ela o quanto isso significa para você, e talvez ela lhe ofereça um show como Ati, da Indonésia: "Eu não sei o que deu em mim – tudo bem, uma grande parte da garrafa de champagne foi o que deu em mim – mas eu fiz esse striptease para ele saindo do banheiro."

Tente uma atuação estilo stripper/cliente

Reúna um playlist de canções que rolam em clubes masculinos, peça uma lap dance, e mantenha suas mãos longe dela, assim como teria que fazer nesses clubes. Após ter comprado uma garrafa de

VINHO, QUEIJO E MAIS UM MOTIVO PARA AGRADECER AOS FRANCESES

Sapatos de salto alto não surgiram nos EUA até meados dos 1800, diz Don Voorhees, o autor de Quickies: facinating facts about the facts of life. *Eles já haviam sido populares entre a aristocracia europeia por um longo período quando foram finalmente introduzidos na América por uma prostituta francesa que trouxe diversos pares consigo para um bordel em New Orleans.*

Os franceses também inventaram o negligê.* *Na verdade, a palavra vem do termo francês négligée, que literalmente significa negligente – imagine uma jovem tão ocupada deitando-se pela casa e vestindo apenas aquele robe transparente e sensual que acabou negligenciando a pobre máquina de lavar. O que, afinal, está perfeito. Sigamos em frente.*

* *Negligê* é um robe feminino de tecido fino e transparente, adornado com rendas. (N.E.)

champagne, use algumas cédulas durante a brincadeira e veja se elas não lhe garantem um pouco de ação com as mãos.

Acessórios: saltos absurdamente altos, lingeries baratas, muitas e muitas notas para fingir as gorjetas.

Vá aos clubes

Se a sua mulher souber jogar, leve-a a um show para espiar e aproveite para dar uns amassos enquanto toda aquela ação está rolando. Outra opção é ir a um clube de striptease de verdade, muitos recebem casais. Dê uma boa gorjeta; além de ser o preço da fantasia, também é educado.

Vire a mesa

Mary Taylor, uma ex-dançarina exótica de Toronto e autora de *Bedroom games*, tem uma companhia chamada Peel and Play, que ensina as mulheres a tirarem a roupa. "Sempre que eu pergunto para as mulheres em meus workshops como elas se sentiriam se os seus parceiros tirassem toda a roupa, recebo uma ótima resposta". O conselho dela? Vocês dois sentiriam-se tolos se levarem a coisa a sério demais, então divirtam-se – e definitivamente não se preocupem com toda essa coisa do corpo. Tirem tudo devagar e joguem as peças no "público" com atitude, até que não sobre nada a não ser um sorriso.

Edmond, de Montreal, seguiu o conselho de Taylor: "Minha namorada me deu um pacote de pequenas meias no Natal; eu sou um boxeador e aquelas eram de um tamanho menor do que costumo usar! Ofereci-lhe um ótimo show e usei aquela pequena meia sobre meu pênis o mais que consegui deixei a rede sobre a banana pelo máximo de tempo que consegui..."

Estatísticas rápidas

Porcentagem de homens que fantasiam com streaptease e lap dance:

1.Indonésia 34,3%
2.Polônia 31,0%
3.África do Sul 29,2%
4.Filipinas 28,2%
5.Reino Unido 26,8%
6.EUA 26,6%
O menor índice (Rússia) 3,7%

UM TRABALHO AERÓBICO AO QUAL CERTAMENTE PODEMOS ADERIR

Academias em Los Angeles e Nova Iorque oferecem uma aula de cárdio com striptease que incorpora movimentos de strippers na malhação.

FALAR PALAVRAS OBSCENAS

"Existe alguma coisa tão sexy quanto o som da voz de seu amante, sussurrando com desejo em seus ouvidos?", pergunta Anna, da Ucrânia. Palavras são um dos mais poderosos afrodisíacos que você tem em seu arsenal e as mulheres são especialmente vulneráveis ao poder delas. Apesar de as mulheres não poderem ser tão prontamente estimuladas em termos visuais quanto os homens, elas podem ser até mesmo mais poderosamente excitadas pela fantasia e o método que preferem é o uso da palavra falada.

"A mulher tem uma mente mais erótica do que o homem", diz Robert Birch, Ph.D, da Faculdade Americana de Sexologia. "As mulheres pendem mais para o teatro, o romance e o drama que cerca o sexo, do que apenas no ato em si". Tendo isso em mente...

Peça a ela para ir primeiro

A melhor maneira de saber do que sua parceira gosta é virar a mesa e pedir que ela fale palavras obscenas com você. Apanhe pistas a partir do que ela faz: Existe alguma fantasia que é recorrente para ela? Alguma palavra? Um tom de voz?

Espere até que ela esteja fervendo

É sempre bom lembrar que a excitação sexual extrema acaba com qualquer inibição. Espere para falar sujo – ou para pedir que ela fale

– até que tenha certeza de que ela está completamente entregue à você. Ou se você quiser torturá-la, faça como Andreas, um artista de Bern, Alemanha: "Eu gosto de provocar minha namorada interrompendo nossa relação quando percebo que ela está muito excitada e, começando a falar sujo com ela. Eu digo o que estaria fazendo com ela se a estivesse tocando, mas não coloco as mãos nela até que ela implore! Isso é muito divertido quando ela está amarrada."

Use as palavras de outras pessoas

Comecem lendo material erótico ou pornográfico em voz alta um para o outro. Isso pode aquecer os motores, por assim dizer, para a ação que virá depois. Este é um ótimo movimento para o qual ambos podem partir mais tarde, quando estiverem mais confortáveis. Você não precisa respirar pesadamente ou soar como se estivesse fazendo sexo por telefone, o desejo mudará a sua voz naturalmente, e isso já é sexy o suficiente. Mas leia lentamente, pois um ritmo normal pode fazer com que até mesmo o livro mais erótico soe como um texto técnico.

Midori recomenda que você tente antologias eróticas – e existem muitas delas – disponíveis tanto em livrarias, quanto em lojas especializadas em produtos sexuais. "Dessa maneira, se um de vocês não se sentir envolvido por uma determinada história, basta simplesmente pular aquela e ir para a próxima".

Estatísticas rápidas

Percentual de homens que fantasiam com conversa suja:
1.Ucrânia 18,36%
2.Rússia 17,38%
3.Reino Unido 9,74%
4.Filipinas 9,68%
5.EUA 9,53
6.Sérvia 9,15%
O menor índice (China) 0,08%

Volte aos tempos de escola

Enquanto estiver lendo, memorize mentalmente as frases que consegue se imaginar dizendo no calor do momento. Alugue filmes pornôs e – talvez pela primeira vez na sua vida – escute o que os atores estão dizendo (ignore a música, se é que é possível).

Parte por parte

Outra boa maneira de começar é simplesmente escutando as partes do corpo. Toque-a em algum lugar e pergunte como ela gostaria de chamar esse ponto. Lentamente você construirá uma coleção que poderá incorporar quando o clima mudar e o ataque começar.

Deixe uma mensagem

Muitas vezes é mais fácil falar coisas obscenas se você não tiver que olhar para ela. Deixe uma mensagem de voz para ela ou simplesmente telefone em alguma noite durante a qual estiverem separados e diga-lhe algumas palavras apropriadas.

Sussurre

Você não está no palco do Royal Globe; eles não precisam escutá-lo naqueles assentos mais baratos dos fundos. Por algum motivo, sussurrar é (a) sexy e (b) menos embaraçoso. Deixe seus lábios roçarem a orelha e o pescoço dela, pois, enquanto estiver agindo assim ela nem perceberá quando você começar a dizer coisas não habituais.

Deixe algo por conta da imaginação

Lembre-se, isso não é uma competição! Você não precisa falar sujo sem parar nem incluir todo o seu dicionário de termos vulgares. Uma pausa bem colocada, na verdade, pode ser justamente o espaço que ela precisa para permitir que sua imaginação corra solta. Afinal, ela não precisa saber que você parou simplesmente porque não sabia o que dizer?

Fique confortável

Assim como em relação a todas as coisas no quarto, ajuda muito sentir-se confortável na própria pele. Apenas fale sobre o que realmente lhe excita. Você talvez não tenha a dom da palavra, mas se pensou em agarrá-la pela cintura e possuí-la enquanto ela estava tirando as compras do mercado da sacola, então conte isso para ela. Diga como seu traseiro parecia delicioso e no que pensou em fazer naquele momento. Ou fale simplesmente o que você está fazendo, sentindo ou vendo – naquele mesmo instante.

"Você fica linda sob esta luz."
"Você está toda molhadinha."
"Eu adoro penetrá-la."
"Não vou conseguir aguentar se você continuar se mexendo assim."

Elogios funcionam

Quase todo tipo de sentença que começa com "Eu adoro quando...", como por exemplo, "Eu adoro quando consigo me ver penetrando você" ou "Eu adoro quando você se inclina e eu posso te agarrar por trás". Isso certamente funcionará para ela.

Dê a ela uma aula de história

Enumere todas as coisas que você costumava gostar em suas ex periências sexuais no passado. Isso também é uma boa maneira de lembrá-la de coisas que ela costumava fazer, e que deixaram de fazer parte de sua rotina – afinal onde está aquele cinto rosa que prendia as ligas?

Mantenha as coisas simples

Se você está nervoso a respeito de como soarão as palavras que disser (ou como sua parceira irá entendê-las), experimente estas frases testadas e aprovadas, cortesia de Lynne Stanton, a autora de *Dirty talk*.*

"Você gosta disso?"

* Sem título no Brasil. Em tradução livre: *Palavras sujas*. (N.E.)

"Eu quero você."
"Toque-me aqui."
"Eu estou com muito tesão."
"Você me deixa excitado."
"Eu adoro quando você ..."

Dê ordens a ela

Essa aqui pode ser uma surpresa, mas muitas mulheres adoram quando os homens lhes dizem o que fazer – na cama, pelo menos. O uso de uma voz de comando ao mandar que abra suas pernas geralmente obtém excelente resposta. E não interessa o quanto você é tímido, você pode dizer a ela que abra as pernas.

Finja ser outra pessoa

Uma das nossas "outras pessoas" favoritas, é claro, é um amante oriundo de um clima exótico. Domine algumas frases chave, e você nem vai mais precisar saber o significado delas. Se soar exótico e erótico, e você usar o tom certo de sussurro bem no meio das preliminares, quem se importa se a verdadeira tradução de sua "conversa obscena" for "posso usar o telefone?"

Desista de ser politicamente correto

Quanto mais sórdido, melhor – esta é a hora de destilar palavras que você jamais sequer pensou que diria em voz alta. "Meu marido me chama de nomes que se ele mencionasse fora do quarto, eu daria um tapa nele", diz Charlene, de Sydney.

Uma palavra de aviso: algumas palavras são realmente muito carregadas para serem usadas. É melhor que elas permaneçam não ditas, mas as vezes pode ser difícil traçar a linha quando você está empolgado com o momento, então aqui vão algumas linhas gerais para guiá-lo. Epítetos raciais e qualquer outra coisa que você saiba que já tenha sido usado contra ela de modo violento ou com o objetivo de machucá-la devem ser considerados fora dos limites, a não ser no caso específico de que isso tenha sido discutido de antemão. Assim como comentários sobre o corpo dela. E, é claro, é melhor ser um pouco conservador com uma nova parceira – enquanto algumas mulheres se sentem muito confortáveis com palavras como "vadia", outras têm uma reação visceral à elas, o que não contribuirá positivamente com a experiência sexual.

Descreva o cenário e a encenação

Ela o arrastou para assistir a outro filme de época no qual todo mundo fala com um forte sotaque? Tudo bem, então use isso como pano de fundo para uma espantosa fantasia sexual, e no caminho para casa, diga a ela exatamente no que estava pensando durante a sessão de cinema. Faça seu próprio filme ao descrever-lhe lentamente uma cena erótica, com o máximo de detalhes que puder. Lynne Stanton recomenda que você prepare o palco para a sua parceira da maneira mais completa que conseguir, e que a atraia para dentro dele. Descreva

LITERATURA DO AMOR, ESTILO INTERNACIONAL

Alguns favoritos internacionais:

Áustria: A Vênus das peles, *de Leopold Von Sacher Masoch (Martins Fontes, 1988).*

França: Delta de Vênus, *de Anaïs Nin (LP&M, 2005) /* O Amante, *de Marguerite Duras (Cosac Naify, 2007) /* Chéri, Colette *(Record, 2010) /* A História de O, *de Pauline Réage (Ediouro, 2005) /* A Vida Sexual de Catherine M., *de Catherine Millet (Agir, 2009).*

Grécia: Os poemas de Sapho de Lesbos.

Itália: A Arte de Amar, *de Ovídio (Arts Poética, s/d).*

Japão: A Chave, *Junichiro Tanizaki (Cia das Letras, s/d).*

onde vocês estão, o que estão vestindo, quem consegue vê-los, e o que ambos estão morrendo de vontade de fazer.

Não se surpreenda se você excitar a sua parceira tanto que ela leve a coisa para o próximo nível, adicionando detalhes e talvez até mesmo outras pessoas dentro da cena. Logo, por meio de suas palavras, você estará distante do seu quarto ordinário e se imaginando em uma cabine de avião, em um bordel de Paris, em um festa de swingers dos anos 1960, ou em uma carroça do velho oeste – o que quer que deixe vocês excitados.

Diga a ela o que você quer

Se você quiser ouvi-la implorar, diga à sua parceira exatamente que é isso o que deseja. Se quiser que ela diga que você é enorme, peça que ela lhe fale exatamente isso.

Não se restrinja ao quarto

Conversa suja é uma excelente maneira de levar suas experiências eróticas para fora do quarto, de modo que ambos estejam constantemente se comunicando e garantindo simetria, todo o tempo. Em público é ótimo: sussurre algo sórdido nos ouvidos dela no exato instante em que as luzes se apagarem no teatro, durante uma apresentação na escola de seu filho, ou até no meio da reunião do condomínio. Mas em privacidade também é bom: pelo telefone quando você estiver em um quarto de hotel do outro lado do mundo, ou quando der um beijo de despedida ao sair cedo para o trabalho e ela continuar na cama.

FAZENDO SEXO EMBAIXO DA ÁGUA

Existe uma associação natural entre sexo e água – algo que tem a ver com a falta de peso, a sensualidade de sentir-se completamente cercado, isso sem mencionar os óbvios fluidos.

VOULEZ-VOUS COUCHEZ AVEC MOI, CE SOIR?*

Você pode fingir ser um amante de algum lugar exótico – mas como será que tais amantes apimentam sua conversa de travesseiro?

O uso de jogos sexuais pelo telefone é uma boa pedida – embora não sejam algo tão surpreendente, considerando-se o quanto os europeus amam seus telefones. "Eu tento imaginar que ela seja uma dona de casa solitária e cheia de tesão que ligou para um gigolô utilizando-se de um serviço telefônico e que eu preciso mantê-la na linha o máximo possível para elevar a cobrança do serviço em sua conta telefônica", diz Liam, um advogado Irlandês. "Isso realmente me força e ir fundo nos detalhes, para que as coisas se desenrolem bem devagar – o que ela adora!"

"Nós dois viajamos muito a trabalho, e ela adora me contar sobre todos os homens que a olharam enquanto estava no bar do hotel", diz Bram, um homem de negócios holandês.

"Nós usamos vocabulário bem obsceno para falar sobre coisas malucas que nunca faríamos, mas somos muito fiéis e respeitamos um ao outro. Mas quando usamos essa técnica, sempre falamos sobre orgias, clubes de swingers, festas regadas a sexo, dominação do tipo hard-core – coisas que nem em um milhão de anos tentaríamos", diz Paolo de Verona, Itália.

"Minha mulher e eu revivemos várias diferentes versões de uma mesma fantasia. Ela é uma prostituta, eu sou seu cafetão. Ela tem de fazer o que eu digo, tem de fazer sexo com quem quer que eu ordene. Por favor, você precisa entender – eu não sou esse tipo de pessoa! Essa era a fantasia dela desde o início", diz um embaraçado Fernando de Tulum, México.

* Do francês: Você quer dormir comigo esta noite? (N.E.)

Estatísticas rápidas

Percentual de homens que fantasiam fazer sexo embaixo da água:
1. 1.Sérvia 21,9%
2.Romênia 16,3%
3.Alemanha 15,1%
4.Espanha 14,8%
5.México 14,3%
6.EUA 3,1%
O menor índice (Ucrânia) 2,7%

Leia tudo a respeito

Impresso em papel à prova d'água, o Aqua Erótica (<www.babeland.com>) é uma coleção de literatura erótica que tem a água como tema.

Vá para a banheira

Gel para o banho, uns 15 centímetros de água quente, lubrificante de silicone e uma vela. Do que mais você precisa? (por favor, o suporte do chuveiro não foi feito para aguentar o peso de um humano adulto. E lembre-se, lubrificante é escorregadio (mas seu efeito pode ser perigoso, do tipo: "escorreguei e não consigo mais me levantar").

Patinho de borracha, você é o escolhido

O que será que eles vão imaginar a seguir? Compre o seu próprio vibrador tipo patinho de borracha na <www.babeland.com>. Dê uma boa apertada neste clássico patinho amarelo e ele tornará a hora do banho muito mais divertida do que você imagina.

Mergulho nu

Esta é a fronteira final, imersão completa. Juntar-se ao clube de mergulhadores requer planejamento cuidadoso, dado o equipamento que você precisará e de toda aquela história sobre ficar sem respirar. Você provavelmente irá querer algo para se apoiar de modo que realmente consiga fazê-lo e não apenas fique lá flutuando. Mais importante, tenha certeza de

MOLHE-SE E PERMANEÇA MOLHADO

A água não serve como lubrificante, portanto, o que você procura é um que tenha 100% de silicone, pois não sai com água.

REPERTÓRIO INTERNACIONAL PARA APIMENTAR A RELAÇÃO

Pode ser bastante eficiente apimentar sua conversa obscena com palavras e frases obscenas retiradas de outros idiomas. "Aprenda algumas expressões chave em idiomas particularmente românticos, como o francês, o italiano ou o espanhol", diz Lynne Stanton, autora de Dirty talk. *"Suas frases soarão terrivelmente exóticas e ambos ficarão enlouquecidos com o uso de algumas palavras estrangeiras. E, se a conversa suja for algo novo para você, as coisas ficarão bem mais fáceis. Afinal, muitas pessoas acham um 'baisez-moi' sussurrado no ouvido bem mais sexy de se escutar, e de se dizer, do que um simples "me dê um beijo",* oui?**

Mais sexy de se dizer, mais sexy de se escutar – esta é basicamente sua missão. Então aqui está o seu guia para algumas palavras e expressões picantes em diversos idiomas

- *Tu es si caliente: Você é tão quente (espanhol)*
- *Hagalo a mi: Faça-o para mim (espanhol)*
- *Dieu, je suis si exite: Deus, eu estou tão excitado (francês)*
- *Je veux te baiser: Eu queria fazer sexo com você (francês)*
- *Suce-le: Chupe-o (francês)*
- *Duro come una roccia: Duro como uma rocha (italiano)*
- *Fighetta: uma mulher gostosa – literalmente, "adorável pequena vagina" (italiano)*
- *Una cosine veloce, uma sveltina: Uma rapidinha (italiano)*
- *Dreh' dich um: Vire de costas (alemão)*
- *Issho-ni neyou?: Vamos dormir juntos? (japonês)*
- *Semai: Você é apertada (japonês)*
- *Kuchi no naka itte ii? Posso ejacular na sua boca? (japonês)*

* Do francês: sim, ou, neste caso, pedindo uma confirmação. (N.E.)

seguir todos os procedimentos de segurança, como faria se fosse mergulhar de verdade (seria interessante que vocês estabelecessem alguns sinais de segurança, para que ela consiga notar a diferença entre seus movimentos apaixonados e os que precedem um afogamento).

SEXO COM UM AMOR PROIBIDO

"A fruta proibida é a mais doce, não é verdade?" brinca Teodora, da Rússia. Mesmo se o suculento espécime for a babá dos seus filhos, a irmã de sua mulher, ou até mesmo a melhor amiga dela. Quem sabe ser for sua chefe, ou a filha de sua chefe, e até, especialmente a filha de sua chefe.

Se você está cansado da mesma coisa todo dia, vá em frente e traia – só que faça-o com a sua mulher. Interpretem esse conceito (Veja no Capítulo 8 algumas ideias para temperar a relação e tudo o que precisa saber para implementar nossas sugestões). "Brincadeiras sexuais nos permitem atuar com base em algumas de nossas mais secretas fantasias sem termos que nos comprometer ou levá-las muito a sério", diz o especialista inglês Graham Masterton, antigo editor da Penthouse e Penthouse Forum e autor de *Os segredos da brincadeira sexual*.

Diversos casais se voltam para a interpretação de papéis com o intuito de apimentar o relacionamento. Pode ser uma maneira para explorar – ou reverter – a dinâmica do relacionamento sem que ninguém se torne vulnerável ou fique chateado. Pode ser uma maneira de obter uma coisa que você nunca teve: você nunca conseguiu deixar o banco durante os jogos da faculdade, e ela só foi presidente do clube de xadrez – mas quem disse que você agora não pode ser o capitão do time de futebol e ela aquela deliciosa líder de torcida? É uma maneira de testar alguns daqueles deleites proibidos – como agarrar uma estranha em um bar, ou se envolver sexualmente com aquela gostosíssima assistente do seu dentista – de quem você, aliás, prometeu que ficaria longe.

Estatísticas rápidas

Percentual de homens que fantasiam sobre amores proibidos:
1.Rússia 25,45%
2.Itália 25,05%
3.Cingapura 25,0%
4.Portugal e África do Sul, empatados 23,57%
5.EUA 19,37%
O menor índice (Indonesia) 7,09%

SEXO A TRÊS

Esta foi a principal fantasia sexual para mais da metade dos leitores da *Men's Health*.

> *"Duas mulheres juntas, esta é minha fantasia definitiva"*
> – Eric, um bibliotecário da Indonésia.

> *"Eu sempre adorei assistir duas mulheres juntas. Eu sei que minha esposa brincava com garotas na época da faculdade; isso me dá a oportunidade de conseguir um dia me envolver em um pouco de ação"*
> – William, um jornalista de Londres.

> *"É como se eu fosse um xeque em meu harém – todas aquelas mãos, seios e línguas – e tudo para mim!"*
> – Ian, em Bali.

> *"Você sabe que é bom de cama quando consegue dar conta de duas mulheres"*
> – Carlos, da Venezuela.

Como já deve estar claro a partir desses depoimentos, o pensamento de realizar sexo a três significa muitas coisas diferentes, para muitos caras diferentes. Alguns homens são atraídos pela ideia do estímulo – tem mais coisa para assistir, mais coisa para tocar e para fazer, do que no sexo com apenas uma única parceira.

Alguns adoram a ideia de assistir duas mulheres juntas, ou a ideia de ser o centro de toda aquela atenção feminina. "Se você for levemente voyeur, esta é uma oportunidade para ver sua parceira fazendo sexo. Se você for exibicionista, é uma oportunidade para se mostrar", diz Dee McDonald, a fundadora do Centro de Bem-Estar Sexual em Londres e Sussex.

Para muitas pessoas, o frisson está simplesmente no conhecimento de estar quebrando um dos maiores tabus: sexo fora de um simples casal. "Nós crescemos pensando que dois é o normal, e que qualquer coisa que não seja dois é fora do normal", diz McDonald.

"Os homens gostam de ser sexualmente incorretos na cama! Isso faz parte de sua masculinidade", diz Mariagrazia Marini, Ph.D, uma psicóloga clínica de Lisboa.

Lembre-se: Nós estamos assumindo, como a maioria dos homens, que a configuração a três é duas mulheres e um homem. Um estudo da *Psychological Science* confirma que as mulheres são mais dispostas à possibilidade de ter uma experiência com o mesmo gênero do que os homens. De acordo com uma pesquisa feita com 3.500 pessoas: mulheres heterossexuais com alto direcionamento sexual são 27% mais dispostas a se sentirem atraídas por ambos os sexos do que os homens heterossexuais com alto direcionamento sexual.

"Muitas mulheres têm tido fantasias sexuais com outras mulheres ou até já experimentaram", diz Ascha Vissel, uma psicóloga holandesa e terapeuta sexual. "Mas você precisa ser paciente, ajudá-las a se sentirem confortáveis com a ideia".

"As mulheres tendem a ver mais matizes de cinza, enquanto os homens são mais polarizados – são mais do tipo ou um ou outro – em relação a sua orientação sexual", diz Richard Lippa, Ph.D, psicólogo da Universidade Estadual da Califórnia, em Fullerton. Mas ele avisa, apenas por que uma mulher acha outras mulheres atraentes não significa que queira fazer sexo a três. Na verdade, muitas fantasiam uma relação sexual com outras por que elas imaginam que será suave, lenta, instigante, táctil, ao invés daquele estilo mais viril do homem.

Isso também não quer dizer que a outra configuração não tenha muito a dizer. Pode ser ótimo para um cara que goste da ideia ver a sua parceira com outro homem, ou para um cara que tenha algum tipo de curiosidade

Estatísticas rápidas

Percentual de homens que demosntravam maior probabilidade de fantasiar a realização de sexo a três:
1.1.Portugal 59,7%
2.Holanda 53,3%
3.Austrália 52,3%
4.Espanha 47,9%
5.Alemanha 45,4%
6.EUA 49,1%
O menor índice (Ucrânia) 1,9%

bissexual. Também pode ser um presente muito legal, e que demonstra mente aberta, para uma mulher que tem tudo, mas sempre se perguntou como seria estar com dois homens de uma só vez.

É claro, apenas por que isso seja algo sobre o qual você goste muito de pensar a respeito, também não significa que queira que se torne realidade. Vamos encarar a verdade: pode ser que você não queira que sua parceira faça sexo com outro homem. Você mesmo pode não querer fazer sexo com outra pessoa. Mas há muitas maneiras de incorporar esta fantasia de sexo *à trois* sem colocar a si mesmo – e aos outros – em uma situação desconfortável.

Finja

Aqueça o ambiente ao fingir que há uma outra pessoa dentro do quarto e pergunte o que sua parceira gostaria que essa terceira pessoa fizesse com ela, diz Ava Cadell, Ph.D, uma especialista nascida na Hungria e criada na Inglaterra, que tem viajado o mundo e ensinado sobre sexo.

"Nós falamos sujo, e com frequência é sobre alguma outra pessoa – uma mulher ou um homem – nos observando e se masturbando enquanto desempenhamos um show para ela", diz Adam, da Polônia.

NÓS FALAMOS SUJO, E COM FREQUÊNCIA É SOBRE ALGUMA OUTRA PESSOA NOS OBSERVANDO E SE MASTURBANDO ENQUANTO DESEMPENHAMOS UM SHOW PARA ELA.

Observe

Filmes famosos que incluem sexo a três não costumam ser desconfortáveis de se assistir e são um bom lugar para começar. *Garotas selvagens*, por exemplo, retrata um sexo quente entre Denise Richards e Neve Campbell. *Henri e June* tem aquela pequena pitada de sabor que ela tanto gosta. E uma vez que você passa para o corredor de filmes adultos, suas opções se tornam virtualmente ilimitadas.

Procure fontes externas

"Eu adoro a ideia de minha esposa ser dominada por outra mulher, mas ambos concordamos que seria muito estranho se eu de fato estivesse lá com outra mulher. Então no nosso caminho para casa voltando de um evento beneficente, respondemos a um anúncio de uma *dominatrix** profissional", diz Bram, da Holanda. "A mulher era ótima, ela realmente encarnou o papel. Minha mulher me contou tudo o que aconteceu no calabouço – ela até mesmo tinha alguns hematomas leves para me mostrar! E o sexo que tivemos depois disso foi o melhor de nossas vidas".

Convide... algo a mais

"Bonecas como as da RealDoll podem ser empregadas por casais para viverem suas fantasias de sexo a três sem que seja necessário envolver uma terceira pessoa e provocar todas as subsequentes emoções que isso envolveria", diz a especialista inglesa Sarah Hedley. Como ela pontua, é uma vergonha que o produto custe tão caro.

E se você realmente quiser tentar um ménage à trois na vida real? "Sexo a três pode ser uma experiência sexual completamente nova, mas somente se todos os participantes quiserem partilhar dela", diz a Doutora Marini. "Se uma das partes estiver fazendo apenas para agradar o parceiro, isso pode prejudicar a sua harmonia psicológica e a intimidade do relacionamento".

Estatísticas rápidas

Percentual de homens que fizeram sexo a três:
1.Brasil 19,0%
2.Reino Unido 17,55%
3.Austrália 17,52%
4.Estados Unidos 17,0%
5.Rússia 14,89%
Média mundial 14,23%

"É claro que pode ser complicado", diz o especialista inglês Phillip Hodson, autor de *Seu parceiro é perfeito para você?* "Não há mesmo como evitar a mensagem que o ato envia: você não é a única coisa que importa para mim".

Em primeiro, Hodson diz, é essencial estabelecer se ela tem qualquer interesse

* Trata-se de uma profissional em relações sadomasoquistas. (N.E.)

no assunto em si. "Você precisa se perguntar: isso é algo que a motiva? Por que se souber que não é, e introduzir a ideia mesmo assim, você realmente só estará sabotando a relação". Ele aconselha a vasculhar por pistas que demonstrem os interesses dela em relação a este assunto. Ela sempre comenta sobre como outras mulheres são atraentes? Ela já comentou ter "quedas" por outras mulheres? Ela talvez já tenha tido algum affair com uma colega durante a faculdade?

E então você precisa escolher um bom momento para perguntar. Que tal enquanto estiverem fazendo o orçamento familiar, ou após passarem uma hora infernal presos no trânsito em um túnel abafado? Esqueça! O melhor momento é logo após a mais excitante experiência sexual do mês? ", diz Hodson. Ele sugere um linguajar do tipo: "Isso foi fantástico – nossa, estou completamente extasiado! Quer saber o que passou pela minha cabeça bem na hora que gozei? Uma mulher alta e morena que beijava a nós dois". Se ela ficar excitada novamente, você saberá que está no caminho certo.

Então, esta é realmente a regra número 1 – todo mundo a bordo precisa estar entusiasmado. Se não, aborte a missão. E não reclame!

A seguir, antes que uma peça de roupa seja tirada, tome as seguintes precauções:

Estabeleça as regras do parque de diversões

Negocie de antemão quais exatamente são os comportamentos com os quais você e sua parceira se sentirão confortáveis. "Uma troca leve" significa toques e beijos – e às vezes sexo oral – com a terceira pessoa (ou várias outras). Tudo bem com ela se você beijar as outras pessoas? Fazer sexo oral com elas? Se a terceira lhe oferecer sexo oral? A brincadeira envolverá penetração?

> *"Eu adoro assistir enquanto eles fazem sexo, mas sinto-me enciumada quando sinto que estão rolando coisas que considero mais íntimas, como: se abraçar e beijar", diz Antonia, uma escritora*

inglesa. "Então quando estamos juntos com alguém, ele só faz essas coisas comigo".

Em suma, ajuda saber sobre o que exatamente ela está fantasiando. Nós falamos sobre sexo a três como se fosse uma fantasia única, unilateral, mas na verdade há praticamente um número infinito de possíveis combinações. Ela gostaria de assisti-lo transando com outra pessoa, ou ela quer que você a veja fazendo sexo com outro? Ela está ansiosa por colocar as mãos em outra mulher ou esta parte é a que menos importa para ela? "Conversem muito a este respeito", diz Dee McDonald. "Precisa haver honestidade absoluta sobre tudo o que tem a ver com esta situação".

Você pode estar em uma situação na qual seja mais difícil para ambos se comunicarem um com o outro verbalmente (se vocês estiverem em um clube ou festa com música alta, por exemplo). Combinem um "gesto de segurança" – ao invés de uma "palavra de segurança" – para o caso de sua parceira querer cancelar e ir embora.

Prepare os ingredientes

"A maioria das situações envolvendo sexo a três no Brasil ocorrem por acaso em um clube ou em uma festa", diz Laura Muller, uma conselheira sexual brasileira e autora de *500 perguntas sobre sexo*. "Se uma mulher estiver se divertindo tanto ao ponto de sentir que faria qualquer coisa, então é isso que ela deve fazer" Procure por ocasiões em que vale tudo: férias, feriados e festas selvagens. "Quanto mais uma mulher sente que está saindo de sua vida normal, como se estivesse tendo uma experiência única, mais fácil será para ela deixar para trás as coisas do cotidiano que a prendem", diz Muller.

Encontre alguém em quem você e sua parceira possam confiar, mas não uma pessoa que ambos conheçam bem ou com a qual possam topar na igreja. Mulheres jovens normalmente topam mais facilmente. Pesquisadores da Universidade Nacional da Austrália descobriram que mulheres entre os 20 e 24 eram 1,5 vezes mais abertas a experiências com o mesmo sexo do que mulheres de 40 a 44.

Deixe-a agir primeiro

Se você já tem uma parceira disposta, deixe-a fazer a abordagem – é menos provável que ela se torne agressiva. Curtindo a ideia de convidar um par de amigos? Leve a conversa na direção das fantasias sexuais.

O EVENTO PRINCIPAL

"Quando os homens vivem suas fantasias de verdade", diz Lou Paget, um educador sexual diplomado de Los Angeles, e autor de *365 days of sensational sex*, "nada é como eles esperavam". A colunista do *Toronto Sun*, Gibson, adiciona que em sua experiência, os homens geralmente descobrem que "o *ménage a trois* é algo altamente extenuante e é difícil para o homem cumprir com as expectativas de todas as envolvidas. Como disse um sábio certa vez, se os homens tivessem de fazer sexo em grupo, eles teriam sido criados com equipamentos extras". Aqui vão algumas coisas com as quais devemos tomar cuidado.

Siga as regras da casa

Festas e clubes específicos têm suas próprias regras, as quais precisam ser rigidamente respeitadas ou você será expulso de lá, e banido. Há algumas regras gerais para se ter em mente, entretanto. A primeira delas é que *não* significa *não*. Ele é absoluto e final. Se você está dizendo não para alguém logo de antemão, procure fazê-lo de modo cortês e com um sorriso. Mas sinta-se livre para dizê-lo – e saiba que você não precisa oferecer nenhuma justificativa ou motivo. O reverso, é claro, também é verdade: se você abordar alguém que prefere não ficar com vocês, aceite a sua negativa graciosamente.

Outra regra básica é que você não pode simplesmente se jogar direto em cima da pessoa; geralmente não há toque sem que haja permissão. Saiba que álcool é proibido na maioria dos eventos, e pessoas sob sua influência não são bem-vindas. Sexo seguro é uma boa pedida.

Deixe de lado o ciúme

Se você já viu três crianças brincando, sabe que três é um número capcioso: é quase garantido que alguém irá se sentir de fora. "Às vezes os homens pensam que estar com duas mulheres significa receber muita atenção, e então, quando todos chegam no quarto, as duas mulheres acabam se preocupando mais uma com a outra e ele repentinamente se vê sentado sozinho", diz Dee McDonald.

Dê um tempo – como sempre ocorre com o sexo, será melhor se as partes envolvidas estiverem todas relaxadas e sentirem algum tipo de elo com as demais. "Eu gosto do ritmo do sexo a três. Você pode sempre dar uma respirada e observar os outros dois. Relaxe e não se preocupe quando os holofotes e toda e atenção estiverem longe de você, pois a situação logo se inverterá", diz Ian, em Bali.

> *"Tenha certeza de estar indicando claramente por meio da própria atividade onde estão a sua lealdade sexual e sua emoção; que a pessoa mais importante do grupo para você é – provavelmente – a sua parceira, e não a convidada", diz Gibson. Isto é algo que Jörg, um analista financeiro suíço, aprendeu com o passar do tempo: "É minha política geral oferecer à minha mulher a prioridade em termos de tempo. Eu gosto de transar com ela primeiro, e ter certeza de dar a ela o primeiro orgasmo. Eu permito que ela direcione a ação, como uma condutora – às vezes ela prefere que eu passe bastante tempo com a outra pessoa; noutras ela se sente mais feliz se eu lhe dou mais atenção".*

Mantenha um pé no freio

"Você precisa estar preparado para parar a qualquer instante", diz McDonald. Você acabou de chegar à melhor parte, e ela lhe dá um banho de água fria? Encontre suas calças, parceiro. Quando ela tira o plugue da tomada, é fim de jogo. Você também poderá fazê-lo, por qualquer motivo que seja. Há uma diferença enorme entre fantasiar ver a sua mulher com outra pessoa e realmente vê-la sendo tocada por um(a) estranho(a). Você pode não se sentir bem com isso. E se for o caso, tudo bem.

Ainda não está acabado

"No final, mantenha uma conversa sobre o evento de maneira fácil e leve para o caso de alguém se sentir desconfortável em relação aos próprios sentimentos", aconselha Gibson. Esteja preparado para a reação de sua parceira, que pode variar de um leve desgosto, até "uau, as garotas dominaram a parada". E indique para ela que está disposto a conversar sobre o que quer que ela deseje.

"No dia seguinte após fazermos nosso sexo a três, ficamos o dia todo juntos, e passamos um dia absolutamente comum. Nós tomamos um *brunch* em meu local favorito, fomos ao cinema e então jantamos em casa. Não conversamos muito sobre o ocorrido, mas o fato de ele realmente ter adorado retornar à nossa vida normal me deu bastante segurança", diz Marina, uma escritora tcheca.

A maior regra de todas, de acordo com Gibson? "Nunca, em hipótese alguma, tente ver a outra mulher sozinho, fora do grupo, caso seja casado ou comprometido. Isso não somente é algo bastante desagradável de se fazer pelas costas da parceira, como também será inevitavelmente destrutivo para sua relação".

Divirta-se!

A posição na qual você se deita de costas e uma mulher se agacha sobre seu rosto enquanto a outra abre as pernas sobre o seu colo é chamada de Ceia dos Pôneis. Divirta-se.

ESPANCAMENTO

Não chame de dor. A educadora sexual Midori chama o espancamento sexual de "sensações mais intensas do que as que você está acostumado. Dor é cirurgia no joelho. Isso não é dor".

Qual é o atrativo? Endorfinas, as drogas naturais produzidas pelo corpo em resposta a essas sensações. Endorfinas são quimicamente similares a outros estimulantes comuns – como a heroína, por exemplo.

Sadistas e masoquistas experientes procuram levar as coisas até o limite de seus corpos, um assunto para outro livro – *Wild side sex*, de Midori. Mas o rush de endorfina que você obtém mesmo a partir de um simples tapa no traseiro pode ser bastante revigorante, sem falar em erótico.

Comece com cócegas e tapas leves

Se ela rir, entre no clima e ria com ela. Considere isso como uma permissão para que continue. "A intensidade do espancamento depende de cada pessoa", diz Emma Taylor, coautora de *Nerve's guide to sex etiquette* e metade dos conselhos sobre sexo da revista *New York*. "Sempre prefira errar pela falta, e não pelo excesso".

Use ambas as mãos

A mão que está batendo não pode ser o único contato físico que você tem com ela. Se ela estiver curvada, faça um sanduíche mantendo uma das pernas dela entre as suas, para que ela possa sentir o quanto você está excitado. O objetivo é importante: você não está simplesmente

O QUE VOCÊ ESTÁ ESPERANDO?

De acordo com uma pesquisa que a Men's Health *fez com 2.000 leitores da* Cosmopolitan:

- ***89% das mulheres que nunca fizeram sexo com um toque de brutalidade acham que isso poderia melhorar suas vidas sexuais.***
- ***93% das mulheres que tentaram essa técnica, disseram que de fato sua relação melhorou.***

atingindo a parte de cima das nádegas de sua parceira, mas sim o que é conhecido como seus "pontos doces". "O espancamento traz o sangue para a superfície, deixando a pele mais sensível. Hedley sugere prosseguir com um espancamento firme, golpeando com os dedos, para que se obtenha um final verdadeiramente erótico".

Faça como as *dominatrix*

Nós recorremos a uma especialista – a deusa do fetiche, Eva, uma *dominatrix* grega – para maiores informações sobres espancamento. Curta o momento. Ou não – ela provavelmente preferiria dessa forma. Eis o que ela diz:

> *"O espancamento erótico é um prazer secreto, facilmente desempenhado por pessoas que não tenham um profundo entendimento sobre o BDSM.* É também uma ótima introdução para esse estilo de vida.*
>
> *"Um espancamento pode ser feito colocando-se de joelhos, sobre um cobertor ou algum outro apoio. O sentimento de 'entrega' ou de 'submissão' é importante; muitas pessoas precisam abdicar do controle para se sentirem mais sensuais. É preciso criar um ambiente seguro, e ganhar primeiramente a confiança de quem está submisso a você. Não hesite em avisá-la do que*

---

* Esta é a sigla para a expressão Bondage, Disciplina, Sadismo e Masoquismo um grupo de padrões de comportamento sexual humano. A sigla descreve os maiores subgrupos: Bondage e Disciplina (BD); Dominação e Submissão (DS) e Sadismo e Masoquismo/ou Sadomasoquismo (SM). (N.E.)

está por vir; a antecipação da punição se somará à excitação sexual. Diga a ela que se não obedecer aos seus desejos, a punição será ainda mais dura.

"A melhor maneira para espancar é com a palma de sua mão um pouco fechada, formando levemente uma taça, e com os dedos unidos e apertados. Isso provoca um bom som e deixa a pele vermelha, sem causar muita dor. Use um golpe firme, mas sensual para espalhar o calor por todo o traseiro. Não acerte o mesmo ponto duas vezes. Alterne entre o espancamento e o uso de seus dedos para explorar e acariciar gentilmente o corpo dela; isso a ajudará a associar seus golpes ao prazer e à excitação. Vá devagar.

"Você também poderá empregar o espancamento durante o intercurso. Um golpeamento leve durante o ato sexual pode estabelecer o ritmo, assim como os jóqueis criam um tempo para seus cavalos, e isso certamente aumentará o tesão de todos os envolvidos. Durante o intercurso, faça a sua amada ficar por cima; envolva-a com seus braços enquanto a espanca. Aumente tanto o ritmo quanto a sua força enquanto ela estiver no clímax."

Estatísticas rápidas

Percentual de homens que fantasiam com o espancamento:
1.Indonésia 10,7%
2.Holanda 10,3%
3.Grécia 8,6%
4.Ucrânia 7,4%
5.Sérvia 5,4%
6.EUA 2,4%
O menor índice (Croácia) 0,0%

Então é isso aí. E lembre-se, Eva espera que você a obedeça.

SEXO COM UMA DESCONHECIDA

Esta foi uma fantasia bastante predominante, além de ser também a que ostenta maiores chances de se tornar realidade. Quando nós perguntamos com quem os homens trairiam a esposa, a grande maioria disse que o faria com uma desconhecida (13,02%).

Mas o que é que uma desconhecida misteriosa tem de diferente? "A falta de uma história em comum", responde Vanessa, de Seoul.

Estatísticas rápidas

Percentual de homens que fantasiam sobre fazer sexo com uma desconhecida:
1.Coréia 16.16%
2.Cingapura 15,43%
3.Polônia 15,41%
4.República Tcheca 15,21%
5.Rússia 14,75%
6.EUA 11,52%
O menor índice (México) 11,52%

"E o fato de que você pode fazer qualquer coisa, ser qualquer coisa, dizer-lhe qualquer coisa e pedir-lhe qualquer coisa que lhe vier à mente".

Certamente há algum atrativo em algo tão forte e que transcende a convenção social. Nada de jantar, dança e bate papo no primeiro encontro. Sexo com uma desconhecida é cru, baseia-se em mútua atração sexual, uma química que é maior do que ambos e que cruza todas as barreiras. Uau!

E se você for casado?

Mais uma vez, este é o momento para os jogos de interpretação. Finja que você nunca a viu antes e tente levá-la para a cama.

É verdade que se ambos não se renderem realmente à fantasia, toda a coisa pode ser um pouco embaraçosa. "Tudo bem se ambos caírem na gargalhada, diz Sue Johanson, a maior educadora sexual do Canadá e apresentadora do show de televisão *Fale de sexo com Sue Johanson** "Se você não puder rir do sexo, então não o deveria estar fazendo".

Mesmo que você não tenha embarcado por completo na brincadeira, os resultados podem ser muito bons: "Minha namorada e eu conversamos sobre fingir que éramos completamente estranhos um para o outro, mas nunca chegamos a planejar toda a coisa. Então, certa noite, quando estava um pouco atrasado para encontrá-la em um *pub*, sentei-me próximo a ela e perguntei qual era o seu nome, e me ofereci para pagar-lhe um drinque, como se apenas quisesse papear um pouquinho", diz Will, jum professor de Bristol, Inglaterra. "Ela não conseguia parar de rir e foi várias vezes ao banheiro, mas mesmo com ela fazendo piadas, nós tivemos a melhor transa de nossas vidas naquela noite".

* No Brasil este programa está disponível pela TV a cabo, no canal GNT. (N.E.)

Se você for solteiro

Pessoas vão para casa com estranhos todo o tempo, e temos as estatísticas para provar esta informação. (suas melhores apostas são as portuguesas e as brasileiras, no caso de estar se perguntando.) Volte ao Capítulo 1 para dicas de como fazer com que a coisa aconteça.

SEXO COM UMA MULHER MAIS VELHA

Não é segredo que os homens experimentam o seu pico sexual na adolescência, enquanto as mulheres adentram seu auge bem mais tarde. A graofilia* está ganhando cada vez mais popularidade – provavelmente o advento das mais variadas cirurgias plásticas tenha permitido que esta geração de estrelas pornôs permaneçam no jogo por muito mais tempo do que suas predecessoras. A onda de celebridades quentes acima dos 40 – Michelle Pfeiffer, Julianne Moore, Kim Basinger e Demi Moore, só para nomear algumas, também não faz mal algum.

Muitos homens têm sua primeira queda – e às vezes primeira experiência sexual – com alguém do tipo Mrs. Robinson,** então a associação é bastante forte. "Minha primeira vez foi com uma mulher mais velha - na verdade ela era professora do meu irmão", confessa Luis, um contador do México. "Eu ainda consigo sentir o perfume dela".

> *"Os atrativos de uma mulher mais velha – uma tigresa – são bastante óbvios", diz Valerie Gibson, autora de* Cougar: a guide for older women dating younger men,*** *colunista sexual e de relacionamentos do* Toronto Sun. *"Em muitos casos, ela já foi casada, já teve filhos, já enfrentou dívidas, e agora está procurando um pouco de*

---

* Definida como atração sexual de um jovem por uma mulher madura. (N.E.)

** Trata-se de uma canção escrita pelo músico estadunidense Paul Simon e originalmente interpretada por Simon and Garfunkel. Foi composta exclusivamente para a personagem homônima do filme de 1967 The graduate" (Lançado no Brasil com o título A primeira noite de um homem), interpretada por Anne Bancroft. (N.E.)

*** Sem título em português. Tradução livre: *Puma: um guia para as mulheres maduras que namoram homens mais jovens.* (N.E.)

AMARRE-A

Na mesma entrevista realizada junto aos 2.000 leitores da Cosmopolitan, aprendemos que mais de 90% das mulheres estão dispostas a sair do normal –estão "dispostas a tentar" algo pervertido (70%) ou diretamente "excitante" (21.5%), se questionadas. O que elas consideram perversão? As mulheres em nossa pesquisa classificaram a ideia de serem amarradas – bondage – como a forma de sexo não tradicional que mais as excita. Duas em cada três demonstraram interesse nessa técnica!

Amanda, uma vendedora de 27 anos de idade dos EUA é um exemplo perfeito: "Eu sou uma mulher muito confiante, que tem uma carreira de sucesso. A sensação de estar indefesa e dominada foi realmente uma novidade e algo que me excitou muito".

diversão. E ela traz uma tremenda quantidade de independência ao relacionamento – ela tem sua própria casa, seu próprio carro, seu próprio negócio, e planeja suas próprias viagens. Então você estará ficando com alguém com muita experiência de vida, bastante intensa, que está muito interessada em sexo e cuja experiência nessa área é enorme, mas que não impõe sobre o relacionamento muitas das 'exigências' comuns naqueles com pessoas mais jovens".

Mulheres mais velhas sabem do que gostam e o dirão a você. E na menopausa, "os níveis de estrogênio recuam, desmascarando o poder da testosterona", diz Helen Fischer, Ph.D, professora pesquisadora do departamento de antropologia da Universidade Rutgers, em Nova Jersey e autora de *Why we*

Estatísticas rápidas

Percentual de homens que fantasiam sobre fazer sexo com uma mulher mais velha:

1.México 10,8%
2.Itália 10,5%
3.Grécia 10,4%
4.Croácia 10,2%
5.Sérvia 9,7%
6.EUA 5,1%
O menor índice (Indonésia) 1,8%

Como a técnica de bondage tira todo o controle da pessoa que está amarrada, ela pode aumentar enormemente a antecipação do prazer. "Existe um senso de ser eroticamente sobrepujada que está associado ao fato de estar presa, e muitas mulheres acham isso apaixonante", diz a sexóloga de São Francisco, Carol Queen, Ph.D. "As mulheres são encorajadas a verem a si mesmas como objetos de desejo, e por meio da técnica de bondage e das restrições, acabam incorporando este conceito".

"Meu namorado foi muito esperto ao perceber que quando estou amarrada, posso ser 'forçada' a fazer coisas que me embaraçam, e que de outro modo eu jamais faria", diz Tatiana, uma professora de 36 anos do Rio.

Quanto mais imobilizada ela estiver, mais poder você terá sobre ela, então use essa força para o bem.

love. "Isso permite às mulheres serem mais assertivas e exigentes, e muitas delas passam a se interessar mais por sexo".

Claro, Sra. Pfeiffer, nós adoraríamos ver os seus Globos de Ouro!

Lustre a maçã para sua professora

Assista *A primeira noite de um homem*, então pergunte se a sua professora estaria interessada em participar de um joguinho no qual ela teria a oportunidade de "mimar" uma coisinha jovem e frágil como você. Um estudo da Universidade do Michigan descobriu que ratas de laboratório recebem um grande estímulo de dopamina (um neurotransmissor que induz à euforia) quando estão no controle.

Não se surpreenda se essa brincadeira for bem recebida por sua parceira – muitas mulheres fantasiam quanto a serem mais experientes do que o parceiro, e estarem no comando. Entregue-se – ela sabe o que fazer com você. Não se esqueça de usar suas cuecas do Super-homem e de carregar um gibi; ela certamente lhe pagará um lanche no caminho para casa.

- *Exercite as técnicas de contenção. O ato de prender os braços dela com pinos já é algo bem conhecido e aprovado, e pode ser feito com uma só mão, enquanto a outra fica livre para lembrá-la justamente do que há de tão bom em permanecer presa. Outra opção leve é embrulhá-la gentilmente com o lençol para que ela não possa mover seus braços. Deixe várias partes descobertas (a cabeça, os ombros, a parte inferior das pernas etc.), e beije cada centímetro da pele que estiver disponível. Você também pode ir até a cozinha e apanhar um rolo de PVC. Outra possibilidade é posicioná-la na cama do modo como preferir e proibir-lhe de se mover a não ser que você permita, ameaçando-a de que se ela quebrar as regras, você não terminará o que começou.*
  O próximo passo pode ser amarrar os punhos de sua parceira de um jeito um pouco frouxo e com algo macio – uma gravata

Vá à caça das tigresas

Há muitos lugares para encontrar mulheres solteiras – eventos culturais como peças de teatro, balés, museus e óperas são alguns deles. Você também poderá checar alguns dos muitos sites de encontros devotados a estabelecer contato entre caras mais jovens e mulheres de mais idade, como o <www.urbancougar.com>.

SEXO COM UMA MULHER MAIS NOVA

Acontece que os homens estão interessados em mulheres mais novas. O que você faria sem a *Men's Health* para lhe trazer o que há de mais novo em pesquisa sobre saúde?

Isto provavelmente já é em si uma questão evolucionária: nós estamos procurando pelas parceiras mais jovens e saudáveis que tenham maior probabilidade de dar continuidade à espécie. Bem, seja como for, essa é uma excelente desculpa que você pode utilizar.

de seda, um cachecol de cashmere – de modo que ela possa facilmente escapar se quiser. Você obtém todo o estímulo visual, mas ela sabe que haverá uma rota de escape, caso precise. "Deixe-a confortável", diz a educadora sexual Midori. "Se estiver muito apertado, afrouxe; mas se estiver demasiadamente frouxo, vocês não conseguirão entrar no clima, então aperte mais".

- *Pague para ver. Para intensificar sua sensação de estar indefesa, amarre também os pés dela separadamente, caso queira ter acesso. E para um estímulo adicional, coloque uma venda sobre os olhos de sua parceira. Suavemente, mantenha uma mão sobre ela o tempo todo para que ela saiba exatamente onde você está. Quando vocês estiverem confortáveis em brincar assim, surpresas podem se tornar uma parte bem prazerosa do jogo!*

Lance mão daquela jaqueta de tweed estilo escolar e de um par de óculos

Sua garota pode fazer isso de duas maneiras: encarnando o tipo Lolita que está muito além de seu tempo e bolando um esquema para arrastá-lo para o pecado, ou bancando a inocente e inexperiente jovenzinha, que, aliás, você mal pode esperar para agarrar. Seja como for, nos dois casos, ambos podem curtir um período de suspensão.. Outros acessórios sugeridos: régua, saia estilo escocesa bem curtinha. Não fique tão próxima de mim, com certeza.

Contanto que ela tenha ao menos a idade de consentimento

Don Steele, autor de *How to date young women for men over 35*,* nos conta que há três chaves para manter as mulheres mais novas interessadas em você:

* Sem título em português. Em tradução livre: *Conselhos para homens acima dos 35 anos sobre como namorar mulheres mais novas.* (N.T.)

- *Mantenha-a confortável. Você deve sempre ser capaz de escorregar pelo menos dois dedos entre as amarras e a pele dela; de outro modo, estará interrompendo sua circulação sanguínea. Midori avisa sobre querer bancar o escoteiro. "Perdi a conta do número de vezes em que escutei histórias sobre sujeitos que tentavam copiar algum nó complicado de um livro náutico, enquanto suas namoradas esperavam entediadas". Não devem haver nós sob o corpo de sua parceira, ou em qualquer lugar sobre o qual esteja depositada uma quantidade significativa de peso.*

  Mesmo que ela esteja com o nó bastante solto, o relógio não para – pode ser bastante desconfortável permanecer em uma mesma posição por muito tempo. O fato de mudá-la de lugar não significa que a festa tenha que parar; se os braços dela estiverem amarrados acima da cabeça, coloque-os atrás das costas ou na frente dela.

1. **Tenha um primeiro encontro rápido.** Sugira almoçarem um dia desses. Usar o horário do almoço implica em demonstrar que você está ocupado, o que faz com que pareça mais jovial e interessante.
2. **Limite o conteúdo da conversa.** Não traga a tona tópicos que denunciem a sua idade: crianças, ex-mulheres ou as guerras em que lutou.
3. **Não a leve para sua casa nos cinco primeiros encontros.** Você não quer que ela veja qualquer coisa que a faça lembrar de sua idade – como fotos de seus filhos ou seu álbum *The Best of Bread.**

SEXO E VÍDEO (ITENS OPCIONAIS)

"Ela é tão bonita e sexy... Eu adoro assisti-los repetidamente.", diz Angelo, um italiano fornecedor de suprimentos para restaurantes, sobre as filmagens sexuais que ele fez com sua esposa.

* Coletânea da banda californiana Bread, dos anos 1970. (N.E.)

Se perceber algum inchaço no corpo de sua parceira, ou uma coloração diferente, desamarre-a imediatamente (é possível que você vislumbre um problema antes mesmo dela, caso ocorra a perda de sensibilidade localizada). Nunca faça um nó que você não possa desfazer rapidamente (a maioria dos jogadores sérios usa nós escorregadios, particularmente em volta de áreas realmente sensíveis, e geralmente mantém um par de tesouras próximo também, para o caso de uma emergência).

- *Encha uma caixa de brinquedos. A sua melhor opção são equipamentos de bondage pré-fabricados, que encontram-se disponíveis em uma ampla variedade de materiais (e preços). Midori recomenda amarras de punho (normalmente chamadas de 'algemas') feitas em couro ou nylon e forradas com algum material macio. Algemas de metal não são divertidas em punhos delicados. Aquela corda de*

"Saber como nós nos parecemos no calor da paixão desperta a nossa mais profunda curiosidade sobre algo que é primário em nossas vidas", diz a veterana da indústria cinematográfica para adultos, Candida Royalle. Você pode tentar esta linha de raciocínio, mas não há garantias de que dará certo. Veja o que realmente funcionará.

Comece com algumas posições comuns do dia a dia, apresentando sua parceira enquanto ela faz algumas brincadeiras para a câmera filmadora

Deixe-a usar algumas roupas ou se cobrir com os lençóis. Em outras palavras, deixe-a decidir quando mostrar um pouco mais.

"Eu não suporto lidar com imagens reais, mas nós nos comprometemos", diz Marina, da Itália. "Ele tem uma câmara antiga com lentes comuns, e nós brincamos de 'set de fotos', mas sem o uso do filme. Eu sou uma modelo de lingerie, e ele é o libidinoso fotógrafo". As máquinas do tipo Polaroide são um meio barato e simples de satisfazer os seus desejos, sem apavorá-la.

nylon azul que normalmente os homens utilizam para amarrar as coisas no topo do carro não serve. Já as cordas usadas em esportes radicais não são ruins. Um dos melhores varejistas online para a compra de brinquedos de bondage é a JT's Stockroom (<www.stocroom.com>).

Mas esteja avisado: "Este tipo de acessório deve ser usado para fins recreativos", diz Mark Elliott, Ph.D, diretor do Instituto de psicologia e Saúde Sexual de Columbus, Ohio. "Se começar a chegar a um ponto em que vocês não consigam fazer sexo a não ser que partam para as algemas, sua parceira poderá começar a se sentir como um objeto.

Estatísticas rápidas

Percentual de homens que fantasiam com filmagens em vídeo:
1.Itália 16,0%
2.Ucrânia 14,4%
3.Indonésia 13,1%
4.Malásia 12,2%
5.Eslovênia 11,6%
6.EUA 7,1%
O menor índice (Croácia) 4,0%

Deixe que ela faça algumas compras primeiro

Um leitor nos contou a chave para convencer a sua namorada a fazer uma gravação sensual, "Dar a ela controle sobre o guarda-roupas. Eu entreguei a ela o meu cartão de crédito e disse a ela para comprar algo que fizesse com que ela se sentisse sexy e confortável, a começar pela lingerie". Esta é uma técnica criativa, e ela ainda poderá ficar com as roupas novas.

TALVEZ TENHAMOS UMA BOA NOTÍCIA

Um estudo de 1994 com 134.000 casais descobriu que quanto maior a diferença de idade entre maridos mais velhos e mulheres mais jovens, menor é a chance de eles se separarem.

Ofereça-se para gravar sem apertar o botão 'rec'

A mera presença da câmera já pode ser excitante. Vire a tela de LCD para vocês de modo que ocasionalmente possam dar uma espiada, ou plugue-a na televisão para que possam assistir em tempo real. Dessa forma vocês estarão aparecendo na grande tela, sem correr o risco de que suas imagens fiquem gravadas para a posteridade. A emoção dessa experiência pode levar a uma gravação verdadeira em um segundo momento. "Depois que vir a si mesma na tela, ela poderá superar os seus medos", diz Maggie Berman, coescritora de *How to have a XXX sex life.**

Faça um autorretrato

Isso pode dar um belo presente para um parceiro de mente aberta. "Minha namorada não queria que nós nos gravássemos. Então eu gravei a mim mesmo com o celular, enquanto me masturbava – algo que sei que ela gosta – e enviei a filmagem para ela quando ela estava tomando drinques com suas amigas", diz Paolo, da Itália. "Ela voltou para casa rapidinho".

Este é o DVD do Wiggles?**

Sempre que vocês se comprometem a gravar algo em videoteipe, haverá a constante ameaça (alguns diriam até emoção) de exposição. E a onda recente de filmes com conteúdo sexual envolvendo celebridades também não ajudou em nada a controlar a paranoia das mulheres em relação à "pornografia incidental" (a propósito, argumentar que isso é tudo um golpe publicitário – e que aquela não é Paris Hilton – provavelmente não o ajudará a tornar sua fantasia realidade).

Se você quer que isso aconteça, precisa prometer a ela que, aconteça o que acontecer, a fita irá com você para o caixão, quando enfim

---

* Sem título em português. Tradução livre: *Como ter uma vida sexual proibida para menores de 18 anos.* (N.E.)

** Trata-se de um grupo musical que canta músicas para crianças, fundado em Sydney, Australia, 3m 1991. (N.E.)

seu melhor amigo – cego – se encarregará de pegá-la e destruí-la, para que quaisquer indícios se percam definitivamente. Uma alternativa é você entregar a evidência do crime nas mãos dela assim que acabarem – ou ainda, destruírem a prova juntos.

Midori salienta – desnecessariamente, esperamos – que fotos tiradas dentro do quarto não devem nunca, JAMAIS, cair na internet. Lembre-se que você jamais poderá ter certeza absoluta de que o seu chefe – ou seu pai – não frequenta os mesmos sites de pornografia amadora que você.

Trabalhe para obter bons resultados

Se você for fã de pornografia amadora, sabe que sem o benefício de uma boa iluminação e da maquiagem, mesmo uma menina bastante bonita pode não parecer assim tão bonita na tela. E as mulheres, como provavelmente já descobriu a esta altura, são geralmente muito sensíveis a detalhes como esses.

Então diminua as luzes e coloque velas ou um abajur no chão para a sua filmagem – essa é a iluminação mais lisonjeira que obterá. "Nunca use iluminação sobre a cabeça", diz Cândida Royalle. "Ela cria sombras e, além disso, luzes sobre a cabeça ficam horríveis".

Você garantirá uma próxima filmagem se ela gostar das fotos que tirou da primeira vez; se você sabe que ela se orgulha dos seios e do sorriso, posicione a câmara para mostrá-los em seu melhor ângulo.

SEXO EM FRENTE AO ESPELHO

Segundo o manual de sexo *Ananga Ranga*, escrito há mais de mil anos: "As luminárias laterais devem iluminar as paredes e refletir nos vários espelhos, diante dos quais o homem e a mulher precisam se afirmar em relação a qualquer reserva, ou falsa vergonha, e se entregar à completa nudez e à voluptuosidade irrestrita" Quem somos nós para discutir?

"O melhor presente de aniversário de todos os tempos? Bem, nós tivemos um jantar delicioso e, depois, fizemos sexo da melhor qualidade para comemorar. De repente, quando eu estava prestes a gozar, minha namorada rolou e ficou por cima de mim. Eu olhei para o alto e vi um espelho posicionado no teto do quarto com a inscrição 'Feliz Aniversário' em batom. E foi isso!", diz Ian, um inglês que vive em Bali. Sexo em frente ao espelho é uma maneira bastante simples de adicionar uma onda de excitação, de voyeurismo e de exibicionismo à relação.

Estatísticas rápidas

Percentual de homens que fantasiam com a ideia de fazer sexo em uma sala cheia de espelhos:
1.Indonésia 18,9%
2.Hungria 17,7%
3.Sérvia 17,0%
4.Malásia 14,5
5.Itália 14,4%
6.EUA 6,7%
O menor índice Brasil 5,1%

Comece com uma espiada

Da próxima vez que estiverem próximos a um espelho, puxe-a para perto e permita que ela tenha uma plena visão de você beijando seu pescoço e acariciando seu corpo, sugere Sonia Parreira Duque, uma psicóloga clínica de Lisboa, Portugal.

Sinta-se atraído por objetos reluzentes

"Eu gosto de manter todas as luzes acesas e de observar nosso reflexo na grande janela que dá para o campo, quando lá fora está completamente escuro", diz Paolo, da Itália. "Não há uma única pessoa por perto, mas gosto de pensar que exista alguém nos observando".

Mova a mobília

Provavelmente há um espelho com moldura em algum lugar de sua casa; ele certamente pode ser posicionado próximo da cama. "Na primeira noite depois que mudamos para nossa casa, arrastamos o espelho de corpo inteiro que pertencia à penteadeira para que ficasse próximo da cama e eu notei que meu marido ficava olhando para ele o tempo todo enquanto fazíamos amor", diz Katalin, da Hungria. "Posso dizer que aquilo o deixou realmente ligado e – quer saber – mesmo depois que as caixas já haviam sido desempacotadas, e que o móvel havia sido colocado no lugar, aquele espelho nunca foi pendurado na parede. No final, acabei comprando outro para poder me ver antes de sair de casa".

Certamente existem espelhos baratos feitos para ser pendurados na parte de trás da porta, que podem ser facilmente encostados na parede do fundo de seu ármário quando não estiver "em uso".

SEXO EM PÚBLICO

"O clima é perfeito para isso", diz Steve, um empresário Australiano, mencionando a tendência de seus conterrâneos para as transas em ambiente externo.

Mas isso não explica por que os ingleses com aquele clima sempre cinza e chuvoso também classificaram o exibicionismo como uma forma de arte. Multidões se unem para assistir casais (que com frequência se encontraram pela internet) fazendo sexo em carros. Atletas famosos já confessaram tê-lo feito, músicas foram escritas sobre isso e o governo, pela perspectiva da saúde pública, tem feito o acompanhamento desse problema, com tamanha seriedade, que muitas cadeias de estacionamentos e parques esportivos agora ostentam mensagens sobre sexo seguro. Não esqueça seu guarda-chuva.

Estatísticas rápidas

Percentual de homens que fantasiam sobre fazer sexo em público:
1.Austrália 13,2%
2.Reino unido 11,8%
3.Cingapura 11,7%
4.EUA 11,4%
5.Coreia 10,1%
O menor índice (Indonésia) 3.1%

Vestido para a ocasião

Não usem roupa de baixo quando saírem de casa. Ela deve vestir uma saia ou vestido. Ao longo da noite, deem um ao outro alguns rápidos shows privados. Usem qualquer oportunidade – ajude-a com uma tacada de sinuca, pressionem-se um contra o outro no momento em que um conserto estiver acabando – para deixar tudo pronto para o momento crucial.

Arrumem o esconderijo perfeito e fiquem à espreita

Para um pouco mais de emoção, procurem fazer sexo em um lugar no qual possam ver o que acontece, mas não possam ser vistos – contra uma janela, por exemplo. Ou, como sugere Mary, uma enfermeira australiana, algum lugar tão pouco movimentado que não haja qualquer chance de vocês serem descobertos. "Nós transamos na escada de serviço do nosso prédio. Ela nunca é usada – na verdade há pó nos degraus – então não há chance alguma de que sejamos pegos, mas ainda assim a sensação é emocionante".

Volte ao Capítulo 12 para muitos outros conselhos sobre sexo com espectadores em potencial.

SEXO COM UMA ESTRELA

"Eu não fico tão excitado por causa da Angelina Jolie – tudo bem, não é verdade, eu fico totalmente maluco por ela. Mas o que eu realmente queria era tê-la como a Lara Croft, do filme Tomb Raider", diz Fernando, de Tulum, México. "E no final do dia, a minha mulher vestida de Lara Croft não é assim tão ruim".

Estatísticas rápidas

Percentual de homens que fantasiam fazer sexo com uma celebridade:

1. Filipinas 46,5%
2. Cingapura 37,7%
3. Coreia 36,6%
4. Malásia 36,1%
5. México 35,0%
6. EUA 31,9%

O menor índice (Rússia, Ucrânia e República Tcheca empatados) 0,0%

"Nós temos uma lista divertida de pessoas com quem temos permissão um do outro para transar se, por algum milagre, tivéssemos a oportunidade", diz Agulto, um Filipino que vive no Reino Unido. "Eu não quero transar com Becks (o jogador de futebol David Beckham), mas não estou 100% convencido de que não me importaria se ele transasse com a minha mulher..."

Você não precisa da nossa ajuda para esta aqui...

É para isso que serve a *US Weekly*.*

* Revista de fofocas sobre celebridades, como a *Caras*, no Brasil. (N.E.)

FAÇA O MELHOR SEXO DO MUNDO

Você talvez imagine que seria impossível resumir todos os conselhos que se encontram neste livro em um único parágrafo, mas a esta altura do campeonato já deveria ter percebido que nós não recuamos diante de desafios. É verdade que nas páginas anteriores nós exploramos diversas nuances sexuais e sutilidades eróticas – na verdade, até mais do que você sequer suspeitasse existir. Mas se por um lado tais conceitos podem parecer complicados em sua execução, o princípio que os guia é bastante simples: sua missão, caso decida aceitá-la, é promover uma grande explosão em sua vida. Converse com a sua parceira sexual. Mantenha seus olhos abertos. Procure conhecê-la, assim como a todas as coisas das quais ela gosta, e encoraje-a a fazer o mesmo com você. Deixe suas inibições na mesa de cabeceira ao lado da cama e tente coisas que você jamais tenha tentado antes; se funcionar, você terá um truque novo – se não, pelo menos vocês se arriscaram a algo novo. E acima de tudo, divirtam-se. Curtam um ao outro, tanto dentro quanto fora do quarto, e em qualquer lugar do mundo em que vocês possam estar.

Este livro foi impresso
em papel *offset* 90g
pela Prol Gráfica